Schatz, meine Hose rutscht!

Wie Sie ohne Diät genussvoll abnehmen.

VibonoBooks

8. Auflage, Dezember 2014
© Vibono GmbH, Hollenbach 2011
Alle Rechte vorbehalten. Vervielfältigung, auch auszugsweise oder elektronisch, nur mit schriftlicher Genehmigung des Verlags.
Druck: CPI books GmbH, Ulm
Umschlagfoto: Igor Vorobyov, 123rf.com
Umschlaggestaltung: Stefan Müssigbrodt, www.muessigbrodt.com
Foto des Autors: Tom Kohler, www.tomkohler.de
Sonstige Fotos: istockphoto.com
Lektorat: Sandra Nagel, Punktum
Printed in Germany
ISBN: 978-3-943088-00-7

www.vibono.de
www.vibono.tv
www.facebook.com/vibono

Für Nicole und Leo

Inhalt

Vorwort von Ansgar Zoller - Ich habe mich schlank gegessen

Es war ein warmer Abend im badischen Frühsommer 2010. Auf meinem Grill brutzelten mit Schafskäse und schwarzen Oliven gefüllte Lammnacken. Daneben gegrillte Zucchini mit einem aromatischen Olivenöl aus der Provence. Im Kühler ein frischer, fruchtiger Roséwein aus dem Languedoc. Und dann sagte Dr. Andreas Schweinbenz jenen bedeutungsvollen Satz, der nicht nur mein Aussehen, sondern mein Leben verändern sollte: „Wenn du das jeden Tag isst, bist du in einem Jahr zehn Kilo leichter!"

Den Rest des Abends führten wir eine lebhafte Diskussion über Kohlenhydrate, Eiweiß und gesunde Fette. Staunend erfuhr ich dabei, was da eigentlich in meinem Körper passiert, wenn ich esse und trinke. Und dass es mein Gehirn ist, das das Ganze steuert. Ich erlebte einen Wissenstransfer, der mich spätestens bei der zweiten Flasche Rosé überzeugte: Ich wollte mit Genuss abnehmen und meinen Lebensstil entsprechend ändern. Schluss mit den Aussagen, dass ich als Frankreich-Reiseveranstalter mindestens 30 Kilo Frankreich-Wissen mit mir herumtrage. Schluss mit den kalorienreichen Belohnungen. Schluss mit der Suche nach modischer Kleidung in 3XL und mehr.

Also wagte ich den Blick an meinem Bauch vorbei auf die Waage und nahm die 111,4 kg als Herausforderung an. Ja, ich wollte mich schlank essen und ich war mir sicher, dass es mit dem Wissen und den Tipps von Andreas Schweinbenz klappen würde. Denn mir war klar: Nur in der Kombination von Wissen und Wille ist eine dauerhafte Lebensumstellung möglich, die Spaß macht und nicht ständigen Verzicht bedeutet.

Zu meiner eigenen Verwunderung klappte es viel einfacher und schneller als erwartet und die ungläubige Bewunderung in meinem privaten wie beruflichen Umfeld tat ein Übriges dazu. Die Kilos schmolzen nur so dahin. Mein Ziel unter die 80-Kilo-Marke zu kommen, hatte ich nach weniger als neun Monaten erreicht. Und seitdem halte ich mich stets im Bereich zwischen 77 und 79 Kilogramm. Ein rätselhaftes Wunder? Nein. Man muss sich einfach nur immer genussvoll und gesund satt essen.

Leichter gesagt als getan, dachte ich anfangs noch. Denn ich kannte meine Lust auf Süßes und hatte Zweifel, ob meine Willenskraft immer ausreichen würde. Da half mir ein genialer Trick: Ich verzichtete eine Zeitlang komplett auf einfache Kohlenhydrate. Das Verblüffende: Die Lust auf Süßes war beinahe wie weggeblasen. Laugensemmeln und Süßigkeiten zu widerstehen, war plötzlich kein Problem mehr. Es war als hätte es in meinem Kopf "klick" gemacht.

Ähnlich ging es mir mit meinem inneren Schweinehund. Sport war früher ein Wort für eine quälende Tätigkeit. Heute ist es untrennbar mit mir und meinem neuen Lebensstil verbunden. Ich empfinde Radfahren inzwischen als eine Belohnung, die ich mir in den Momenten gönne, in denen ich früher zu Schokolade, Kuchen, Laugenbrezeln, Fleischkäsebrötchen und Bier gegriffen habe. Und mein morgendliches Joggen gehört nun wie selbstverständlich zu einer ausgeglichenen Bilanz von Kalorienzufuhr und -verwertung. Denn das habe ich im Verlauf des letzten Jahres gelernt: Wer mehr tankt als er verbraucht, legt unschöne Fettreserven an. Und die stehen mir nicht mehr. Das hat auch mein innerer Schweinehund akzeptiert.

Heute bin ich enorm dankbar für diesen Grillabend vor eineinhalb Jahren. Dr. Andreas Schweinbenz hat mir geholfen zu verstehen, wie mein Stoffwechsel funktioniert und welche Rolle mein Gehirn dabei spielt. Mit diesem Wissen und viel Genuss war es leicht, die nötige Willenskraft aufzubringen, um auch in schwierigen Momenten durchzuhalten. Jetzt teilt er sein Wissen in diesem Buch. Ich wünsche allen Lesern, dass der erfreute Ausruf „Schatz, meine Hose rutscht!" auch bei Ihnen Realität werde!

Ansgar Zoller,

Karlsruhe im November 2011

Abnehmen ohne Diät, aber mit Genuss

Manche Tage bleiben einem ein Leben lang in Erinnerung. Ich erlebte so einen Tag, als meine Waage eines Morgens nie dagewesene 98,3 kg anzeigte. Das war als schlüge mir der heiße Atem eines bösen Feindes entgegen - meines dreistelligen Feindes. Das war der Moment, der mein Leben verändern sollte. Ich wollte kein fetter Sack mehr sein. Ich beschloss abzunehmen und stieg von der Waage. Doch kaum stand ich wieder mit beiden Beinen auf dem Fliesenboden, meldete sich eine fordernde Stimme in meinem Kopf, die sagte: "Aber auf die gewohnten Genüsse willst du hoffentlich nicht verzichten!". Na, das konnte ja heiter werden!

Mir war schnell klar, dass ich keine Diät machen wollte. Denn die würde sicher auch bei mir mit dem Jojo-Effekt enden. Aber wieso scheitern die meisten Diäten eigentlich? Am Anfang ist doch fast immer der Wille da, sie durchzuziehen. Und viele nehmen auch etliche Kilos ab. Aber eben im Laufe der Zeit auch wieder zu. Die Jojo-geplagten Menschen, die ich kenne, beklagten meist ihre fehlende Willensstärke. Das konnte es dann ja nicht sein. Ich hatte keine Lust, mich ein Leben lang mit Willenskraft gegen Übergewicht zu wehren. Das musste auch anders gehen.

Mir kamen die vielen italienischen Winzer in den Sinn, die ich kenne. Die trinken schon von Berufs wegen viel Wein und essen gerne sehr gut. Und diese wahren Genießer sind fast alle rank und schlank. Vielleicht sind Genuss und Abnehmen gar keine Widersprüche, sondern nur die beiden Seiten der gleichen Medaille?

Mir kam der Verdacht, dass das Gehirn die zentrale Rolle beim Abnehmen spielt. Ich beschloss daher, mich intensiv in die jüngeren Erkenntnisse der Hirnforschung einzulesen. Ein grandioser Beschluss, wie sich herausstellen sollte. Also habe ich Hunderte Bücher verschlungen, Tausende Artikel gesichtet und unzählige wissenschaftliche Arbeiten studiert. Außerdem habe ich mich mit vielen Experten getroffen und sie zu ihrem Fachgebiet interviewt: Ärzte und Ernährungswissenschaftler, Sportler und Sportwissenschaftler, Köche und Hirnforscher. Denn eines war klar: Ein funktionierendes Konzept zur nachahmenswerten Umstellung des Lebensstils konnte ich nur entwickeln, wenn ich all diese Disziplinen fundiert verstanden hatte.

Ernährungsempfehlungen machen keinen Sinn, wenn man außer Acht lässt, dass die meisten Menschen ein Leben führen, in dem wegen Arbeit und privaten Verpflichtungen wenig Zeit zum Einkaufen und Kochen bleibt. Die Empfehlung auf Süßes zu verzichten läuft komplett ins Leere, wenn man ignoriert, dass das Gehirn geradezu verrückt nach Zucker ist. Und bei Aufforderungen an Übergewichtige sich mehr zu bewegen, wird leider in der Regel völlig vergessen, dass solche Appelle an deren innerem Schweinehund effektlos abprallen.

Alles in allem scheitern die meisten Diäten, weil sie keine wirklichen Veränderungen im Leben der Betroffenen anstreben. Das ist aber auch die schwierigste Übung. Denn wir Menschen sind sehr behäbig, wenn es darum geht, uns zu verändern. Die Hirnforschung liefert uns dafür eine einleuchtende Erklärung. Tagtäglich kämpfen in unserem Kopf zwei Gehirnbereiche miteinander: das Belohnungssystem mit seinem Verlangen nach Süßem und das Frontalhirn, dem Sitz der Vernunft.

Als ich das verstanden hatte, war der Groschen gefallen. Jetzt musste ich die Zusammenhänge "nur noch" so verinnerlichen, dass ich sie auch umsetzen konnte. Wenige Monate später hatte ich nicht nur das bewältigt, sondern auch 20 Kilo abgenommen. Von 98,3 kg auf 78,1 kg. Dieses Gewicht habe ich seither mit großem Genuss gehalten.

Weil ich so oft darauf angesprochen worden bin, habe ich es vielfach erklärt und inzwischen aufgeschrieben. Beim Schreiben ist mir wieder bewusst geworden, welch abenteuerliche Forschungsreise ich da hinter mich gebracht habe. Ich wünsche Ihnen viel Spaß beim Lesen, viel Genuss beim Umsetzen der Gedanken und viel Erfolg beim Abnehmen!

Dr. Andreas Schweinbenz,

Hollenbach im Oktober 2011

Mein Weg zum Wunschgewicht - spannend wie eine Abenteuerreise

Rückblickend war mein Weg zum Idealgewicht eine genussvolle Abenteuerreise. Ich habe in Weinbergen Trauben genascht, in Beeten über ungekannte Gemüsesorten, Kräuter und Gewürze gestaunt und in erstklassigen Restaurants wegen grandioser Gaumenfreuden jubiliert. Ich war zu Besuch bei genialen Köchen, pragmatischen Ärzten und blitzgescheiten Professoren. In Fitness-Centern habe ich mich gequält, im Wasser geaalt und im Wald verlaufen. Von Diabetikern, Magersüchtigen und Fresssüchtigen habe ich mir ihre Lebensgeschichten erzählen lassen. Und "ganz normale" Menschen haben mir von ihren Alltagsproblemen zwischen Job, Familie und Eigeninteressen berichtet. Immer wieder musste ich auf meiner "Reise der Erkenntnis" Rätselhaftes auflösen und mich mit vermeintlichen Widersprüchen auseinandersetzen. Dabei bin ich jeden Tag ein bisschen klüger geworden.

Die einzelnen Kapitel dieses Buches beschreiben die Stationen meiner Reise. Sie können sie von Anfang bis Ende nachvollziehen, Sie können aber auch an jeder beliebigen Stelle einsteigen und sich die Themen herauspicken, die Sie aktuell am meisten interessieren.

Erste Etappe - Zeitreise zu den Urahnen

Meine Reise begann mit einer einfachen Frage. Sie lautete: "Wieso scheitern Diäten eigentlich?". Angesichts der Vielzahl von Diäten, die seit Jahrzehnten von Millionen von Menschen durchgeführt wurden, bin ich zunächst davon ausgegangen, dass die Antwort ziemlich komplex sein muss. Dass das Gegenteil der Fall ist, ist mir klar geworden, als ich einmal hungrig einkaufen ging. Mein Einkaufswagen war viel voller, als er hätte sein müssen. Und er war gefüllt mit Dingen, die viele Kalorien hatten. Eine vernünftige Mahlzeit, etwas Recherche und ein paar Gedankengänge später war klar, dass ich erst einmal verstehen musste, wieso ich manchmal so vernünftig sein konnte und ein andermal der Lust auf Süßes so leicht erlag. Meine erste Etappe führte mich daher zu unseren Urahnen. Sprich: in die Zeit, in der unsere Gene geformt wurden.

Zweite Etappe - Bekanntschaft mit dem Belohnungssystem

Mit diesem Wissen habe ich meinen Alltag dann mit ganz anderen Augen betrachtet. Ich habe zum Beispiel angefangen zu hinterfragen, wieso mein Kühlschrank magnetisch ist. Ich meine nicht, dass diese hübschen Souvenirmagnete an der Kühlschranktür haften. Nein, ich selbst wurde offensichtlich magisch angezogen. Bei entsprechendem Licht war mir, als könnte ich eine Spur im Parkett erkennen, die am Fernsehsofa endete, nicht aber etwa auf direktem Weg dorthin führte, sondern einen Umweg am Kühlschrank vorbei beschrieb. Selbstredend auch an der Vitrine, in der meine Whiskyflaschen ihre verlockenden Etiketten in den Raum streckten. Da war die Zeit gekommen, mich intensiv mit dem Belohnungssystem zu beschäftigen. Und mit all den Lebensmitteln auf die das meine so besonders freudig reagierte. Die Auseinandersetzung mit diesen Produkten hat mich zahlreiche Nahrungsmittel-Freundschaften gekostet. Das sich offenbarende Wissen, dass es genau diese "Leckereien" waren, die mir die Pfunde auf die Rippen gesetzt hatten, hat meine Sympathie für sie stark abkühlen lassen. Die Details, wie es zu dieser Entfremdung kam, lesen Sie im zweiten Teil.

Dritte Etappe - Fakten fürs Frontalhirn

Die drohende Enthaltsamkeit bei Schokolade, Pommes und Cola konnte mich nicht davon abhalten, die Fakten genau zu hinterfragen. Und wieder waren es keine ungeheuren Geheimnisse, die sich offenbarten, sondern banale Zusammenhänge, die mit Blick auf unsere evolutionäre Herkunft völlig einleuchtend waren. Die banale Wahrheit, dass meine Fettpolster nichts anderes waren als Energiereserven für schlechte Zeiten, lässt sich sogar in Zahlen ausdrücken: Ein Kilo Körperfett speichert 7.000 Kilokalorien, also etwa die Menge, die der Körper in drei Tagen verbraucht. Weil die Kalorien zwar alleine über meine Gewichtszu- und –abnahme entscheiden, sie zu zählen aber weder einfach ist noch irgendein erregendes Kribbeln verursacht, habe ich nach einem alltagstauglichen Hilfsmittel gesucht. Mit dem Begriff der Energiedichte habe ich es auch gefunden. Was es mit ihr auf sich hat, erfahren Sie im dritten Teil meiner Erlebnisreise ebenso wie die Antwort auf die Frage, wieso Fernsehen dick macht. Darüber hinaus gibt's in diesem Teil jede Menge wertvolles Futter für unsere Vernunft, die schärfste Waffe im Kampf gegen unsere Gelüste. Spätestens als ich hier angelangt war, war ich überzeugt: Wissen machen schlank!

Vierte Etappe - Von Märchenerzählern, Verführern und Scharlatanen

So intellektuell aufgerüstet habe ich zahlreiche Diäten und ihre Versprechen unter die Lupe genommen. Uiuiui, da waren Hämmer dabei, kann ich Ihnen sagen. Die Märchen der Gebrüder Grimm sind ein Tatsachenroman gegen die Verheißungen einiger Anbieter. Mal werden medizinische Zusammenhänge komplett ignoriert, mal dem potenziellen Kunden zugemutet, Wunderdinge zu tun und mal werden mystische Mittel empfohlen, die einfach nur Humbug und Geldschneiderei sind. Fiktionen lassen sich aber nicht nur im Land der Diäten finden, sondern flimmern auch alltäglich über die Mattscheibe. Ich durfte denn auch entdecken, dass Marketingleute in der Lebensmittelbranche sehr lustige Gesellen sein müssen. Und fantasievolle obendrein. Einfach herrlich, was die sich so einfallen lassen. Naja, zumindest kann ich manchmal darüber lachen, wenn es nur um mich selbst geht. Wenn ich aber teilweise erlebe, was sich andere Konsumenten in ihre Einkaufswagen legen, weil ihnen die Werbung irgendwelchen Gesundheitsnutzen vorgaukelt, dann ist mir eigentlich eher zum Heulen zumute. Was uns mit dem Etikett vermeintlich wissenschaftlicher Studien untergejubelt wird, ist oft hanebüchen. Dass Bier nicht am Bierbauch schuld sein soll, ist ja vielleicht noch mit Humor zu ertragen. Viele andere Botschaften sind dagegen schon echt grenzwertig. Beim Hinterfragen, was da eigentlich mit uns veranstaltet wird, wurde mir klar, dass viele von uns Opfer von Marketingprofis werden, die sehr gekonnt auf unsere Emotionen abzielen. Denn die meisten unserer Entscheidungen treffen wir nicht nach rationalen Überlegungen, sondern unbewusst bzw. aus dem Bauch heraus. Im vierten Teil geht es also um Themen, bei denen wir emotional in die Irre geführt werden.

Fünfte Etappe - Es wird genussvoll

Sie fragen sich, wann denn das Thema Genuss auf meiner Reise seinen Durch-bruch hatte? Genau an dieser Stelle. Es war mir nun klar, dass die Zusammen-hänge meines Stoffwechsels gar nicht so kompliziert waren und dass wir nur häufig hinters Licht geführt werden. Was uns also tatsächlich davon abhält ab-zunehmen, ist unser Gehirn, das für jede Art von Verlockungen sehr aufge-schlossen ist. Anstatt ihm aber mit erhobenem Zeigefinger und Verzichts-appellen etwas vorzuschreiben, muss man es für sich gewinnen. Und das geht nur – das war mir jetzt klar – wenn man es regelmäßig erfreut. Allerdings mussten Alternativen zu zucker- und fettreichen Verführungen her. Wo anders sollte ich die suchen als in Kochbüchern, auf dem Wochenmarkt und in der Küche? Ab diesem Moment lautete mein Motto: "Ran an die Töpfe"! Hinterm

Herd interessierte mich keine Haute Cuisine, sondern kalorienarme Alltags-
gerichte und alle Tipps und Tricks, wie man diese möglichst schmackhaft zubereitet. Dann fand ich heraus, dass man den Fernseher beim Essen auslassen kann
und entdeckte eine neue Sinnlichkeit des Essens. Und stellte fest, dass diese so
gut tut wie ein Ausflug in die Natur - und auf angenehmste Art Stress reduziert.

Sechste Etappe – Den Lebensstil ändern

Wie viele andere dachte ich auch lange Zeit, dass meine Mutter die beste
Köchin der Welt sei. Schließlich schmeckte es zu Hause am besten. Durch die
vielen Reisen in meinem Leben kamen mir jedoch schon früh Zweifel an dieser
Überzeugung. Heute weiß ich: Wir essen nicht, was uns schmeckt, sondern uns
schmeckt, was wir essen! Diese Erkenntnis ist sehr wichtig. Denn vielen fehlt
der Glaube daran, dass man seine geschmacklichen Vorlieben ändern kann.
Doch das geht, man muss nur dranbleiben. Nach einiger Zeit schmecken
Süßigkeiten nicht mehr und Gemüse entwickelt sich zum kulinarischen High-
light. Tage und Wochen habe ich damit verbracht zu durchblicken, was in
meinen Genen steckt, was mich geprägt hat und was ich davon ändern kann.
Und wie ich das tun kann. Ohne die jüngsten Forschungserkenntnisse der Hirnforschung hätte ich diese Nuss nie knacken können. Doch meine Hartnäckigkeit
wurde belohnt. Ich begriff nach und nach, wieso uns Veränderungen so schwerfallen und dass man zwei Schlüssel braucht, um das Tor zum Wunschgewicht
aufschließen zu können: Genuss und Wissen. Mit diesen Schlüsseln in der Hand
konnte ich dann auch formulieren, was man konkret tun muss um abzunehmen.
Das entsprechende Kapitel ist überschrieben mit "Und jetzt weg mit den
Pfunden!".

Siebte Etappe - Wie der Schweinehund vom Feind zum Freund wurde

Zwei hohe Hürden galt es allerdings auf dem Weg zum langfristigen Wunschgewicht noch zu nehmen. Das erste Hindernis, um das es auf dieser Etappe geht,
ist die Trägheit, die sich treffend mit dem inneren Schweinehund beschreiben
lässt. Jahrelang hatte ich ihn als Feind gesehen. Doch dann habe ich mich einmal eingehend mit ihm beschäftigt und seither sind wir dicke Freunde. Von nun
an hatte ich wieder Spaß an der Bewegung. Ich lernte, wie man am besten
trainiert, um wirklich abzunehmen. Man muss dazu zwar nicht unbedingt
wissen, was es mit Laktatwerten und der aeroben Schwelle auf sich hat. Aber
von den richtigen Leuten erklärt, ist das alles gar nicht schwer zu verstehen. Bei
mir ist der Groschen gefallen, als ich verstanden hatte, wann der Körper Koh-

lenhydrate und wann Fett verbrennt. Mit diesem Wissen schmolzen die Pfunde besser als ein Eisbecher in der Sommersonne.

Achte Etappe - Im Alltag selbstverständlich abnehmen

Die zweite finale Hürde neben dem inneren Schweinehund sind die Restriktionen des Alltags. Verpflichtungen in Job, Freizeit und Familie bringen viele Vorsätze zum Scheitern. Dass ich allein die Verantwortung für mein Wunschgewicht und damit die Wahl meines Lebensstils trage, hatte ich verinnerlicht. Mir ist auf meiner Reise aber klar geworden, dass viele die Verantwortung für die eigene Gesundheit lieber auf die Lebensmittelindustrie, die Politik oder zumindest die eigenen Gene schieben. Häufig fehlt es nur am nötigen Handwerkszeug, um die eigenen Ziele zu formulieren und entsprechend zu priorisieren. Glücklicherweise kann man das leicht lernen, wenn man ein paar Tipps und Tricks kennt. Einige, mit denen ich jahrelang sehr erfolgreich gefahren bin, beschreibe ich deswegen am Schluss des Buchs.

Glücklich am Ziel

Am Ende meiner erkenntnisreichen Reise habe ich mein Wunschgewicht von 83 Kilo sogar deutlich unterschritten. Heute, einige Jahre später, schwankt es zwischen 78 und 80 Kilo. Und zwar ganz ohne Anstrengung oder Einschränkung. Aber mit allem erdenklichen Genuss. Ich habe meinen gesunden Lebensstil gefunden und darf heute Tausende von Menschen dabei unterstützen, ihn auch zu leben.

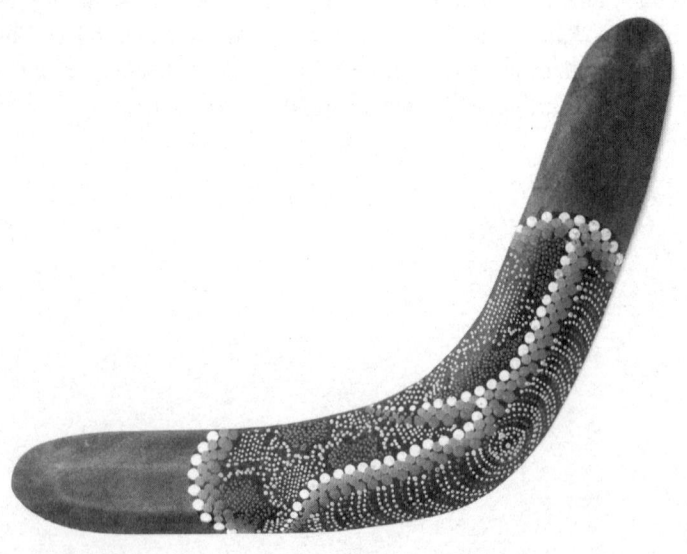

Erste Etappe

Zeitreise zu den Urahnen

Weil ich keine Lust auf den Jojo-Effekt hatte, stand ganz am Anfang meines Projektes Wunschgewicht die Frage: "Wieso scheitern Diäten eigentlich?". Auf die Antwort kam ich, als ich hungrig einkaufen ging.

Offensichtlich kämpften da zwei Parteien in meinem Kopf. Eine innere Stimme flüsterte mir lustvoll zu, ich sollte doch noch zwei Tafeln Schokolade in den Einkaufswagen legen. Ganz deutlich vernahm ich dann aber eine zweite Stimme, aus der die Vernunft und die Angst vor der Waage sprach: "Lass bloß die Finger von den Süßigkeiten!". Ich blieb stark.

Zum ersten Mal konnte ich dem Anstehen an der Kasse an diesem Tag etwas Positives abgewinnen. In der Schlange zum Nichtstun verdonnert, habe ich nachgedacht. Und dabei wurde mir klar, dass ich soeben zum ersten Mal ganz bewusst einen Kampf miterlebt hatte, der sich so oder so ähnlich schon Tausende Male in meinem Gehirn abgespielt hat: Der Kampf zwischen meinem Belohnungssystem (auch Lustsystem genannt) und meiner Vernunft.

Bevor ich den Atem meines dreistelligen Feindes gespürt hatte, hat meistens das Belohnungssystem gewonnen. An jenem Tag aber hörte ich die grauen Lustzellen beim Anblick des weitgehend leeren Kassen-Fließbandes maulen – sie hatten heute verloren.

Da hatte ich kapiert, wo ich mit meiner Recherche anfangen musste: Bei meinen Urahnen. Denn im Laufe der Evolution hat sich unser Gehirn zu seinem heutigen Status entwickelt. Und wäre es dabei nicht extrem erfolgreich gewesen, würde es uns Menschen längst nicht mehr geben. Die erste Etappe meiner Reise führte mich also – mit dem beschriebenen Umweg über den Supermarkt – in die Steinzeit.

Besser nicht hungrig einkaufen

Es ist eigentlich so einfach einen gesunden Lebensstil zu pflegen. Zumindest in der Theorie. Solange wir nur darüber reden und nicht handeln müssen, wissen wir die Antwort sofort: Wir müssen uns nur gesund ernähren und ausreichend Sport machen. Und schon haben wir unser Gewicht im Griff. Zusätzlich tun wir, was wir tun können, um Krankheiten vorzubeugen und die Grundlage für ein langes Leben zu schaffen.

Wieso ist das in der Praxis verflixt nochmal so viel schwerer?

Haben Sie mal versucht, einen klaren Gedanken bezüglich Ihrer Gesundheit zu fassen, während Sie hungrig vor dem Süßwarenregal im Supermarkt standen? Oder während Sie mit mit einem Loch im Magen über den Weihnachtsmarkt schlenderten? Oder während Sie an einem heißen Sommertag in einem Eiscafé saßen? Wahrscheinlich geht es Ihnen wie den meisten Menschen: In solchen Situationen nicht ans Essen zu denken, ist schwierig. Offensichtlich passiert etwas in unserem Gehirn, wenn wir solchen Verlockungen ausgesetzt sind.

Unser Gehirn muss echte Arbeit verrichten, um zu einem gesunden Ergebnis zu kommen. Der einfachere Weg ist fast immer der, seinen Gelüsten nachzugeben.

Überhaupt, was soll's. Der Schokoriegel, die Bratwurst, das Eis – schon in wenigen Sekunden kann es meines sein. Arterienverkalkung, Alzheimer, Zucker im Alter – diese eine kleine Sünde wird daran schon nicht schuld sein.

Wir müssen also an unserem Gehirn ansetzen, wenn wir zukünftig tatsächlich gesund leben wollen. Dazu müssen wir vor allem verstehen, wieso unser Gehirn so anfällig ist für ungesunde Verlockungen.

Archaische Gene

Wie war das wohl vor Tausenden von Jahren, als unsere Vorfahren als Jäger und Sammler durch die Wälder streiften? Naja, zunächst einmal: sie streiften. Will sagen, sie bewegten sich. Und zwar deutlich mehr als die meisten von uns heute. Und dann mussten sie sich von dem ernähren, was die Natur ihnen gab: Körner, Samen, Beeren, Nüsse, essbare Gräser, Kräuter und ab und zu Fleisch. Was sie nicht bekamen sind Salzstangen, Gorgonzola, Cola oder ein paniertes Schnitzel.

So einfach wir Mitteleuropäer es heute haben – mit einem Supermarkt gleich um die Ecke – so beschwerlich war die Nahrungsversorgung für unsere Urahnen. Vor allem im Winter. Da musste sich die Evolution schon etwas einfallen lassen, um das Überleben unserer Spezies zu sichern. Und so erfand sie die Fettspeicherung.

Im Körperfett ist Energie gespeichert. Diese braucht der Körper zu verschiedenen Zwecken. In erster Linie um unsere Betriebstemperatur von 37 Grad aufrechtzuerhalten. Des Weiteren erfordert Bewegung Energie. Das gilt nicht nur fürs Auto. Auch unser Körper braucht Energie, wenn er bewegt wird. Gut für unsere Urahnen also, dass sie Energie in Form von Körperfett speichern konnten. Darauf konnten sie zugreifen, wenn die Nahrungszufuhr stockte.

Heute hat sich dieser Vorteil für viele in einen Nachteil gewandelt: Zeiten des Mangels gibt es in unseren Breiten glücklicherweise quasi nicht mehr. Die Programmierung in unseren Genen ist jedoch noch dieselbe. Diese sorgt dafür, dass Energie fleißig gespeichert wird, obwohl der Nachschub gesichert ist.

Auch viele andere Mechanismen lassen sich mit Wissen über das in Jahrmillionen entwickelte Programm unserer Gene besser verstehen.

Zum Beispiel lässt sich ein immer noch verbreiteter, vermeintlicher Abnehmtrick mit dem Rückblick in die graue Vorzeit entlarven: abnehmen durch Fasten. Litten unsere Vorfahren unter einem besonders harten Winter, mussten ihre Körper besonders drastische Maßnahmen ergreifen. Wenn alle Fettreserven aufgezehrt waren, half nur noch sparen. Also mussten die größten Verbraucher reduziert werden: die Muskeln. Natürlich verliert man so Gewicht. Nur leider Gewicht, das man eigentlich behalten wollte. Dieses Sparprogramm war oft die letzte Rettung, um bis zum Frühjahr zu überleben, wenn die Natur wieder Nahrung bot. Dann wurde gefuttert, was die Natur hergab, um die Fettreservoirs wieder zu füllen. Am besten mit ein bisschen mehr als beim letzten Mal, denn der nächste Winter könnte ja noch schlimmer werden. Wir kennen den Effekt noch heute und nennen ihn Jojo-Effekt.

Mammutjagd statt Schnäppchenjagd

Das Leben unserer Urahnen war ganz schön anstrengend. Fast jeden Tag mussten sie aufs Neue nach Nahrung suchen. Tagelang haben sie dazu die Spuren eines Mammuts verfolgt, in der Hoffnung es irgendwann zu finden. Und hatten sie es endlich aufgespürt, ging die Arbeit erst richtig los. So ein Ding zu erlegen, war nur im Team möglich. Und gefährlich war der Job auch noch. Wenn man den Urzeitriesen dann endlich erledigt hatte, musste er noch zerlegt und zur restlichen Sippe transportiert werden.

Wie viel einfacher ist da heute die Fahrt zum nächsten Supermarkt und zurück. Oder zum nächsten Drive-in eines Fast-Food-Restaurants. Ohne Bewegung an kalorienreiches Essen zu kommen ist ein folgenschwerer Luxus, mit dem vor allem die USA seit Jahren zu kämpfen haben. Erfunden wurde der Drive-in-Schalter übrigens in dem Städtchen Baldwin Park in Kalifornien. Und genau dort wird gegen die mobil erreichbaren Essensausgabeschalter mittlerweile eindrucksvoll gekämpft. Der Trendsetter plant als Gesundheitsmaßnahme den Ausstieg. Neue Genehmigungen werden nicht mehr erteilt. Die Stadtregierung hat erkannt, dass nur mehr Bewegung gegen die immer noch zunehmende Verfettung ihrer Bevölkerung helfen kann[1].

Unsere Gene konnten mit der Geschwindigkeit der Industrialisierung einfach nicht mithalten. Die sind immer noch programmiert wie vor Zigtausenden von Jahren: auf Mammutjagd statt auf Schnäppchenjagd. Updates brauchen bei Genen verdammt lang.

Eine alte Software muss nicht schlecht sein, wenn sie noch zu den Rahmenbedingungen passt. Wenn wir heute zehn Kilometer am Tag gehen, funktioniert sie sehr gut. Nur tun das immer weniger Menschen.

Vom Auto in die Wohnung fahren wir mit dem Aufzug. Im Einkaufszentrum nehmen wir die Rolltreppe und noch nicht einmal mehr zum Umschalten des Fernsehprogramms brauchen wir aufzustehen. Der technische Fortschritt hat uns ja die Fernbedienung beschert.

Und so verkümmern unsere Muskeln immer mehr. Denn hier funktioniert unser Genprogramm wie eh und je. Was nicht gebraucht wird, wird reduziert. Das kostet sonst nur unnötig Energie. Der Fettstoffwechsel kommt immer mehr außer Takt und die Unbeweglichkeit übernimmt das Regime. Die Konsequenz: Bewegungsmangel ist neben falscher Ernährung die Hauptursache für Übergewicht.

Dabei kann bereits ein bisschen Bewegung einen massiven Gewichtsverlust bewirken. Wer im Schnitt 200 zusätzliche Kalorien am Tag verbrennt, verliert in einem Jahr zehn Kilo Fett!

Die Werbung und viele Empfehlungen suggerieren uns regelmäßig, wir müssten uns im Fitness Center stählen oder mindestens einen Halbmarathon schaffen, wenn wir es mit dem Sport treiben ernst meinen. Das stimmt aber nicht.

10.000 Schritte am Tag reichen aus. Ob wir die bei einem zügigen Spaziergang zurücklegen, Nordic walken oder joggen ist egal. Wir müssen sie auch nicht wörtlich verstehen. Mit dem Rad zur Arbeit fahren gilt auch, ein paar Stunden Gartenarbeit oder eine Stunde schwimmen haben eine ähnliche Wirkung. Auch die Addition verschiedener über den Tag verteilter Aktivitäten kann genügen. Legen Sie sich doch einmal einen Schrittzähler zu oder holen Sie sich eine entsprechende App auf Ihr Handy. Dann sehen Sie, wie viele Schritte Sie aktuell täglich gehen.

Stress macht dick

Eigentlich wollte Charles Darwin genau das Gegenteil von dem beweisen, was er erfahren musste, als er sein Gesicht an diese Glasscheibe legte. Er wollte zeigen, dass das bewusste Denken der emotionalen Reaktion überlegen sei. Die Vernunft über den Instinkt also siegen konnte. Die Glasscheibe war natürlich nicht irgendeine Glasscheibe. Es war die Wand eines Terrariums. Hinter der Scheibe befand sich eine lebensgefährliche Puffotter. Ihm war klar, dass die Viper ihn früher oder später entdecken und angreifen würde. Während er wartete, konzentrierte er sich darauf, nicht zurückzuzucken, wenn der Angriff kommen sollte. Denn – so sagte ihm seine Ratio – es bestehe für ihn ja keine Gefahr. Seine Vernunft und sein Wille waren jedoch machtlos gegenüber der eingebildeten Gefahr. "Sobald der Angriff erfolgte, löste sich mein Entschluss in nichts auf, und mit einer ganz erstaunlichen Geschwindigkeit sprang ich ein oder zwei Meter zurück", berichtete Darwin hinterher[2].

"Fight-or-Flight-Response" wird im Englischen das Phänomen genannt, das Charles Darwin zum Opfer seines archaischen Instinkts gemacht hat[3]. Kampf oder Flucht. Diese zwei Optionen waren schon immer die Mittel der Wahl, wenn ein Mensch einem Angriff ausgesetzt war. Sei es durch eine Schlange, einen Säbelzahntiger oder einen anderen Menschen. In solchen Situationen großer Gefahr schüttet der Körper Stresshormone wie Adrenalin, Noradrenalin und Kortisol aus. Für die Muskeln werden Extrarationen Glucose (also Traubenzucker) aus der Leber freigesetzt. Auch das Gehirn bekommt davon ab, um so fit wie möglich zu sein. Damit der Zucker schnell in die Zellen transportiert werden kann, steigt der Puls. Die Atemfrequenz wird erhöht, damit der Körper mehr Sauerstoff umsetzen kann. All das führt dazu, dass der Mensch hellwach ist – und hoffentlich nicht die Augen für immer schließt. Körperfunktionen, die in solchen Momenten akuter Lebensgefahr nicht gebraucht werden, werden heruntergefahren: die Verdauung, das Immunsystem und der Sexualtrieb[4].

Was dem Steinzeitmenschen geholfen hat, hilft auch dem modernen Menschen. Es hat schon viele Menschenleben und Autolackierungen gerettet, dass wir bei Gefahr nicht erst nachdenken müssen, sondern längst reagiert haben, bevor uns die Gefahr bewusst wird. Tatsächlich gelangen die Informationen unserer Sinnesorgane (visuelle und akustische Wahrnehmungen) schneller in einen "alten" Hirnbereich, die Amygdala[5]. Das auch Mandelkern genannte Areal ist wesentlich für die Emotionen zuständig, also auch für das Entstehen von Angst. Erst einige Millisekunden später kommen die Sinnes-Informationen in den Neocortex, den Hirnbereich im Frontalhirn, der für das "vernünftige Denken" zuständig ist[6]. Dass die Amygdala dann bereits chemische Botenstoffe ausgeschüttet hat, die eine Flut von Reaktionen im Gehirn und im Körper auslösen, ist womöglich der Grund dafür, dass Sie diese Zeilen nun lesen können und nicht einer Ihrer Vorfahren Opfer eines Säbelzahntigers geworden ist. Ist die Flucht geglückt oder der Kampf gewonnen, fährt das Alarmsystem wieder herunter und das Gehirn sorgt dafür, dass die Hormonspiegel wieder ihr Ausgangsniveau erreichen. Die entscheidende Rolle spielt dabei der Hippocampus, ein innerer Teil des Gehirns, der auch für Lernen, Gedächtnis und kognitive Aspekte von Emotionen verantwortlich ist[7].

Wenn dieses wunderbare System allerdings kaum mehr zur Ruhe kommt, wird es nachhaltig gestört. Und genau das ist der Fall, wenn der moderne Mensch chronischem Dauerstress ausgesetzt ist. Sein Körper ist dann in ständiger Alarmbereitschaft und findet kaum mehr Zeit zur Erholung.

So komisch das vielleicht klingt, aber genau deswegen macht Stress dick. Auch und gerade der Stress bei der Arbeit[8]. Weil das Alarmsystem dafür sorgt, dass das Gehirn in Stresssituationen ausreichend mit Glucose versorgt ist, verbraucht unser Denkorgan unter Stress bis zu 90 Prozent des täglichen Bedarfs an Glucose. Es fordert immer noch mehr Zucker, wenn der restliche Körper eigentlich schon genug hat. Eine deutlich erhöhte Zuckerzufuhr ist die Folge. Alles, was nicht unmittelbar gebraucht wird, wird selbstredend in den Fettzellen gespeichert.

In einen Teufelskreis gerät man, wenn Übergewicht selbst zum Stressfaktor wird. Insbesondere Diäten, die zum Verzicht auffordern, können leicht zu zusätzlicher Frustration führen. Erstens macht der Verzicht schon Stress. Zweitens sind der eventuell verlorene Kampf mit sich selbst und die daraus resultierende Unzufriedenheit oft Stressoren. Die Folge? Das Gehirn will – weil Stress empfunden wird – zusätzlichen Zucker. Das ist als wollte man ein Feuer mit Öl löschen. Frustessen ist die Folge[9]. Ist im Belohnungssystem die Erwartung auf die Schokolade erst einmal geweckt, ist es in stressigen Situationen doppelt schwer darauf zu verzichten. Alles, was Körper und Seele nachhaltig stresst, ist daher dazu geeignet, das Gewicht in die Höhe zu treiben.

Gerade in stressigen Zeiten sucht der Mensch zur Kompensation nach Anerkennung. In Zeiten sozialer Vereinsamung ist diese jedoch immer schwerer zu bekommen. Wenn soziale Kontakte fehlen, bleibt oft keine andere Wahl, als sich selbst zu belohnen. Süßes und Fettiges oder Alkohol sind da meist die erste Wahl. Dickmacher par excellence.

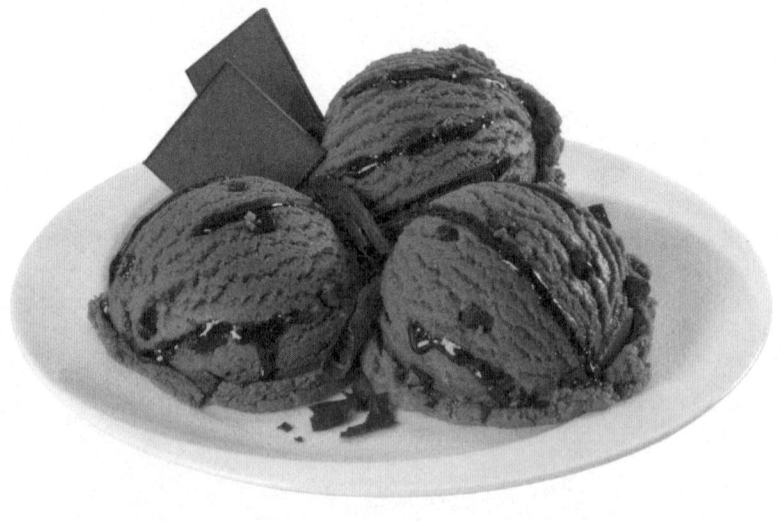

Zweite Etappe

Bekanntschaft mit dem Belohnungssystem

Es war eine geradezu erschütternde Erkenntnis, dass meine Vernunft eigentlich nur so etwas wie der Regierungssprecher ist, der mitteilt und interpretiert, was die Regierung entschieden hat. Die Regierung selbst jedoch sind meine Emotionen! Und die Entscheidungen werden quasi im Unbewussten getroffen, lange bevor sich mein rational denkendes Frontalhirn mit den zugrundeliegenden Informationen überhaupt auseinandersetzen konnte.

Es war so etwas wie ein Kulturschock. Doch der hatte sein Gutes. Denn nun war mir klar, wer die Hosen anhat, wenn es darum geht, ob das Abnehmen Erfolg haben sollte oder nicht: nämlich das Belohnungssystem. Dieser Begriff hat sich in der Hirnforschung mittlerweile etabliert, besser gefällt mir aber der ältere Begriff "Lustsystem", weil er die Sache deutlicher beim Namen nennt.

Ab da war es wie so oft: Wenn man die Fakten kennt, kann man auch entsprechend reagieren. Ich lernte Hunger und Appetit auseinanderzuhalten. Und ich verstand immer besser, welche Lebensmittel gefährlich waren und konnte mich vor ihnen schützen. Das heißt, ich konnte sie von nun an meiden, um mein Belohnungssystem gar nicht erst in Versuchung zu führen.

Und mir war schlagartig klar, dass ich meinen Zuckerkonsum drastisch reduzieren musste. Die zweite Etappe war aufregend und faszinierend wie ein nächtliches Sommergewitter: Ich erlebte eine Erleuchtung nach der anderen.

Das Belohnungs- bzw. Lustsystem

Versetzen Sie sich einmal in den Alltag eines Ihrer steinzeitlichen Vorfahren. Sie streifen durch den Wald und essen Beeren. Grüne, saure Beeren. Dann sehen Sie eine rote Beere und probieren die. Wow, potz Blitz, die ist zuckersüß. Sie schlecken sich die Lippen wie ein kleines Kätzchen, das gerade seine Milch geschlabbert hat. Ihr Gehirn fordert Ihre Augen auf, nach weiteren roten Beeren Ausschau zu halten. Bei jeder roten Beere das Gleiche: Der Fruchtzucker lässt Ihre Stimmung steigen[10].

Im Gehirn Ihres Urahns ist in diesem Moment etwas ganz Wichtiges für unsere Entwicklung geschehen. Genauer gesagt in seinem Nucleus accumbens, dem Belohnungssystem. Dorthin gelangt nach dem Verzehr der roten Beere nämlich der Botenstoff Dopamin, das immer wieder so bezeichnete Glückshormon. Die Aktivierung der Neuronen des Nucleus accumbens bewirkt im Frontalhirn die Freisetzung von körpereigenen opium-ähnlichen Stoffen: den Endorphinen. Und die machen uns glücklich.

Das Belohnungssystem ist so etwas wie ein Sensor für positive, lustvermittelnde und motivierende Schlüsselreize[11]. Daher ist es von zentraler Bedeutung für alle, die nach einem gesunden und genussvollen Lebensstil streben. Vor allem auch, weil es an ungesunden Dingen allergrößte Freude haben kann.

Wenn wir etwas essen oder trinken, das – im archaischen Sinn – wichtig für unser Fortbestehen oder unsere Entwicklung ist, dann freut das unser Gehirn. Es denkt dabei aber nicht besonders weit. Eigentlich denkt es gar nicht. Es steuert unser Verhalten vor allem spontan. Etwas Kurzfristiges mit etwas Langfristigem zu vergleichen ist ja auch alles andere als einfach. Das zeigt sich schon in einem ganz einfachen Experiment: Angenommen, Sie hätten die Wahl zwischen 100 Euro heute oder 200 Euro in einem Jahr – wofür entscheiden Sie sich? Studien mit solchen Fragen zeigen ganz erstaunliche Ergebnisse. Wir kommen darauf noch zu sprechen.

Natürlich wird das Belohnungssystem nicht nur im Zusammenhang mit kulinarischen Genüssen aktiviert. Schon ein freundlicher Blickkontakt[12] oder ein nettes Wort[13] können Dopamin rieseln lassen. Oder der Anblick eines Sportwagens[14] oder eines attraktiven Gesichts[15]. Oder das Gewinnen eines Videospiels[16] oder schöne Musik[17]. Ebenso natürlich persönliche Erfolgserlebnisse und – wen wundert's – guter Sex[18].

Einen wichtigen Schritt tat die Hirnforschung als sie herausfand, dass das Belohnungssystem nicht nur bei etwas Positivem aktiviert wird, sondern vor allem dann, wenn etwas besser kommt als erwartet. Dieser Effekt erklärt, wieso das System für die menschliche Entwicklung so wichtig war: Es ist entscheidend für unser Lernvermögen. Hätten unsere Urahnen beim Verzehr roter Beeren kein Dopaminglück verspürt, hätten sie nicht intensiv danach gesucht. Mehr rote Beeren: mehr Energie. Mehr Energie: bessere Überlebenschancen. Bessere Überlebenschancen: größere Verbreitung der eigenen Gene. Das macht Spaß! Klar, dass das Gehirn davon gerne mehr hätte. Also lernt es nach mehr Glück und Spaß zu suchen.

Aus diesem Grund haben sich viele unserer Vorfahren auf die Suche gemacht. Sie sind neugierig geworden und haben fremde Gebiete erkundet, unbekannte Früchte gegessen oder neue Methoden erprobt. Vieles davon ging schief. Vieles ging gut. Dann hat das Belohnungssystem gefeuert und gefeiert. Durch diesen Lernprozess wurde die Evolution des Menschen vorangetrieben.

Schlimm wird es, wenn im Nucleus accumbens zu wenig Dopamin freigesetzt wird. Dann sind die positiven Anreize außer Kraft gesetzt und der Mensch verliert jegliche Motivation. Er wird lustlos und womöglich sogar depressiv.

Funktioniert das Belohnungssystem jedoch, genügt schon die Aussicht auf etwas Tolles, um Dopamin freizusetzen. Sogar Bilder oder Gerüche genügen dazu. Ein Bild von Eiscreme lenkt uns zum Eisfach. Der Duft frischen Brotes lässt das Wasser im Mund zusammenlaufen. Und die Vorstellung von einem Hamburger lässt uns an der Autobahnausfahrt den Blinker setzen.

Dass man eine Party verlassen sollte, wenn es am schönsten ist, hängt übrigens auch mit dem Belohnungssystem zusammen. Ein ganz einfaches Experiment verdeutlicht, wie stark zuletzt empfundenes Glück unsere Wahrnehmung beeinflusst. In dem Test wurden Studenten zu einer "psychologischen Untersuchung" gebeten. Auf dem Weg dorthin fand die Hälfte von ihnen ein 10 Cent Stück, das dort absichtlich hingelegt wurde. Diese Gruppe beurteilte ihr gesamtes bisheriges Leben bei der anschließenden Befragung signifikant positiver als die Gruppe, die den Glücksmoment zuvor nicht erlebt hatte[19].

Gemüse hat es gegen Schokolade in den meisten Fällen schwer. Denn lustvolle Erfahrungen wie beim Schokogenuss haben die wenigsten Menschen mit Brokkoli & Co. gemacht. Und mit Verzichtsappellen braucht man dem Nucleus accumbens schon gar nicht kommen. Denn Verzicht hat das Dopamin noch selten zum Sprudeln gebracht.

Das Frontalhirn: Sitz der Vernunft

Wie gut, dass es in unserem Oberstübchen das Frontalhirn gibt! Denn in ihm sitzt die Vernunft. Vereinfacht könnte man sagen, es ist die Instanz des Verstands, die in der Lage ist, sich dem Verlangen unserer Emotionen entgegenzustellen. Wir bemerken, dass es sich gerade durchsetzt, wenn wir uns "beherrschen", uns "zusammenreißen" oder unsere Gelüste "im Zaum halten". Diese Redensarten drücken sehr gut aus, was in solchen Momenten in unserem Kopf passiert. Da herrscht offensichtlich eine Macht über eine andere - die Vernunft über das Verlangen. Die Psychologie sagt dazu, dass mithilfe kognitiver Prozesse in emotional funktionierende Abläufe eingegriffen wird[20]. Dass Sinnesreize das Belohnungssystem schneller erreichen als das Frontalhirn haben wir im Stresskapitel schon gesehen. Das ist der Grund dafür, dass die Vernunft so häufig korrigierend eingreifen muss.

Glücklicherweise kann der orbitofrontale Kortex das Belohnungssystem direkt beeinflussen. Das kann er, weil gelernt hat, unser Verhalten durch die Vorhersage künftiger Ereignisse zu optimieren. Er kann also zum Beispiel die positiven Emotionen beim Anblick einer Sahnetorte so weit dämpfen, dass die Entscheidung lautet, die Kalorienbombe jetzt nicht zu verschlingen. Was er dazu allerdings braucht, ist kognitives Wissen über die Sahnetorte. Weiß das Frontalhirn nicht, dass sich die Kalorien der Torte als Fett auf den Hüften wiederfinden, fehlen ihm die Argumente. Je besser es Bescheid weiß und je präsenter dieses erlernte Wissen ist, desto eher lassen sich positive Gefühle mittels Denken überstimmen[21]. Das ist vor allem dann sinnvoll, wenn die positiven Gefühle uns nur kurzfristig Nutzen stiften.

Fundiertes Wissen über den menschlichen Stoffwechsel und die (eben beschriebenen) Zusammenhänge im Gehirn ist daher das wichtigste und erfolgreichste Mittel gegen Übergewicht. Ansonsten kämpft man täglich einen Kampf mit ungleichen Waffen, in dem das Verlangen meist über die Vernunft siegt. Diese Worte mögen etwas martialisch klingen. Man darf jedoch nicht übersehen, dass die beschriebenen Prozesse im Verlauf der Evolution mit dem Ziel entwickelt wurden die Überlebenswahrscheinlichkeit zu maximieren.

Die Evolution hat es nämlich nicht darauf abgesehen, uns permanent glücklich zu machen. Unser Belohnungssystem ist vielmehr nur ein Nebeneffekt unserer Lernfähigkeit. Auch haben sich diejenigen unter unseren Vorfahren, die den

Verlockungen des Süßen zu oft nicht widerstehen konnten, im Selektions-prozess nicht durchgesetzt. Das haben vielmehr diejenigen, bei denen die Regu-lation optimal funktioniert hat. Diese Regulation ist bis heute bei Gesunden intakt. Im menschlichen Organismus sorgen zahlreiche Sensoren, Rezeptoren und Botenstoffe dafür, dem Gehirn lebensnotwendige Informationen über die nährstoffrelevanten Moleküle mitzuteilen. Ziel und Zweck dieses komplexen Systems ist die Aufrechterhaltung des Energiegleichgewichts. Das weiße Fett-gewebe ist beispielsweise mehr als nur ein passives Fettspeicherorgan. Es schüttet eine Fülle von Hormonen aus, von denen einige Einfluss auf den Appetit und das Energiegleichgewicht haben[22]. Gefährlich fürs Wohlfühl-gewicht wird's, wenn diese Kommunikation gestört ist oder gar nicht mehr funktioniert[23].

Das Problem des zunehmenden Übergewichts liegt letztlich darin begründet, dass bei vielen Betroffenen das Wissen über die verzehrten Nahrungsmittel nicht mit der sich radikal veränderten Nahrungsverfügbarkeit Schritt halten konnte. Konkret heißt das: Wir finden fast an jeder Ecke Süßes, Fettiges und Nahrhaftes, wissen aber meist nur rudimentär, was wir da unserem Körper zum Verarbeiten liefern und welche Auswirkungen es auf ihn hat. Wer bereit ist, diese Wissenslücke zu schließen, hat viel bessere Chancen, seine über-schüssigen Pfunde für immer zu verbannen.

Hunger oder Appetit?

Wenn wir Hunger haben, müssen wir essen. Wir essen aber auch, wenn wir "nur" Appetit haben.

Hunger ist ein elementares Bedürfnis. Der Körper signalisiert es, weil er sonst Gefahr läuft, unterversorgt zu werden. Das Gehirn, die Organe, die Muskeln brauchen Nährstoffe, um funktionieren zu können. Wenn wir satt sind, ist der Hunger befriedigt, und hält solange still, bis der Magen wieder Nachschub fordert.

Begriffe wie Genuss oder Geschmack kommen erst mit dem Appetit ins Spiel. Er sorgt für die Lust am Essen, die kulinarische Motivation der Nahrungsaufnahme. Wahrscheinlich wäre die Menschheit längst ausgestorben, wenn es diesen Effekt nicht gäbe und die Nahrungsaufnahme nur eine masochistische Übung wäre[24]. Im Appetit treten allerdings auch andere Bedürfnisse zum Vorschein wie Langeweile, Frust oder Unterforderung. Aber auch bei Stress oder Überforderung bekommen wir mitunter Appetit auf bestimmte Nahrungsmittel. Das Futtern befriedigt solche Bedürfnisse ganz hervorragend. Deswegen essen wir oft weiter, obwohl wir eigentlich gar keinen Hunger mehr haben. Wie sagte Sigmund Freud einst: „Der Barbar, erkennen wir, hat es leicht gesund zu sein, für den Kulturmenschen ist es eine schwere Aufgabe."[25]

Der Appetit auf Süßes ist heutzutage für viele Menschen eine echte Gefahr. Die Vorliebe für den süßen Geschmack ist angeboren und lässt sich aus der Evolution des Menschen erklären. Süße Nahrungsmittel sind kohlenhydratreich und damit eine verlässliche und schnelle Energiequelle. In Zeiten ohne Supermärkte haben die durch Dopamin ausgelösten Glücksgefühle die Neugier angefeuert und den Lebensraum vergrößert. An Babys lässt sich diese Programmierung der Gene unverfälscht beobachten. Sie reagieren auf Süßes mit einem verzückten Lächeln und fangen an zu saugen. Kein Wunder – Muttermilch ist süß.

Die Lebensmittelindustrie versteht es hervorragend, Kinder und Erwachsene mit den Verlockungen des Süßen zu ködern. Viele sind geradezu süchtig nach Zuckerhaltigem. Darüber, ob man tatsächlich süchtig nach Zucker werden kann wie man es nach Drogen wird, oder ob es nur eine ausgeprägte Gier ist, streiten sich die Gelehrten noch. Fakt ist, dass es schwerfällt, auf liebgewonnene Gewohnheiten zu verzichten: Die Nuss-Nougat-Creme zum Frühstück, den

Zucker im Kaffee, den Schokoladenriegel in der Pause, den Nachtisch nach dem Essen und die süße Belohnung für den anstrengenden Arbeitstag am Abend.

Unser Belohnungssystem springt eben besonders gut auf Süßes an. Es gibt jedoch noch einen weiteren Effekt, der dazu führt, dass unsere Stimmung nach dem Verzehr von Zucker steigt. Wenn auch bei vielen nur bis zum nächsten Besteigen der Waage. Damit der Zucker zu den Zellen transportiert werden kann, schüttet die Bauchspeicheldrüse Insulin aus. Dadurch wird zum einen der Blutzuckerspiegel wieder gesenkt, zum anderen nimmt die Skelettmuskulatur vermehrt Aminosäuren auf. Eine Aminosäure, das Tryptophan, profitiert davon. Denn es konkurriert an der Blut-Hirn-Schranke – einem sehr restriktiven Kontrollposten im Kopf – mit den anderen Aminosäuren um den Einlass ins Gehirn. Wenn die anderen Aminosäuren weggebunkert werden, ist der Weg ins Gehirn frei fürs Tryptophan. Dort dient es zur Produktion von Serotonin, das verantwortlich ist für die positive Stimmung[26].

Den Erkenntnissen der Hirnforschung der letzten Jahre haben wir unser heutiges Wissen zu verdanken, dass die beschriebenen Glücksgefühle nicht nur durch die biochemischen Prozesse in unserem Körper verursacht werden. Im Hirnscanner konnte nachgewiesen werden, dass der süße Geschmack von Lebensmitteln mit positiven Emotionen verbunden ist. Die zu erwartende Belohnung errechnet unser Gehirn ganz unbewusst aus den mit der Sahnetorte, dem Sangria oder dem Schokoladeneis gespeicherten Attributen. Diese können weit über das Nahrungsmittel hinausgehen[27]: Die Freundin, mit der Sie die Sahnetorte im lauschigen Café gegessen haben und den neuen Liebhaber, über den Sie dabei geschwärmt haben. Die wärmende Abendsonne Spaniens, die Flamencomusik und die herrlichen Gewänder, zu denen Sie den Sangria genossen haben. Das Schokoladeneis, das Sie im letzten Urlaub gegessen haben und mit dem sich Ihr Kind so wunderbar genussvoll das gesamte Gesicht verschmiert hat.

Verführerischer Zucker

Haben Sie sich eigentlich schon mal überlegt, wie viel Zucker Sie im Laufe eines Jahres zu sich nehmen? Etwa 34 Kilogramm![28] Das macht ungefähr 93 Gramm pro Tag. Damit ist aber nur der industriell gefertigte Zucker gemeint. Nicht enthalten sind Fruchtzucker aus Obst oder Stärke aus Kartoffeln, Brot oder Teigwaren. Kein Wunder, dass sich das Belohnungssystem bei solchen Mengen im Paradies wähnt und sich daraus nicht vertreiben lassen will.

Dabei war Zucker lange Zeit ein Luxusprodukt, das sich nur die Reichen leisten konnten. Heute bekommen wir das süße Weiß in kleinen Tütchen zum Kaffee, in großen Tüten für zu Hause und eimerweise (versteckt) in den verschiedensten Nahrungsmitteln.

63 Stück Würfelzucker stecken in einer Tüte Gummibärchen. 35 sind es in einer Flasche Cola, 29 in einer Flasche Ketchup[29] und 8 in einem Kinderjoghurt[30].

Wenn man den Zuckergehalt in Prozent ausdrückt, wird es nicht weniger eindrücklich – oder beängstigend? Denn diese Produkte sind v.a. für Kinder gemacht: "Kinder Choco Fresh" von Ferrero wurde 2009 unangefochtener Zuckerstar beim Wettbewerb "DSDZ – Deutschland sucht die größte Zuckerbombe" mit einem Zuckergehalt von 39,7 Prozent. Die Plätze zwei bis vier belegte ebenfalls Ferrero mit den Produkten "Kinder Maxi King" (34,5%), "Kinder Pingui" (33,1%) und "Milchschnitte" (29,2%)[31].

Ich mag nicht in die allgemeine Herstellerschelte einstimmen. Natürlich ist es übel, dass diese Produkte mit sehr fragwürdigen Begriffen wie "Zwischenmahlzeit" oder Slogans wie "das Beste aus der Milch" etc. beworben werden. Aber darauf zu warten, bis solche Versprechen über bürokratische Verordnungen und Gesetze reguliert werden, dauert mir zu lang.

Niemand hat uns nämlich verboten mitzudenken und frei zu entscheiden, ob wir solche Produkte kaufen oder essen.

Um allerdings die richtigen Entscheidungen treffen zu können, muss man verstehen, wo welcher Zucker enthalten ist. Deswegen hier erst einmal die verschiedenen Zuckerarten: Traubenzucker (Glucose oder auch Dextrose), Fruchtzucker (Fructose), Milchzucker (Laktose), Malzzucker (Maltose) und Rohrzucker/Rübenzucker (Saccharose). Zuckerprodukte sind auch Kandis (große

Zuckerkristalle aus Raffinadelösungen), Karamell (geschmolzener Zucker), Melasse (Rückstand aus der Zuckerherstellung) und Sirup (dickflüssige Zuckerlösung). Und natürlich gibt es dann noch braunen Zucker, Gelierzucker, Hagelzucker, Kristallzucker, Puderzucker, Vanillezucker und Würfelzucker[32].

Für unsere Ernährung macht es einen großen Unterschied, ob wir raffinierten Zucker zu uns nehmen, Zucker aus Früchten oder beispielsweise in Getreide gebundene Kohlenhydrate. Zwar werden letztlich die meisten Kohlenhydrate bei der Verdauung zu Glucose zersetzt, also auch zum Beispiel die Stärke in Kartoffeln oder im Brot. Allerdings ist die Höhe des Blutzuckeranstiegs und dessen zeitlicher Verlauf sehr unterschiedlich.

Der Verzehr konzentrierter, leicht verfügbarer Kohlenhydrate, wie z.B. in Süßigkeiten oder Weißbrot, lässt den Blutzuckerspiegel in die Höhe schnellen. Zeitlich leicht versetzt steigt auch der Insulinspiegel entsprechend schnell und hoch an. Ebenso steil fällt der Blutzuckerspiegel dann wieder ab, was im Gehirn Heißhunger auslöst[33]. Der Weg zum Kühlschrank ist dann oft schon eingeschlagen und erst das Einwerfen weiteren Zuckers bändigt das akute, suchtähnliche Verlangen. Natürlich geht das Spiel dann von vorne los. Ich nenne diesen Effekt die "Insulinschaukel". Weil er so wichtig ist, werden wir ihn noch eingehend erörtern.

Isst man komplexe Kohlenhydrate, wie z.B. in Vollkornprodukten, steigt der Blutzucker deutlich langsamer und weniger hoch. Entsprechend verhält es sich dann mit dem ausgeschütteten Insulin. Beim Absinken fällt der Blutzuckerspiegel dann entsprechend langsamer. Die Heißhungerattacken entfallen.

Eine sehr große Rolle spielt auch, ob man Zuckerhaltiges separat verzehrt oder zusammen mit anderen Lebensmitteln. Isst man zu Nudeln beispielsweise viel Gemüse oder vorweg einen Salat, bestimmt der gesamte Nahrungsbrei den Anstieg des Blutzucker- und des Insulinspiegels. (Diesen Effekt werden wir im Zusammenhang mit dem Begriff der Energiedichte genauer betrachten). Wenn man auf einen süßen Nachtisch nach dem Essen nicht verzichten möchte, ist es aus dem Grund besser, das Dessert direkt nach dem Essen zu genießen als zwei Stunden zu warten und die Insulinschaukel erneut anzustoßen.

Wie kann man nun aber beurteilen, welche Lebensmittel einfache und welche komplexe Kohlenhydrate beinhalten? Einen sehr guten Hinweis gibt die Süße des Lebensmittels. Je süßer etwas schmeckt, desto einfacher sind i.d.R. seine Kohlenhydrate. Haben Sie schon einmal darüber nachgedacht, dass Vollkornbrot zwar viel Zucker in Form komplexer Kohlenhydrate enthält, aber gar nicht süß schmeckt? Genauso verhält es sich z.b. mit Hülsenfrüchten, Vollkornnudeln, Kartoffeln oder Gemüse. Schokoriegel, Eis, Nuss-Nougat-Creme, Gummibärchen und Bonbons dagegen sind so ungünstig für den Insulinanstieg wie sie süß schmecken.

Sehr viele Produkte, die Sie im Supermarkt kaufen, zeigen eine Nährwerttabelle. Dort können Sie den Zuckeranteil direkt ablesen. In Anlehnung an die vom EU-Parlament abgelehnte Lebensmittelampel sind bis zu fünf Gramm Zucker pro 100 Gramm Produkt bedenkenlos, bis zu 12,5 Gramm akzeptabel und über 12,5 Gramm ungünstig. (Der Vorschlag war, alle Lebensmittel entsprechend mit grünen, gelben und roten Punkten zu versehen).

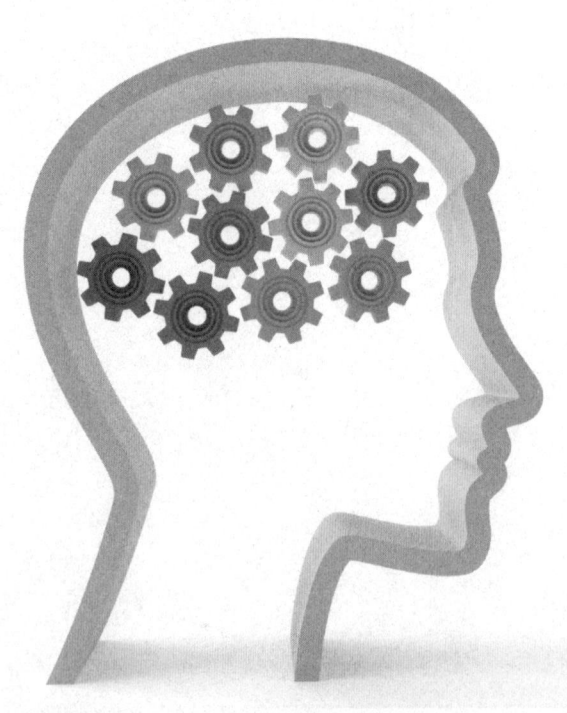

Dritte Etappe

Fakten fürs Frontalhirn

Nachdem ich begriffen hatte, wie mächtig mein Belohnungssystem ist, wollte ich unbedingt verstehen, was ich ihm entgegensetzen konnte. Auf die Gefahr hin, ein paar lieb gewonnene Lebensmittel aus meinem Freundeskreis streichen zu müssen, wollte ich nun Fakten sehen. Und die gab's en masse und sie waren beeindruckend.

Viele nebulöse Erklärungen vermeintlicher Diätgurus entpuppten sich als pure Quacksalberei. Und etliche scheinbar in Stein gemeißelte Weisheiten erwiesen sich bald als Un- oder Halbwahrheiten.

Ich muss zugeben, dass ich einen hohen Anspruch an die Qualität der Quellen legte, die ich zu Hunderten studiert habe. Nach kurzer Zeit war mir klar, dass ich Sekundärliteratur nur sehr bedingt Glauben schenken durfte. Stattdessen recherchierte ich immer so lange, bis ich die Originalstudien (meist in Englisch) gefunden hatte oder die Argumentationsketten ausreichend belegt fand. Das kostete zwar sehr viel Zeit, aber die Investition hat sich gelohnt.

Denn am Ende hatte ich endlich Klarheit, womit ich meine Vernunft ausstatten musste, um im täglichen Kampf mit meinen Gelüsten besser bestehen zu können: Mit genau den Fakten über den menschlichen Stoffwechsel und über die Funktionsweise des Gehirns, die ich auf dieser Etappe zusammengetragen hatte.

Entscheidend ist nur die Energiebilanz

Wieso nimmt man überhaupt zu? Ganz einfach: Weil unser Körper Fettreserven für schlechte Zeiten aufbaut, wenn er dazu Gelegenheit hat. Und die hat er, wenn er mehr Energie (also Kalorien) geliefert bekommt als er gerade benötigt.

Das ist ein sehr cleveres System. Für unsere Urahnen war es sogar überlebenswichtig. Denn die tägliche Versorgung mit Nahrung war damals häufig sehr unsicher. Während Dürreperioden oder harten Wintern waren die eigenen Fettpolster oft lebensrettend. Bei uns funktioniert das Speichersystem immer noch, obwohl wir es quasi nicht mehr brauchen.

So kommt es, dass wir zunehmen, wenn wir mehr Kalorien zu uns nehmen als wir verbrauchen. Und wir nehmen ab, wenn wir mehr verbrauchen als wir essen. Dieses Ergebnis nennt man Energiebilanz[34]. Ist sie positiv, nimmt man zu. Ist sie negativ, nimmt man ab.

Wer angelegte Fettreserven verlieren will, muss also über einen längeren Zeitraum eine negative Energiebilanz anstreben.

Das lässt sich auf zwei Wegen erreichen:

1. Weniger Kalorien zuführen
2. Mehr Kalorien verbrauchen

Am effektivsten ist die Kombination der beiden Optionen. Und idealerweise macht es auch noch Spaß, eine ausgeglichene oder negative Energiebilanz zu erreichen. Das Schöne ist, dass der Weg über die Energiebilanz nichts mit Verzicht oder Askese zu tun hat. Wer versteht, wie sein Körper funktioniert, dem fällt es leicht, das Richtige zu tun und das Falsche zu lassen – und profitiert von einem deutlich genussreicheren Leben. Es gilt nur ein paar wenige Aspekte zu beachten.

Satt ist, wenn der Magen voll ist

Der täglich mehrfach ablaufende Prozess von Hunger, Essen und Sättigung ist so komplex, dass er immer noch nicht vollständig erforscht ist. Einige grundlegende Erkenntnisse sind aber inzwischen klar.

Das Gehirn interpretiert "ich bin satt", wenn der Magen signalisiert: "ich bin voll". Und das tut er, wenn die Magenwand ausreichend gedehnt wird. Dann werden im Zwischenhirn Botenstoffe aktiviert, die die Nahrungsaufnahme hemmen[35]. Das sind unter anderem Serotonin und Noradrenalin. Ihnen werden wir noch häufiger begegnen, wenn wir uns intensiver mit dem Gehirn auseinandersetzen.

Leert sich der Magen langsam, steigt dort wieder die Produktion eines anderen Hormons: Ghrelin. Dieses löst im Zwischenhirn die Ausschüttung von appetitstimulierenden Hormonen aus. Langsam aber sicher gewinnen die wieder die Überhand über die sättigenden Botenstoffe und man bekommt wieder Hunger[36,37].

Keine Rolle spielt bei der Füllung des Magens, wie viele Kalorien die Mahlzeit enthält[38]. Ihm ist letztlich egal, ob sie ihn mit Salat oder mit Schokolade füllen. Sich satt essen mit wenig Kalorien ist also die Devise.

Wie lange das Sättigungsgefühl anhält, hängt wesentlich von der Zusammensetzung und den Inhaltsstoffen der Mahlzeit ab. Nach zwei Scheiben Vollkornbrot oder einem Eiweißshake (am besten mit eingerührten Ballaststoffen) fühlt man sich deutlich länger satt als nach zwei Scheiben Toastbrot oder einem süßen Getränk. Eiweißhaltige Lebensmittel sättigen gut und lange[39]. Diese Fakten sind von großer Wichtigkeit, wenn man eine negative Energiebilanz erzielen möchte.

Vor diesem Hintergrund wird deutlich, wieso "FdH" (Friss die Hälfte) eine unsinnige Diät ist. Sie erfordert permanentes Ankämpfen gegen das Hungergefühl. Das kann niemand lange Zeit aushalten. Und Spaß macht das schon gar keinen.

Immer wieder wird empfohlen, vor dem Essen ein Glas Wasser zu trinken. Tatsächlich dehnt das Wasser den Magen und kann zu einem schnelleren Sättigungsgefühl führen. Da Wasser den Magen aber schnell passiert, hält das Sattsein nicht lange an und, je nach Zusammensetzung der Mahlzeit, kann sich bald nach dem Essen wieder ein Hungergefühl einstellen. Am besten man probiert das einfach für sich selbst aus. Bei Menschen, die gerne viel Wasser trinken (was empfehlenswert ist), funktioniert der Trick. Eventuell zu früh erneut auftretenden Hunger bändigen sie dann mit weiterem Wassertrinken.

Spannend ist die Frage, wieso viele Menschen weiteressen, wenn sie schon satt sind. Forscher führen das auf das Belohnungssystem unseres Gehirns zurück. Geschmack, Geruch und das appetitliche Aussehen eines Essens kann uns wahre Lustgefühle vermitteln und eine Gier nach möglichst viel von diesen Leckereien wecken. Dieses Prinzip, das einst unser Überleben sicherte, führt in Zeiten des Überflusses dazu, dass wir zu viel essen[40]. Langsam essen reduziert diese Gefahr, weil die Sättigungssignale dann rechtzeitig ankommen. Ebenso hilft, sich kleinere Portionen aufzuladen.

Bei den meisten Übergewichtigen funktioniert die Hunger- und Sättigungsregulation grundsätzlich übrigens völlig normal[41]. Es ist nur durch eine falsche "Bedienung" des Systems außer Takt geraten und schwankt häufiger und mitunter extremer als bei Normalgewichtigen. Glücklicherweise lassen sich diese Effekte mit Änderungen am Essverhalten korrigieren. Mit etwas Verständnis des Stoffwechsels fällt das entsprechend leichter. Entscheidend ist aber, auch die Abläufe im Gehirn zu verstehen. Denn das Wechselspiel von Hunger und Sättigung wird dort entschieden. Nicht im Magen.

1 kg Körperfett = 7.000 Kalorien

Das Fettgewebe ist der mit Abstand größte Energiespeicher des Körpers. Unsere Urahnen konnten mit seiner Hilfe lange, harte Winter und Hungersnöte überleben. Heute haben wir Kühlschränke und finden Supermärkte, Imbissbuden und Restaurants an jeder Ecke. Essensengpässe gibt es bei uns quasi nicht mehr. Das Programm in unseren Genen ist jedoch noch dasselbe. Das führt dazu, dass wir eines Tages die Lieblingshose nicht mehr zubekommen.

Jetzt können wir panisch die nächstbeste Diät starten, die uns Wunder verspricht. Oder wir können unsere Vernunft einschalten. Und die sagt, dass der einzige Erfolg versprechende Weg über eine negative Energiebilanz führt.

Die Effektivität unseres Fettspeichersystems ist wirklich beeindruckend. In einem Kilogramm Körperfett sind 7.000 Kilokalorien (kcal, zukünftig wie im allgemeinen Sprachgebrauch auch "Kalorien") gespeichert. Rein rechnerisch könnten wir mit zehn Kilo überschüssigen Fettreserven einen Monat überleben. (70.000 Kalorien geteilt durch 30 Tage macht gute 2.000 Kalorien am Tag).

Wer jetzt glaubt, durch reines Fasten könnte er die Pfunde in dieser Zeit abbauen, sei gewarnt. Das wäre äußerst ungesund und würde ohnehin nur zum bekannten Jojo-Effekt führen. Wir kommen noch zu den Details.

Ob es uns nun gefällt oder nicht: Gesundes Abnehmen braucht Zeit. Realistisch sind zwei bis vier Kilo pro Monat, also ein halbes bis ganzes Kilo pro Woche. Am Anfang einer Diät sind größere Verluste möglich als später, weil dann noch vermehrt eingelagertes Wasser ausgeschieden wird. Mit strikter Disziplin, viel Willenskraft und konsequentem Sport sind bei großen Menschen mit hohem Ausgangsgewicht auch bis zu sechs Kilo pro Monat möglich. Allerdings muss man es dann schaffen, täglich deutlich über 1000 Kalorien einzusparen – und das, ohne dass der Körper in ein Notprogramm schaltet.

Energiebedarf und Energieverbrauch

Um zu einer ausgeglichenen oder gar negativen Energiebilanz zu gelangen, ist es natürlich nützlich ungefähr zu wissen, wie viel Energie man täglich verbraucht. Man unterscheidet dabei den sogenannten Grundumsatz und den Leistungsumsatz. Ersterer wird bei völliger Ruhe vom Körper verbraucht, um die Betriebstemperatur auf 37 Grad zu regulieren und die Funktion der Organe zu erhalten. Echte Großabnehmer sind dabei das Gehirn, die Leber und das Herz. Der größte Verbraucher ist die Skelettmuskulatur. Auch, wenn man sich nicht bewegt. Deswegen hilft mehr Muskelmasse dabei, sein Gewicht zu halten. Große Menschen benötigen deshalb auch mehr Energie als kleine. Bei Frauen ist der Grundumsatz etwa zehn Prozent niedriger als bei Männern. Die Muskelmasse nimmt mit zunehmendem Alter bei den meisten Menschen ab. Das erklärt, wieso viele Menschen parallel zum Lebensalter Gewicht zulegen, obwohl sie ihre Ernährung nicht umgestellt haben.

Im Internet findet man Rechner, mit denen man seinen Grundumsatz auf der Basis einer komplizierten Formel berechnen kann[42]. Sitzt man gerade nicht am Computer hilft folgende Faustregel: Männer verbrauchen etwa eine Kilokalorie pro Kilogramm Körpergewicht in der Stunde. Am Tag also ungefähr:

Grundumsatz = 24 * Körpergewicht

Ein 40-jähriger Mann, der 1,85 Meter groß ist und 80 Kilogramm wiegt, hat nach der genauen Formel einen Grundumsatz von 1.815 Kalorien, nach der Faustformel von 1.920 Kalorien. Bei Übergewichtigen ergeben beide Formeln einen vermeintlich höheren Grundumsatz als er tatsächlich ist. Wer zu viel Fett auf den Rippen hat und eine negative Energiebilanz anstrebt, sollte also zumindest bei der Faustformel nochmals zehn Prozent abziehen.

Der Leistungsumsatz ist die Energiemenge, die über den Grundumsatz hinaus für die körperliche Betätigung verbraucht wird. Quasi der Sprit für die Fortbewegung. Zu seiner Berechnung haben sich die sogenannten PAL-Faktoren durchgesetzt. PAL steht für "Physical Activity Level", also das Niveau der körperlichen Aktivität. Je höher die Bewegungsintensität, desto höher der PAL-Wert. Multipliziert man den Grundumsatz mit dem PAL-Faktor, erhält man den täglichen Gesamtumsatz.

PAL-Faktor	Tätigkeit	Beispiele
1,2	nur sitzend oder liegend	alte, gebrechliche Menschen
1,4-1,5	fast ausschließlich sitzend, wenig Freizeitaktivitäten	Schreibtischtätigkeit
1,6-1,7	überwiegend sitzend, mit zusätzlichen stehenden/ gehenden Tätigkeiten	Kraftfahrer, Studenten, Laboranten
1,8-1,9	überwiegend stehende/ gehende Tätigkeit	Verkäufer/innen, Kellner, Handwerker, Hausfrauen
2,0-2,4	körperlich anstrengende berufliche Tätigkeit	Bergleute, Landwirte, Waldarbeiter, Hochleistungssportler

Abbildung 1: Übersicht PAL-Faktoren (Physical Activity Level) [43]

Sportler interessiert natürlich, wie viele Kalorien sie mit ihrer Betätigung verbrennen. Läufer können ihren Energieverbrauch mit folgender Formel hochrechnen:

Energieverbrauch = 1 kcal pro 1 kg pro 1 km

Der 80 kg schwere Läufer verbraucht auf zehn Kilometern also etwa 800 Kalorien.

Allgemeiner ist der Begriff des Metabolischen Äquivalents (MET, Metabolic Equivalent) [44]. Ein MET entspricht einer Kilokalorie pro Kilo Körpergewicht pro Stunde (kcal/kg/h). Das metabolische Äquivalent definiert sich über die Menge der Sauerstoffaufnahme im Sitzen. Vereinfacht kann man sagen, dass der Energieverbrauch linear zur Sauerstoffaufnahme ansteigt. Diesen kann man messen und so die metabolischen Äquivalente für beliebige Sportarten und andere Tätigkeiten berechnen. Man multipliziert dann nur noch sein Körpergewicht mit dem MET und kann ziemlich genau sagen, wie viele Kalorien man in einer Stunde durch die Aktivität verbraucht hat. Aus der Tabelle können Sie nun ablesen, dass Sie die Kalorien eines Tortenstücks verbrennen können, indem Sie in einer Stunde zehn Kilometer joggen oder sechs Stunden lang wilden Sex haben.

Sportart	kcal/kg/h	Energieverbrauch bei x kg in kcal/h					
		50	60	70	80	90	100
Tanzen	3,0	150	180	210	240	270	300
Gymnastik	3,8	190	228	266	304	342	380
Tischtennis	4,0	200	240	280	320	360	400
Golf	5,0	250	300	350	400	450	500
Krafttraining	8,6	432	518	605	691	778	864
Aerobic	6,0	300	360	420	480	540	600
Skiabfahrt	6,2	310	372	434	496	558	620
Reiten, trab	6,4	320	384	448	512	576	640
Tennis	6,6	332	398	465	531	598	664
Inlineskaten, 15 km/h	5,6	280	336	392	448	504	560
Bergsteigen	8,6	432	518	605	691	778	864
Fußball spielen	7,9	396	475	554	634	713	792
Rad fahren, 24 km/h	9,6	480	576	672	768	864	960
Rad fahren, 32 km/h	14,1	704	845	986	1.126	1.267	1.408
Laufen, 6 km/h	4,5	224	269	314	358	403	448
Laufen, 8 km/h	8,0	400	480	560	640	720	800
Laufen, 10 km/h	9,6	480	576	672	768	864	960
Laufen, 12 km/h	12,9	644	773	902	1.030	1.159	1.288
Laufen, 14 km/h	14,3	716	859	1.002	1.146	1.289	1.432
Laufen, 16 km/h	16,0	800	960	1.120	1.280	1.440	1.600
Skilanglauf, 6 km/h	8,7	436	523	610	698	785	872
Skilanglauf, 8 km/h	10,2	508	610	711	813	914	1.016
Schwimmen, Brust, 1,8 km/h	6,3	316	379	442	506	569	632
Schwimmen, Kraul, 2,1 km/h	6,4	320	384	448	512	576	640
Schwimmen, Kraul, 3,0 km/h	8,8	440	528	616	704	792	880
Squash	12,8	640	768	896	1024	1152	1280
Sex, passiv	1,0	50	60	70	80	90	100
Sex, wild	1,5	75	90	105	120	135	150

Abbildung 2: Energieverbrauch verschiedener Sportarten[45]

Energiedichte

Weil uns nicht die Kalorien satt machen, sondern die Menge dessen, was wir essen, ist entscheidend, wie viel Energie in einer Mahlzeit steckt. Wer sich dreimal am Tag richtig satt isst und dabei jedes Mal 500 Kalorien zuführt, hat 1.500 Kalorien an Energie aufgenommen. Ein anderer, der dreimal 800 Kalorien futtert, kommt auf 2.400 Kalorien. Jeder süße Riegel, jede Cola, jedes Bier und erst recht jede Sahnetorte wird noch hinzugerechnet. Weil sich das Gefühl satt zu sein einstellt, wenn der Magen voll ist, ist die Nahrungsmenge pro Mahlzeit relevant. Im Schnitt sind das ca. 300 bis 500 Gramm pro Hauptmahlzeit. Entscheidend ist also nun, wie viele Kalorien in dieser Essensmenge stecken. Und genau das besagt die Energiedichte.

100 Gramm Schokolade haben beispielsweise ca. 550 kcal. Ihre Energiedichte beträgt also 5,5 kcal/g. 100 Gramm Salat enthalten dagegen nur 20 kcal. Entsprechend liegt seine Energiedichte bei 0,2 kcal/g. Die Energiedichte wird immer in Kilokalorien pro einem Gramm angegeben. In der Praxis lässt sie sich leicht berechnen. Auf den meisten Lebensmitteln ist die Kalorienmenge pro 100 Gramm angegeben. Man muss das Komma dann nur noch um zwei Stellen nach links verschieben.

Dass es einen Unterschied macht, ob man sich mit dem einen oder dem anderen satt isst, leuchtet schnell ein. Mit der Schokolade führt man viel überschüssige Energie zu, die im Fettgewebe eingelagert wird. Mit dem Salat ist man ähnlich lange satt, hat dem Körper aber keine Gelegenheit geboten, die Energiereserven aufzufüllen. Im Gegenteil. Die zugeführte Energie reicht nicht aus, und der Körper muss die Fettdepots öffnen, um genügend Energie bereitzustellen. Dadurch nimmt man ab.

Wie wichtig dieses Verständnis ist, erkennen wir, wenn wir einmal drei verschiedene Varianten von Kartoffeln vergleichen. Salzkartoffeln haben eine Energiedichte von 0,7, Pommes von 3,0 und Kartoffelchips von 5,6. Jeweils in Kilokalorien pro Gramm. Wenn sich Lena mit Salzkartoffeln, Chris mit Pommes und Felix mit Chips satt essen (etwa mit jeweils 300 Gramm), dann hat Lena 210, Chris 900 und Felix 1680 Kalorien zu sich genommen. Einmal abgesehen davon, dass Felix womöglich schlecht ist, satt sind sie hinterher alle. Die besten Chancen auf eine negative Energiebilanz hat aber mit Sicherheit Lena.

In der folgenden Tabelle finden Sie ein paar Beispiele für unterschiedliche Energiedichten.

Kategorie	Produkt	Abnehm-geeignet	Energiedichte in kcal/g
Brot	Vollkornbrot	naja	2,0
	Weißbrot	schlecht	2,5-2,7
Milchprodukte	Milch, Joghurt, Quark	gut	0,3-0,6
	Eier	gut	1,50
	Fettreduzierter Käse (<40% F.i.Tr.)	naja	1,9-2,4
	Normaler Käse (> 40% F.i.Tr.)	schlecht	2,5-4,1
Beilagen	Salate, Gurke, Mangold etc.	gut	0,1
	Blumenkohl, Spargel, Tomate etc.	gut	0,2
	Brokkoli, Bohnen, Kürbis, Möhren	gut	0,3
	Kartoffeln, Erbsen	gut	0,7
	Reis	gut	1,1
	Nudeln	gut	1,4
	Pommes Frites	schlecht	2,9
Hülsenfrüchte	Tofu	gut	0,9
	Bohnen, Linsen	gut	1,0-1,1
Fleisch	Mageres Fleisch, Innereien	gut	1,0-1,5
	Hackfleisch	naja	2,2-2,6
	Paniertes Schnitzel	schlecht	3,2
Wurst	Gekochter Schinken, kalter Braten	gut	1,3
	Bierschinken, Putenwurst	naja	1,6-1,7
	Leberkäse, Mortadella, Salami	schlecht	3,0-3,7
Fisch	Barsch, Forelle, Meeresfrüchte	gut	0,8-1,0
	Thunfisch, Makrele, Hering	naja	1,9-2,2
	Lachs, Aal	schlecht	2,9-3,3
Obst	Frisches Obst	gut	0,3-0,9
	Getrocknetes Obst	schlecht	2,5-3,3
Süßes und Knabbereien	Eiscreme (aus dem Tiefkühlregal)	naja	1,6-2,6
	Kuchen und Gebäck	schlecht	2,5-5,0
	Süßigkeiten	schlecht	3,4-5,6
	Salziges Knabberzeug	schlecht	3,2-6,0
	Nüsse und Kerne	schlecht	5,6-7,0

Abbildung 3: Energiedichten verschiedener Lebensmittel

Eine umfassende Energiedichte-Liste zum Herunterladen finden Sie im Internet z.B. bei www.energiedichte.info. Im achten Teil dieses Buches wird an einigen Beispielen erläutert, wie sich die Energiedichte von Speisen aus mehreren Zutaten errechnet.

In einer Studie der TU München haben 2.800 Probanden im Schnitt 1.150 Gramm Nahrung pro Tag gegessen[46]. Das sind knapp 400 Gramm bei drei Hauptmahlzeiten. Ganz simpel gerechnet erreicht man bei dieser Menge mit einer Energiedichte von etwa 1,7 kcal/g den täglichen Bedarf von 2.000 Kalorien. Wer abnehmen möchte, sollte sich an einer durchschnittlichen Energiedichte von 1,5 kcal/g orientieren[47]. Alles mit einer höheren Energiedichte trägt dazu bei, dass man zunimmt. Was eine niedrigere Energiedichte hat, hilft abzunehmen.

Die gute Nachricht ist, dass sich jeder seinen Mix selbst zusammenstellen kann. Wer auf die Tiefkühlpizza (Energiedichte 2,1-2,9) abends nicht verzichten will, kann einfach bei einer anderen Mahlzeit seinen Hunger mit Brokkoli, Fenchel oder Zucchini (je 0,2-0,3) bändigen. Im Durchschnitt ist die Energiedichte dann akzeptabel.

Was heißt das für uns, wenn wir wieder mal durch den Supermarkt streifen? Wir können uns weiterhin etwas vorgaukeln oder wir lassen zur Abwechslung das Glas Nuss-Nougat-Creme (5,2), die Gummibärchen (3,4) und den Müsliriegel (3,3-4,2) im Regal liegen, ignorieren die Salami (3,7), den Leberkäse (3,0) und den Emmentaler (4,0) und schlagen beim Gemüsestand zu. Tomaten (0,2), Spinat (0,2), Gurken (0,1), Champignons (0,2), Kohlrabi, Karotten und Lauch (je 0,3) sind energiearme Alternativen.

Das Tolle an diesem Ansatz: Wir dürfen uns ab und zu Sünden erlauben. Das Stück Kuchen ist in Ordnung, wenn die Kalorien an anderer Stelle wieder eingespart werden. Oder durch Bewegung verbrannt werden. In der Praxis zeigt sich jedoch, dass am besten abnimmt, wer auf solche Sünden konsequent verzichtet. Der braucht auch keine durchschnittlichen Energiedichten auszurechnen.

Vielleicht fragen Sie sich, wieso ich bisher nicht auf den sogenannten glykämischen Index (GI oder Glyx) eingegangen bin, der oft genutzt wird, um die Qualität von Kohlenhydraten zu bemessen. Der GI gibt an, wie schnell Kohlenhydrate als Glucose in die Blutlaufbahn gelangen. Zum einen halte ich es nicht für besonders praktikabel, Glyx-Tabellen auswendig zu lernen. Zum anderen ist der GI im Vergleich zur Energiedichte weniger geeignet, da unser Magen sein ich-bin-satt-Signal nicht von der Kalorienmenge, sondern vom Füllgrad abhängig macht. Deutlich wird das beim Vergleich von Kartoffeln und Nudeln. Zwar haben Kartoffeln einen etwas höheren GI (80) als Nudeln (70), die Energiedichte ist mit 0,7 kcal/g aber nur halb so hoch wie die von Nudeln (1,4 kcal/g). Auch ist der Insulinanstieg bei Nudeln um einiges höher als bei Kartoffeln. Seine Aussagekraft büßt der glykämische Index fast völlig ein, wenn Kohlenhydrate zusammen mit fettreichen Nahrungsmitteln verzehrt werden. Der Blutzuckeranstieg ist dann gering (für den Nahrungsbrei ist der GI dann sehr niedrig), der Insulinspiegel steigt – etwas verzögert– aber fast auf das gleiche Niveau[48].

Mit dem Begriff der glykämischen Last (GL) sollen Unzulänglichkeiten des glykämischen Index ausgebessert werden. Auf die Definition der GL will ich aber nicht eingehen, weil sie kompliziert ist. Die GL ist daher beim Einkaufen völlig impraktikabel, wenn man nicht ein Superhirn oder eine Tabelle dabei hat. Außerdem stellen Tabellen unterschiedlicher Herkunft für gleiche Produkte z.T. verschiedene Werte dar. Verwirrend ist zudem, dass oft uneinheitliche Portionsgrößen angegeben werden, was die Transparenz verschleiert[49].

Insulin

In der Theorie hört sich das ja einfach an: Man achtet auf eine niedrige Energiedichte seiner Mahlzeiten und erreicht so eine negative Energiebilanz. In der Praxis ist das allerdings oft verdammt schwierig. Wenn der unbändige Wunsch nach Essen, speziell nach Süßigkeiten, übermächtig wird, ist man quasi machtlos. Die Hauptrollen in dem Drama "Vernunft gegen Verlangen" spielen der Blutzuckerspiegel und das Hormon Insulin. Die Schauplätze sind die Blutbahnen und unser Gehirn.

Nudeln, Reis, Brot und alle zuckerhaltigen Nahrungsmittel bestehen größtenteils aus Kohlenhydraten. Diese stellen für den Körper eine sehr wichtige Energiequelle dar. Um die Energie verwerten zu können, braucht der Körper das Hormon Insulin. Es schleust die in Glucose aufgespaltenen Kohlenhydrate aus dem Blut in die Zellen. Dort wird die Energie verbraucht. In den Muskelzellen, wenn wir uns bewegen. In den Organen, damit sie ihre Arbeit verrichten können. Und im Gehirn, wenn wir denken. Überschüssige Energie wird natürlich nicht etwa ausgeschieden, sondern für später gespeichert. Vor allem in den Fettzellen.

Das Insulin wird auf den Plan gerufen, wenn der Blutzuckerspiegel ansteigt. Das heißt, wenn die Menge an Glucose im Blut zunimmt. Zunächst ruft der Körper gespeicherte Insulinmoleküle ab. Reichen diese nicht aus, bildet er in einer zweiten, länger andauernden Phase in der Bauchspeicheldrüse neues Insulin. Bis der ganze Zucker verstaut ist, ist der Insulinpegel deutlich erhöht. Erst ein bis zwei Stunden nach einer Mahlzeit, nach fettreichem Essen noch später, haben das Insulin und der Blutzucker ihr normales Niveau wieder erreicht.

Dieser Normalzustand ist essenziell, wenn Fett verbrannt werden soll. Denn solange der Insulinspiegel erhöht ist, sind die Fettzellen auf Einlagerung programmiert. Die Verbrennung von Fett funktioniert solange nicht. Für alle, die abnehmen möchten, ist es daher unerlässlich, dem Körper Zeiten mit einem niedrigen Blutzuckerspiegel zu gönnen (vgl. Abbildung 4).

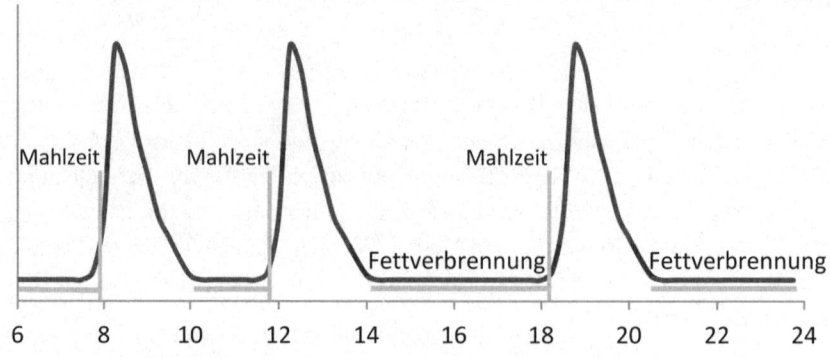

Abbildung 4: Guter Insulinspiegel im Tagesverlauf

Wahres Gift für alle Abnehmwilligen sind logischerweise Zwischenmahlzeiten, die einen hohen Insulinausstoß verursachen. Das passiert vor allem bei Lebensmitteln mit hoher Energiedichte. Insbesondere Zuckerhaltiges ist gefährlich. Der Schokoriegel zwischendurch zum Beispiel, oder – ganz gefährlich – zuckerhaltige Getränke.

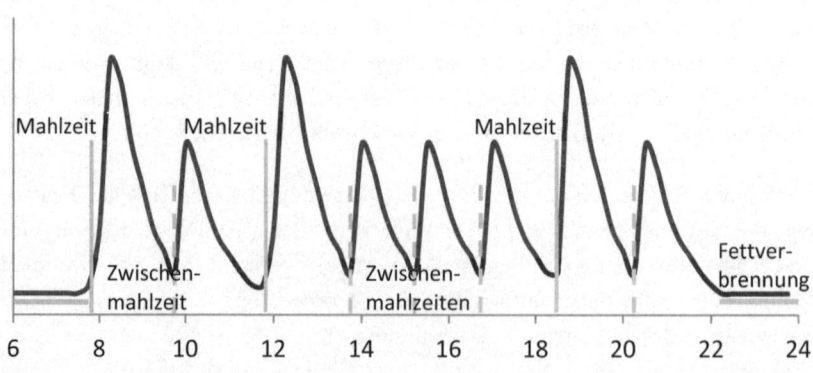

Abbildung 5: Schlechter Insulinspiegel im Tagesverlauf

Wenn Sie zwischen den Hauptmahlzeiten immer wieder naschen oder gesüßte Getränke trinken, ist Ihr Blutzuckerspiegel fast den ganzen Tag überhöht (vgl. Abbildung 5). Zeit zum Fettverbrennen gibt es dann nicht. Willkommen in der Insulinfalle! Wer sich abends noch das eine oder andere Bierchen gönnt, nimmt zusätzlichen Zucker auf und hemmt wegen des Alkohols zudem die Fettverbrennung. Die Phase des Fettabbaus wird dadurch doppelt verringert.

Leider fällt es gar nicht so leicht, auf die Zwischenmahlzeit oder die Belohnung am Abend zu verzichten. Denn einfache Kohlenhydrate sind schnell verdaut, der Blutzuckerspiegel sinkt fast ebenso schnell wieder wie er angestiegen ist und der Hunger meldet sich zurück[50]. Besonders penetrant wird das Hungergefühl, wenn man "in den Unterzucker" gerät[51]. Dem Gehirn gefällt dieser Zustand überhaupt nicht[52]. Da Zucker für das Gehirn absolut lebensnotwendig ist, gerät es quasi in eine Notsituation. Die Reaktion des Körpers kennt jeder: Heißhunger[53]. Mit genügender Willensstärke kann man eine solche Attacke aussitzen. Denn der Körper besitzt die Fähigkeit, sich selbst zu regulieren. In dem Fall durch den Gegenspieler des Insulins, dem Glucagon[54]. Einfacher ist es natürlich dem Gehirn zu geben, wonach es schreit, nämlich Zucker. Gibt man diesem Verlangen nach, schaukelt der Blutzuckerspiegel den ganzen Tag munter auf und ab.

Das wäre alles nur halb so schlimm, wenn man am Ende des Tages eine negative Energiebilanz vorweisen könnte. Dummerweise gelingt das aber nur, wenn man sehr viel Energie verbraucht. Durch Sport zum Beispiel. Ansonsten führen die Zwischenmahlzeiten und Süßgetränke zu einer so großen Energiezufuhr, dass die Energiebilanz positiv wird. Das Ergebnis: Man nimmt zu.

Wie gut, dass man der Insulinfalle entkommen kann! Nämlich durch eine konsequente Umstellung des Stoffwechsels, die mindestens zwei Tage dauert. In dieser Zeit verzichtet man komplett auf Kohlenhydrate. So findet man einen Ausweg aus der Insulinschaukel. Wenn Sie das durchziehen, verschwinden die Hungerattacken weitgehend. Die Lust auf Süßes nimmt massiv ab. Das simple Geheimnis ist, dass sich ihr Stoffwechsel dann umgestellt hat und mit der neuen Situation bestens leben kann. Damit ist für Sie die Voraussetzung geschaffen, ohne die biochemischen Zwänge Ihres Körpers in aller Ruhe abzunehmen. Wenn Sie ab dann darauf achten, nicht durch übermäßigen Genuss von Süßem die Insulinschaukel wieder in Gang zu bringen, können Sie kaum mehr etwas falsch machen. Wie sensibel das Insulinsystem ist, zeigt, dass bereits ein Frühstücksbrötchen den Fettabbau für mehrere Stunden lahmlegen kann[55].

Wenn Sie dagegen eiweißhaltige Lebensmittel essen, steigt ihr Insulinspiegel nur geringfügig an und es bleibt Ihrem Körper viel Zeit, Fettdepots in Energie umzuwandeln.

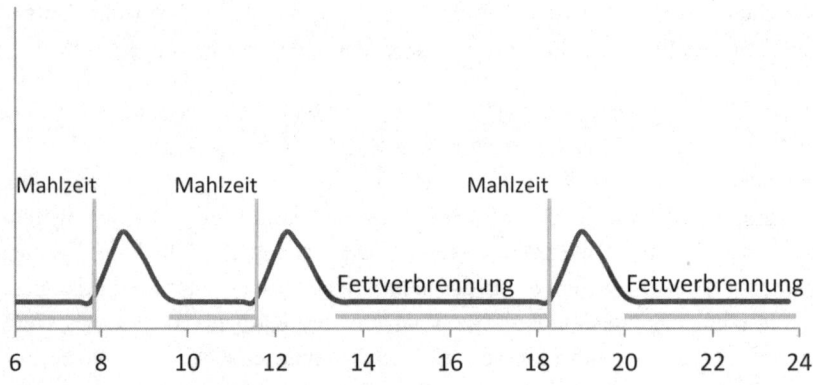

Abbildung 6: Insulinspiegel bei kohlenhydratarmer Ernährung: Niedriger Anstieg des Insulinspiegels

Abgesehen vom Aspekt der Fettverbrennung gibt es noch einen weiteren sehr triftigen Grund, auf seinen Insulinspiegel zu achten. Die Sensibilität der Körperzellen leidet im Laufe der Zeit unter dem Beschuss des Insulins. Sie werden zunehmend insulinresistent. Die Bauchspeicheldrüse muss in dem Fall immer größere Mengen an Insulin produzieren. Irgendwann erschöpft das die Zellen der Bauchspeicheldrüse so sehr, dass sie kaputtgehen. Dann herrscht Insulin-Notstand. Das Resultat: Diabetes Typ 2.

Die Folgen sind sehr unangenehm. Abgesehen davon, dass man sich das überlebensnotwendige Insulin spritzen muss, drohen Gesundheitsschäden wie Sehstörungen, Nierenversagen, Nervenstörungen (die zu Amputationen führen können), Schädigungen der Gefäße, Herzinfarkt, Schlaganfall und Impotenz.

Stoffwechsel und Makronährstoffe

Dem Begriff "Stoffwechsel" begegnen wir immer wieder in verschiedensten Wortkombinationen oder Varianten. Wir kennen den Energiestoffwechsel, den Fettstoffwechsel, den Kohlenhydratstoffwechsel. Wir hören von Stoffwechselstörungen und Stoffwechselendprodukten oder dass etwas verstoffwechselt wird. Wir lesen von aeroben und anaeroben Stoffwechselprozessen. Und dann tauchen noch allerlei Varianten des Synonyms Metabolismus auf, wie metabolisches Syndrom oder metabolische Diäten.

Uff! Geht das nicht einfacher? Versuchen wir es einmal.

Beim Spielerwechsel im Fußball werden Spieler ausgewechselt. Beim Stoffwechsel geht es nicht um den Austausch, sondern um die chemischen Veränderungen von Stoffen. Die unzähligen Einzelprozesse beginnen mit der Verdauung. Im Mund, im Magen und im Darm werden die Nährstoffe aus der Nahrung herausgelöst und aufgespalten. Diese Stoffe werden über das Blut zu den Muskelzellen oder den Organen transportiert. Dort finden dann weitere chemische Reaktionen statt, in denen die Stoffe weiter zerlegt werden. Bei all diesen chemischen Prozessschritten wird Energie frei und es entstehen Nährstoffbruchstücke, die für verschiedenste Zwecke verwendet werden. Unter anderem als Baumaterialien für die 10 bis 100 Billionen Zellen des Körpers.

Die zwei wichtigsten Bereiche des Stoffwechsels sind dementsprechend der Energiestoffwechsel und der Baustoffwechsel. Ersterer beschreibt, wie die notwendige Energie zur Erhaltung der Körperfunktionen gewonnen wird. Also angefangen vom Erhalt der Körpertemperatur auf 37 Grad bis zur Energieversorgung aller Organe und der Muskeln. Letzterer umfasst den Aufbau und die Aufrechterhaltung der Körpersubstanz, also der Knochen, der Haut und der Haare sowie der Muskelfasern, des Bindegewebes, der Organe, der Blutgefäße und der Nerven. Die allermeisten Zellen unseres Körpers erneuern sich nämlich alle paar Jahre. Der Baustoffwechsel wird auch Anabolismus genannt. Moment, das haben wir als aufmerksame Sportschaugucker schon mal gehört. "Anabolika" oder "anabole Steroide" sind doch die Mittelchen, mit denen man Muskeln züchten kann. Richtig, aber die stehen auf der Dopingliste. Deswegen gehen wir nicht näher auf sie ein.

Dafür, dass die sehr komplexen Stoffwechselprozesse korrekt ablaufen, sorgt das Gehirn. Genauer gesagt der Hypothalamus. Mithilfe kleiner Mengen unterschiedlichster Hormone (griechisch für "antreiben" oder "erregen") steuert er unter anderem auch den Blutdruck und die Nahrungsaufnahme, aber auch unsere Gefühle und unser Sexualverhalten.

Die Nährstoffe, die am Anfang aller Stoffwechselprozesse stehen, unterteilt man in Makro- und Mikronährstoffe. Die erstgenannten sind die Grundbausteine unserer Ernährung: Kohlenhydrate, Fette und Proteine. Zu den zweitgenannten gehören die Vitamine, Mineralstoffe, Spurenelemente und sekundären Pflanzenstoffe.

Kohlenhydrate und Fette dienen überwiegend der Lieferung von Energie. Proteine liefern vor allem die Körperbausteine, aber auch den Stoff, aus dem zum Beispiel die Hormone sind.

Die Kohlenhydrate werden je nach verzehrtem Lebensmittel in verschiedene Formen von Zucker aufgespalten: Fruchtzucker im Obst (Fruktose), Kristallzucker aus Zuckerrohr und Zuckerrüben (Saccharose) und Traubenzucker (Glucose). Unser Körper wandelt alle Formen von Zucker in Glucose um, denn das ist die Zuckerart, die vom Blut zu den Zellen transportiert werden kann. Ein Teil der Glucose wird direkt zur Energiegewinnung verwendet. Der nicht benötigte Rest wird in den Muskeln, der Leber und den Fettzellen gespeichert.

Fette sind der zweite große Energielieferant und beinhalten mehr als doppelt so viel Energie pro Gramm wie Kohlenhydrate (9,0 gegenüber 4,1 kcal/g). Zunächst liegen Fette in Form von Triglyceriden, Cholesterin und Fettsäuren vor. Um ihre Energie nutzen zu können, müssen die Fette aber zunächst von der Leber in Glucose umgewandelt werden. Die Fette dienen auch dem Aufbau von Zellmembranen. Das Cholesterin spielt dabei eine wichtige Rolle.

Unser Körper besteht zu etwa zwanzig Prozent aus Proteinen bzw. Eiweißen. Das sind komplexe Moleküle, die aus Aminosäuren aufgebaut sind. Deren Zahl kann sehr gering sein – z.B. in Peptiden, die auch als Hormon wirken können – oder auch sehr groß: In Muskelproteinen können es über 30.000 sein.

Wenn wir ans Abnehmen denken, interessiert uns natürlich, wann der Organismus Kohlenhydrate als Energiequelle verwendet und wann Fett. Grundsätzlich wird immer Glucose zur Energiebereitstellung benötigt. Zum Anfeuern quasi. Der Anteil der Glucose ist im Vergleich zum Fett jedoch gering, solange unser Puls niedrig ist. Je höher der Puls steigt, desto größer wird der Anteil an Glucose, die verbrannt wird. Ab einer gewissen Grenze (wenn über das Blut nicht mehr ausreichend Sauerstoff zu den Zellen geführt werden kann), wird nur noch Glucose verbrannt (bzw. aufgespalten). Fettsäuren können dann nicht mehr verwertet werden.

Wieviel Fett zur Energieverwertung verwendet werden kann, hängt stark davon ab, wie gut die körpereigenen Prozesse eingespielt sind. Bei einem Ausdauersportler sind sie gut trainiert. Bei einem Couch-Potato meist schlecht. Je besser also der Fettstoffwechsel funktioniert, desto effizienter kann der Körper Nahrungsfett und gespeichertes Fett verwerten. Desto leichter fällt das Abnehmen. Bei einem schlechten Fettstoffwechsel muss der Körper deutlich mehr auf Kohlenhydrate zurückgreifen. Regelmäßig überhöhte Blutzucker- und Insulinspiegel aufgrund von stark zuckerhaltigen Mahlzeiten können einer Studie zufolge auch im Ruhezustand dazu führen, dass sich der Stoffwechsel umstellt und bevorzugt Kohlenhydrate statt Fette verbrannt werden[56]. Das zeigt, dass beim Stoffwechsel Dinge grundlegend schiefgehen können.

Der Stoffwechsel jedes Menschen reagiert auf innere und äußere Einflüsse – auf Krankheiten ebenso wie auf Hunger- oder Fastenkuren. Vor allem aber lässt er sich fit machen für ein gesünderes Leben. Den Fettstoffwechsel in Form zu bringen, ist daher ein sehr erstrebenswertes Ziel. Der Ausstieg aus der Insulinschaukel ist ein wichtiger Schritt auf diesem Weg. Das beste Training ist aber regelmäßige Bewegung. Denn den Stoffwechsel anzuregen, heißt Energie zu verbrauchen. Worauf man dabei achten sollte, schauen wir uns später an.

Bei der Frage, wie viel wir von welchem Makronährstoff zu uns nehmen sollen, hat in den letzten Jahren ein grundsätzliches Umdenken begonnen. Früher wurde empfohlen, möglichst große Mengen an Kohlenhydraten zu sich zu nehmen und den Eiweißanteil bei nur etwa 15 Prozent zu halten. Zahlreiche Ernährungswissenschaftler propagieren mittlerweile einen deutlich niedrigeren Kohlenhydratanteil zugunsten von mehr Eiweiß. Wer sich mit Diäten beschäftigt, findet die konträrsten Empfehlungen von Low-Fat bis Low-Carb. Zwar entscheidet letztlich nur die Energiebilanz, ob man zu- oder abnimmt, man könnte also annehmen, dass die Zusammensetzung der Makronährstoffe irrelevant ist. Zahlreiche Studien haben jedoch mittlerweile nachgewiesen, dass eiweißreiche Ernährungsstile fettarmen Diäten deutlich überlegen sind. V.a. schnelle Gewichtsverluste lassen sich am einfachsten erreichen, wenn man auf Kohlenhydrate konsequent verzichtet. Auf längere Sicht kommen bei einer solchen Ernährungsweise allerdings einige kulinarische Köstlichkeiten zu kurz. Aus diesem Grund ist ein mediterraner Speiseplan für viele attraktiver. Die damit verbundene ausgewogene Versorgung mit Makronährstoffen sichert zudem die Versorgung mit den genauso wichtigen Mikronährstoffen.

Vitamine, Mineralstoffe und Spurenelemente

Im Gegensatz zu den Makronährstoffen liefern die Mikronährstoffe keine Energie. Für die Funktionsweise des Körpers, vor allem für Stoffwechselprozesse, sind sie trotzdem lebensnotwendig. Zu ihnen zählen Vitamine, Mineralstoffe, Spurenelemente und sekundäre Pflanzenstoffe. Da der Organismus sie größtenteils nicht selbst herstellen kann, müssen wir sie über unsere Nahrung zu uns nehmen. Die Mikronährstoffe sind für unseren Stoffwechsel essenziell. Ohne sie können die Makronährstoffe weder chemisch umgewandelt werden noch zu den Zellen transportiert oder dort verwertet werden.

Gerade mal dreizehn Vitamine gibt es. Aber die sind besonders wichtig für unseren Stoffwechsel. Wir bemerken ihr Fehlen wahrscheinlich am deutlichsten, wenn unser Immunsystem Angriffe von Krankheitserregern nicht mehr abwehren kann. Dann werden wir schlapp, müde, lustlos oder gar richtig krank. Vitamine sind aber auch notwendig, damit die Energie der Makronährstoffe in den Körperzellen bereitgestellt werden kann. Oder dafür, dass Körperzellen neu gebildet werden können.

Vitamine haben allerdings eine ärgerliche Eigenschaft: Sie verflüchtigen sich im Laufe der Zeit. Vom Vitamingehalt, den Gemüse bei der Ernte hat, sind nach vier Tagen bei optimaler Lagerung nur noch 50 Prozent übrig. Bei schlechter, zum Beispiel zu warmer Lagerung, sind es bereits nach zwei Tagen nur noch 30 Prozent. Bei direkter Sonneneinstrahlung gehen innerhalb von drei Stunden sogar circa 65 Prozent des vorhandenen Vitamin C verloren. Bei der Zubereitung verflüchtigen sich weitere Vitamine. In verkochtem oder längere Zeit warm gehaltenem Gemüse ist nur noch ein kleiner Rest an Vitaminen enthalten. Wer regelmäßig in Kantinen oder Mensen isst, kann mit diesem Essen seinen Vitaminbedarf nicht decken. Viele Arbeitnehmer leiden darunter, aber auch Patienten in Krankenhäusern oder Senioren, die auf "Essen auf Rädern" angewiesen sind.

Tiefgefrorenes Gemüse und Obst behält den größten Teil seiner Vitamine und ist daher ein guter natürlicher Lieferant. Da sich Tiefgefrorenes auch für die schnelle Küche hervorragend eignet, ist ein Vorrat im Kühlfach ein guter Tipp. Viele verarbeitete Lebensmittel sind wichtiger Vitamine beraubt. So hat Weißmehl beispielsweise nur einen Bruchteil des Gehalts an Vitamin B1 (Thiamin) von Vollkornmehl. Die gute Nachricht ist jedoch die, dass Vitamin B1 schnell über den Darm resorbiert wird. Wer also etwas für seine angeschlagenen Nerven tun will, futtert am einfachsten ein paar Scheiben Vollkornbrot.

Wenn man sich das einmal etwas konkreter vor Augen führt, ist es schon erstaunlich: Unser Körper braucht winzige Mengen an Gesteinsteilchen (nichts anderes sind Mineralstoffe), um funktionieren zu können. Er benötigt sie für eine Vielzahl chemischer Prozesse, die in uns ablaufen – in jeder einzelnen Körperzelle. Picken wir uns daher einmal ein sehr wichtiges Beispiel heraus.

Unser Denken, jede Bewegung, jeder Sinnesreiz basiert auf Prozessen, die in und an den Zellen ablaufen. Um ihrer Arbeit nachkommen zu können, benötigen die Zellen Energie, die wir über die Nahrung zu uns nehmen. Denn wie bei einer kleinen Fabrik müssen gewisse Stoffe in die Zellen transportiert und andere wieder weggeschafft werden. Für diesen Austausch sorgt die sogenannte Natrium-Kalium-Pumpe. Vereinfacht gesagt funktioniert das über unterschiedliche elektrische Spannungen innerhalb und außerhalb einer Zelle. Dieses kleine Pumpsystem ist für etwa zwanzig Prozent unseres Energieverbrauchs verantwortlich! Und es funktioniert nur, wenn die Mineralstoffe Natrium und Kalium ausreichend vorhanden sind.

Der Energieträger in diesem Prozess heißt Adenosintriphosphat (ATP). Das klingt natürlich sehr chemisch, wird aber ganz einfach, wenn man weiß, dass ATP vom Körper bei Bedarf aus anderen Energiespeichern wie Glykogen (Zucker in Form vieler gebündelter Glucose-Einheiten) oder Fettsäuren hergestellt werden kann. Kurzum: Zucker aus der Nahrung oder gespeichertes Fett wird vom Körper in Energie gewandelt, um die vielen Millionen Natrium-Kalium-Pumpen zu betreiben.

Spurenelemente sind ebenfalls Mineralstoffe. Im Gegensatz zu den zuvor beschriebenen Mengenelementen kommen sie mit weniger als 50 mg/kg Körpergewicht im Körper vor. Man findet also nur "Spuren" von ihnen. Nichtsdestotrotz sind sie für den Organismus sehr wichtig. Mangelerscheinungen sind die Folge, wenn sie nicht ausreichend vorhanden sind. Die Ursache dafür liegt unter anderem darin, dass Spurenelemente Bestandteile von Enzymen sind.

Enzyme? Das Wort haben wir schon oft gehört, aber was versteht man darunter eigentlich? Enzyme sind Proteine, die als Katalysator in biochemischen Reaktionen dienen. Sie werden daher auch als Biokatalysatoren bezeichnet. Das bedeutet, dass sie solche Reaktionen auslösen und beschleunigen können.

Fehlen sie, können Stoffwechselprozesse nicht ablaufen. Ohne Enzyme könnten wir aufgenommene Nahrung nicht verwerten. Die Duplikation von Informationen bei der Entstehung neuer Zellen würde ebenso wenig funktionieren. Enzyme sind also unablässig damit beschäftigt, unser Leben zu erhalten und zu erneuern. Um gesund zu bleiben brauchen wir deswegen ein funktionierendes Enzymsystem. Oder anders herum betrachtet: Krankheiten gehen meist auf eingeschränkte Enzymleistungen zurück. Unser Immunsystem beispielsweise beruht auf einem komplexen Zusammenspiel verschiedener Enzyme.

Wer zum ersten Mal von sekundären Pflanzenstoffen hört, fragt sich womöglich, was denn die primären Pflanzenstoffe sind. Surprise, surprise: Es sind Kohlenhydrate, Proteine und Fette – also die Makronährstoffe[57]. Tja, so ist das eben mit diesem Thema, die Dinge erscheinen oft sehr viel komplizierter als sie sind.

Heute wird mit sekundären Pflanzenstoffen Positives assoziiert. Das war nicht immer so. Viele Pflanzen haben im Laufe der langen Zeit ihrer Entwicklung Wirkstoffe gebildet, die schädlich für Tiere und Menschen sind. Aus dem einfachen Grund, sich zu schützen. Beste Beispiele: das Nikotin der Tabakpflanze oder das Atropin der Tollkirsche. Wissenschaftler haben daher zunächst hauptsächlich diese toxischen Inhaltsstoffe untersucht. Lange Zeit stand im Fokus der Forschung deswegen, die sekundären Pflanzenstoffe zu beseitigen oder zumindest ihre Konzentration zu verringern. Erst vor wenigen Jahren haben sich aber die Erkenntnisse über die gesundheitsfördernden Eigenschaften durchgesetzt. Man hat sich nämlich z.B. einfach gefragt, woher die entzündungshemmende Wirkung von Zwiebeln oder die vor Herz-Kreislauf-Krankheiten schützende Wirkung von Knoblauch rührt. Der Wendepunkt war erreicht als amerikanische Studien erklärten, dass Menschen, die viel Gemüse und Obst essen, weniger oft an Krebs erkranken[58]. Heute weiß man, dass viele der therapeutischen und vorbeugenden Wirkmechanismen von Genusspflanzen und Kräutern gerade auf den gesundheitsfördernden Eigenschaften von sekundären Pflanzenstoffen beruhen[59].

Wundermittel Bewegung und Sport

Eigentlich wär's das doch: ein Wundermittel, das uns jung hält, geistig fit macht, die Libido anregt, Depressionen keine Chance lässt und Krankheiten nicht nur vorbeugen, sondern sogar heilen kann.

Well, we have it: Dieses Wundermittel heißt – Bewegung!

Kaum eine andere Betätigung hat so viele positive Effekte wie dieses Wunderding. Auf der Liste stehen:

- Abnehmen
- Positive Auswirkungen auf Herz-Kreislauf
- Stress abbauen
- Natur erleben
- Geselligkeit
- Einen trainierten Körper bekommen
- Das persönliche Wohlbefinden steigern
- Stärkung der geistigen Leistungsfähigkeit
- Erhalt der Unabhängigkeit im Alter
- Schmerzen und Beschwerden lindern (z.B. Rückenbeschwerden)
- Jung bleiben
- Steigerung der Libido
- Eine positivere Lebenseinstellung
- Soziale Wertschätzung

Mit wenig Aufwand und wenig Geld kann man sehr viel für die Figur und die Gesundheit tun. Insbesondere kann man den Fettstoffwechsel stark verbessern, was später beim Halten des Wunschgewichts von großem Vorteil ist. Auf der siebten Etappe gehe ich detaillierter darauf ein, worauf man dabei achten muss. Vor allem geht es dann auch um den größten Sportverhinderer: den inneren Schweinehund.

Fernsehen macht dick

Kinder tollen herum. Sie haben offensichtlich Spaß an der Bewegung. Und Kinder mit viel Auslauf sind schlank. Sobald Kinder aber die Konsole einer Playstation in die Hand bekommen oder das Fernsehen in die Kinderzimmer einzieht, ist große Gefahr für ihre Gesundheit im Verzug.

"Fernsehen macht dick, dumm und gewalttätig". Mit dieser Aussage erregte der Hirnforscher Professor Manfred Spitzer große Aufmerksamkeit. Mit wissenschaftlichen Studien belegt er, dass die Wahrscheinlichkeit dick zu werden mit jeder Stunde täglichen Fernsehkonsums um 20 Prozent steigt[60].

Auch wenn einige Kritiker dieser These widersprechen oder sie relativieren[61] ist im Kern unbestritten, dass Bewegung für Kinder deutlich besser ist als Fernsehen. Gemeinhin wird nur darauf verwiesen, dass der Energieverbrauch bei Bewegung deutlich höher ist als beim Fernsehen[62]. Spitzer fand weiter heraus, dass der Energieverbrauch beim Fernsehen niedriger ist, als wenn man nur auf dem Sofa sitzt, ohne fernzuschauen. Er hat errechnet, dass der Unterschied bei durchschnittlichem Fernsehkonsum täglich bis zu 250 Kalorien betragen kann[63]. Wer schon einmal Kinder (aber auch Erwachsene) beim TV-Konsum beobachtet hat, kennt das Bild: Mit gebanntem Blick auf die Mattscheibe werden Süßigkeiten, Chips oder Nüsse in sich reingestopft. Reflexartig. Mit bewusstem Genießen hat das nichts zu tun. Mit völlig unnötiger Kalorienzufuhr dagegen sehr viel. Lässt man dagegen dem natürlichen Bewegungsdrang von Kindern freien Lauf (im wahrsten Sinne des Wortes), fördert das die kindliche Entwicklung[64]. Manfred Spitzer geht sogar noch weiter und meint: Wer weniger fernsieht, wird sogar schlauer[65].

Angesichts der beunruhigend stark steigenden Zahl übergewichtiger Kinder erscheint es unerlässlich, den Aktivitätsgrad von Kindern und Jugendlichen wieder zu steigern[66]. Die positiven Wirkungen helfen nicht nur gegen unnötige Pfunde, sondern auch im Umgang mit schlechter Laune und Aggressionen. Zudem steigert regelmäßige Bewegung im Verein oder in Gruppen Sozialkompetenz, Toleranz und Kommunikationsfähigkeit[67]. Turnvater Jahn lässt grüßen.

Wie aber können wir das Verhalten von Kindern ändern? Nicht durch das Predigen von Verboten oder Geboten, sondern einzig durchs Vorleben von

Werten und damit konsistentem Handeln[68]. Tun wir das nicht, ist die Wahrscheinlichkeit groß – beachtliche 75 Prozent – dass aus einem dicken Kind ein dicker Erwachsener wird[69].

Zivilisationskrankheiten

Irgendwie ärgerlich. Wir haben die Dampfmaschine erfunden, das Automobil und sogar Raketen, die bis zum Mars fliegen können. In unseren Breiten muss kaum jemand mehr Hunger leiden und einst verheerende Krankheiten sind quasi ausgerottet. Und trotzdem leiden und sterben jedes Jahr Zigtausende Menschen an den Folgen von Krankheiten, die erst durch den Fortschritt unserer Zivilisation entstanden sind.

Übergewicht und Stress sind die wichtigsten und häufigsten Ursachen für die sogenannten Zivilisationskrankheiten. Bereits etwa jeder zehnte Deutsche ist an Diabetes Typ 2 erkrankt[70]. Früher hat man diese Ausprägung der Zuckerkrankheit noch Alterszucker genannt. Heute erkranken sogar Kinder daran. Die Folgen können sehr unangenehm sein. Wenn der Körper die Produktion von Insulin aufgegeben hat, muss dieses gespritzt werden. Neben dem erheblichen Verlust an Lebensqualität birgt die Krankheit die deutlich erhöhte Gefahr, einige schöne Lebensjahre nicht mehr zu erleben.

Das gleiche Schicksal droht bei Herz-Kreislauf-Erkrankungen, Schlaganfall oder Darmkrebs. Krankheiten, die auf den Hitlisten der Sterbestatistiker ganz oben stehen[71]. Selten ist ein einzelner Faktor Ursache für diese Erkrankungen. In der Regel kommen einige Dinge zusammen. Man spricht daher auch von multifaktoriellen Erkrankungen. Bewegungsmangel, erhöhter Zuckerkonsum, Über- und Fehlernährung sind die wichtigsten Faktoren. Alles Themen, die jeder selbst beeinflussen kann. Viele, die ihr Leben an die genannten Krankheiten verloren haben, haben sich auf dem Sofa sitzend zu Tode gefuttert.

Denn das Bewegungsverhalten der Menschen hat sich fundamental verändert. Wir sind Couch-Potatoes geworden. Während unsere Urahnen noch mühsam zu Fuß nach Nahrung suchen und unter großer Anstrengung jagen mussten, fahren wir heute mit dem Auto zum Supermarkt, parken in der Tiefgarage und nehmen lieber den Aufzug als die Treppe.

Die Möglichkeiten unserer Gesellschaft führen desweiteren oft zu einer Überforderung. Karrierestreben, Freizeitstress, Schönheitswahn – es gibt unzählige Faktoren, die uns unter Stress setzen. Stress gegen den der Körper durchaus Abwehrmechanismen hat, die aber den Organismus nachhaltig schädigen, wenn sie zu oft in Anspruch genommen werden. Der Dauerstress, den viele von uns aushalten müssen, schädigt daher über lange Zeit. Burnout und andere psychische Krankheiten zählen mittlerweile zu den häufigsten Gründen für Fehlzeiten im Job und haben die längsten Ausfallzeiten zur Folge[72]. Da fehlende Zeit für Bewegung und Essen häufig eine Folge des Stresses ist, ist dieser also auch indirekt für viele Zivilisationskrankheiten mitverantwortlich. Ohne sich um diesen Aspekt zu kümmern, machen alle Empfehlungen bezüglich eines gesunden Lebensstils keinen Sinn.

Wissen macht schlank und gesund

Stellen Sie sich Ihren Wunsch, schlank und gesund leben zu wollen, vor wie eine Reise durch ein unbekanntes Land. Natürlich nehmen Sie allerhand hilfreiche Orientierungshilfen mit: Landkarten, Reiseführer, ein Navigationssystem, Ihr Handy mit Internetanbindung, Restaurant- und Hotel- oder Campingverzeichnisse.

Ihre wichtigste Orientierungshilfe aber ist Ihr Wissen. Ihre Erfahrung sagt Ihnen, dass Sie auf Ihr Portemonnaie achten und düstere Stadtviertel meiden sollten. Sie haben gelernt, wo Sie sich vorsorglich impfen lassen müssen und in welchen Ländern Sie besser keinen ungewaschenen Salat essen. Und nicht zuletzt wissen Sie, welche Kleidung Sie einpacken müssen. Und wenn Sie es nicht auswendig parat haben, schlagen Sie es nach.

So ausgestattet kommen Sie auf Ihrer Reise an vielen Wegweisern und Werbetafeln vorbei. Ihre Hilfsmittel und Ihr Wissen helfen Ihnen bei der Beurteilung jedes einzelnen Hinweises. Manchem Hinweis folgen Sie, viele ignorieren Sie.

Erstaunlich ist, wie viele Menschen sich fehlleiten lassen, wenn es um die eigene Gesundheit geht. Das hat einen einfachen Grund: Sehr viele Menschen kennen einfachste Zusammenhänge nicht. Was passiert mit der Nahrung, die wir täglich zu uns nehmen? Was tut sich im Körper, wenn wir uns bewegen? Wie funktioniert der Fettstoffwechsel?

Jetzt wird's spannend: Das ist nicht der Anfang einer langen Liste an Fragen. Im Gegenteil. Wenn Sie diese drei Fragen beantworten können, haben Sie die notwendigen Orientierungshilfen, um selbstsicher die richtigen Entscheidungen treffen zu können. Antworten auf die erste Frage haben Sie auf dieser Etappe bekommen. Diejenigen auf die anderen Fragen bekommen Sie im siebten Abschnitt.

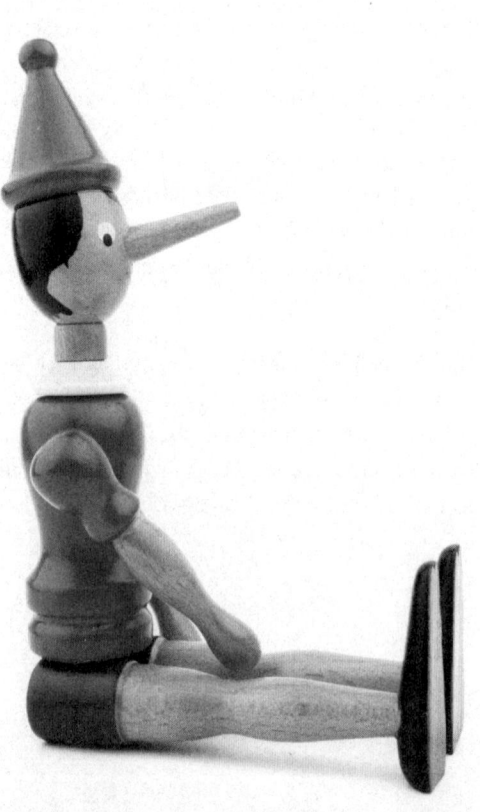

Vierte Etappe

Von Märchenerzählern, Verführern

und Scharlatanen

Auf meiner Reise durch den Dschungel der Abnehmtheorien bin ich natürlich unzähligen Diäten und ihren Vertretern begegnet. Mancher von ihnen mag noch als Märchenerzähler durchgehen. Andere sind einfach nur miese Verführer, die versuchen mit den Problemen und Sehnsüchten übergewichtiger Menschen schnelles Geld zu machen. Und dann gibt es noch die Scharlatane, die vorgeben, das Wissen mit Löffeln gegessen zu haben, sich aber nach kürzester Zeit selbst entlarven, weil sie groben Unfug erzählen.

Ärgerlich ist, dass es Otto Normalverbraucher in der Regel nicht beurteilen kann, wenn ein selbsternannter Experte mit ernster Miene und (pseudo-)wissenschaftlichen Begriffen Nonsens verbreitet. Auch das Zitieren von Studien ist alles andere als ein Beleg für die Richtigkeit einer These. Denn vielfach sind Studien von Interessensgruppen finanziert. Deren Ergebnis steht dann häufig vorher fest oder sie verschwinden in Schubladen, wenn sich das Gewünschte beim besten Willen nicht belegen lässt. Oder es werden die Ergebnisse einer Studie in Pressemitteilungen so verdreht wiedergegeben, dass die Überschrift in einer Zeitung quasi das Gegenteil aussagt von dem was nachgewiesen wurde. Denn wer macht sich schon die Mühe und beschafft sich und liest die Originalstudie?

All das gilt nicht nur für Theorien, sondern auch für Produkte und ihre vermeintlichen Eigenschaften. Um sie an den Mann und die Frau zu bringen, sind die Produktmanager mitunter gnadenlos im Erfinden von Wirkstoffen und Zusammenhängen und im Aufbieten von Menschen, die bereit sind Erfolge (gegen Geld) zu bezeugen.

Diäten und andere Märchen

Vieles von dem, was Diäten versprechen, ist Humbug. Der menschliche Körper funktioniert viel zu gut, als dass er sich mit plumpen Tricks überlisten ließe. Versprechen, die auf wundersamen Pflanzen oder Wirkstoffen beruhen, mögen faszinierend klingen. Abnehmen kann man mit ihnen nicht. Abnehmpillen sind genauso Quatsch.

Das Einzige, was funktioniert, um Fett abzubauen, ist eine negative Energiebilanz. Nur so kann man das clevere Energiespeichersystem des Körpers wieder auf ein akzeptables Niveau herunterfahren. Eine sehr sorgfältig durchgeführte und weltweit beachtete Studie der Harvard School of Public Health und anderer Forschungsinstitute unter der Leitung von Frank Sacks mit über 800 Teilnehmern hat diese These 2009 wieder bestätigt[73]. Wann man wie viele Kalorien zu sich nimmt, spielt keine Rolle. Dem alten Spruch, man solle morgens essen wie ein Kaiser, mittags wie ein König und abends wie ein Bettler, kann man gerne folgen, wenn man das mag. Auf das Gewicht hat das jedoch keinen Einfluss. Italiener und Spanier sind das beste Beispiel dafür. Sie essen traditionell gerne spät ordentliche Portionen, ohne dass sie deswegen seit Generationen dick wären. Entsprechend bringt "Dinner cancelling" nur etwas, wenn man dadurch die verzehrte Energiemenge reduziert. Aber jeden Tag aufs Abendessen verzichten? Kein Feierabendbier trinken? Oder genussvoll ein leckeres Weinchen schlürfen? Nicht mit Freunden zusammen kochen und essen? Auf Dauer macht das keinen Spaß.

Das Beispiel zeigt das Problem der meisten Diäten: Sie lassen sich nur mit großer Willensanstrengung und Disziplin durchhalten. Oder man bricht sie eben ab. Im Fachjargon spricht man von "Compliance". Es geht dabei darum, ob die Diätregeln oder -vorschriften dauerhaft eingehalten werden. Unzählige Diätversuche scheitern genau daran. Insbesondere dann, wenn es nach Anfangserfolgen schwieriger wird. Dann wird der Wunsch immer größer, die Regeln zu brechen. Nur einmal. Und vielleicht noch einmal. Bis die Dämme brechen und der Zeiger der Waage wieder nach oben wandert. Jojo. Je asketischeres Verhalten eine Diät von uns verlangt, desto schwieriger ist sie durchzuhalten.

Wenn vermeintliche Experten daraus schließen, alles sei erlaubt (und gesund), ist das purer Blödsinn. Auf gewisse Dinge zu verzichten, ist sehr, sehr ratsam. Zum Beispiel auf alles mit Zucker Gesüßte. Dabei darf man die Fähigkeiten des menschlichen Gehirns nicht unterschätzen. Wir werden noch sehen, wie wunderbar man sich dieses sensationelle menschliche Organ zunutze machen kann. Zum Beispiel kann man seine Essensgewohnheiten eben tatsächlich ändern. Man kann zu einem gesunden Lebensstil finden, bei dem man unterm Strich keinen Verzicht, sondern nur einen Gewinn empfindet. Das ist in etwa wie beim Einkaufen. Zwar gibt man Geld aus – man verzichtet also auf etwas – man bekommt aber etwas anderes Wertvolleres dafür. Sonst würde man es ja nicht kaufen.

Low-Fat oder besser Low-Carb? Bei dieser Frage streiten sich Ernährungswissenschaftler seit Jahren. Diverse Studien belegen mal das eine, mal das andere[74]. Die Harvard-Studie von Professor Sacks erklärt die unterschiedlichen Studienergebnisse damit, dass der Abnehmerfolg wesentlich von zwei Faktoren abhängt. Zum einen, wie oft Studienteilnehmer an Beratungsgesprächen teilnehmen und wie intensiv sie sich mit Ernährungsfragen auseinandersetzen. Zum anderen, mit welcher Begeisterung und Ausdauer eine Diät vermittelt wird. Unterm Strich ist die Zusammensetzung einer Diät also nur von nachrangiger Bedeutung. Relevant ist, mit welcher Nahrungszusammensetzung man sich persönlich wohler fühlt und "bei der Stange bleibt". Das individuelle Verhalten ist der Schlüssel zum Gewichtsverlust[75]. Sofern sichergestellt ist, dass die Ernährung so ausgewogen ist, dass der Körper alle notwendigen Nährstoffe erhält, sind weder Kohlenhydrate noch Fette dabei generell besser oder schlechter.

Bei den Kohlenhydraten ist es vielmehr so, dass es welche gibt, die den Hunger schneller wieder zurückkehren lassen. Dadurch isst man insgesamt mehr. Wer abnehmen möchte sollte von diesen Kohlenhydraten möglichst wenig zu sich nehmen. Verboten sind sie aber nicht. Die "schlechten" Kohlenhydrate, von denen hier die Rede ist, sind solche, die schnell vom Körper aufgenommen werden. Dazu gehören vor allem reiner Zucker und Weißmehlprodukte.

Vom Energiegehalt sind alle Fette gleich. Auch bezüglich der Verdauungsgeschwindigkeit gibt es keine relevanten Unterschiede. Ihre Wirkung im Organismus reicht aber von sehr gut bis sehr schlecht. Zu Letzteren gehören vor allem die Transfette. Wenn es hier "Finger weg!" heißt, dann hat das vor allem mit dem erhöhten Risiko für Herz-Kreislauf-Krankheiten zu tun.

Wenige Studien haben verschiedene Diäten über mehrere Jahre miteinander verglichen. Besonders beachtenswert ist die Studie von Iris Shai und Kollegen, die drei Diätformen über zwei Jahre miteinander verglichen haben: eine Low-Fat-Diät, eine Low-Carb-Diät und eine "mediterrane Diät"[76]. Mit allen dreien haben die jeweiligen Studienteilnehmer relativ schnell Gewicht verloren. Am meisten bei der Low-Carb-Diät. Allerdings haben die Probanden ihr niedriges Gewicht einzig bei der mediterranen Diät halten können. Bei den anderen beiden haben sie im Laufe der Zeit wieder zugenommen. Die Low-Carb und die mediterrane Diät waren am Ende beinahe gleich erfolgreich.

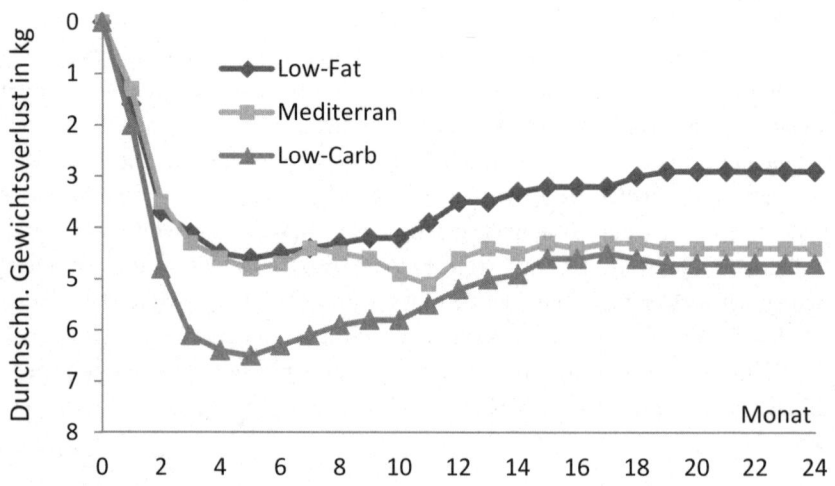

Abbildung 7: Gewichtsverluste verschiedener Diät-Gruppen über zwei Jahre

Aus medizinischer Sicht war der verbesserte Fettstoffwechsel bei diesen beiden Diäten der relevante Erfolg. Ein Effekt, der bei der Low-Fat-Diät kaum zu verzeichnen war. Beim in Schwung gekommenen Fettstoffwechsel steigt die Energiegewinnung aus freien Fettsäuren, was für den Abbau der Fettreserven essenziell ist[77]. Bezüglich der Blutfettwerte war die Low-Carb-Diät am günstigsten. Bei ihr stieg der durchschnittliche HDL-Cholesterinwert um 20 Prozent an, während die Triglyceride um 14 Prozent zurückgingen. Für Diabetiker war die mediterrane Kost die beste Wahl, weil sie den Nüchtern-blutzuckerspiegel senkte[78].

Die Ergebnisse belegen somit etliche Schlüsse und Thesen, zu denen diverse andere Studien und Meinungsführer in den letzten Jahren gekommen sind: Die althergebrachte Meinung, dass Fettverzicht die beste und gesündeste Ernährungsoption sei, ist überholt. Denn sowohl der Gewichtsverlust als auch die Blutfettwerte sind bei dieser Diät schlechter als bei den anderen beiden. Anhand der Shai-Studie zeigt sich, wie schwer sich die Deutsche Gesellschaft für Ernährung, DGE, mit einem sich wandelnden Verständnis richtiger Ernährung tut. Professor Hans Hauner, der an diversen Veröffentlichungen der DGE maßgeblich beteiligt war, kommentiert die Shai-Studie folgendermaßen: "Interessant sind in diesem Kontext jüngere Studienergebnisse, die für kohlenhydratarme Kostformen und die mediterrane Ernährungsweise eine ähnlich gute Beeinflussung des Körpergewichts und der begleitenden Risikofaktoren beschreiben wie bei der klassischen fettreduzierten Kost, wie sie auch von der DGE vertreten wird. Exemplarisch sei auf die 2-Jahres-Studie von Shai et al. verwiesen, in der die beiden erstgenannten Konzepte der fettreduzierten Kost sogar leicht überlegen waren."[79] Anhand der Ergebnisse ist "ähnlich gut" für die DGE-Empfehlung zwar sehr schmeichelhaft (vgl. Abbildung 7), aber immerhin: es bewegt sich etwas. Vielleicht hat dazu auch die europäische Diogenes-Studie beigetragen[80]. Auch sie hat hervorgebracht, dass sich ein erreichtes Gewicht besser halten lässt, wenn der Proteinanteil in der Nahrung erhöht wird. Ein Ergebnis, das nicht zur bisherigen Haltung der DGE passt[81]. Die Ergebnisse der Studien von Shai und von Sacks (Harvard Studie) sowie die Diogenes-Studie decken sich zwar nicht genau, in der Tendenz liegen sie allerdings nahe beieinander. Betrachtet man diese und diverse andere Studien detaillierter, kommt man zu dem Schluss, dass sich eine Erhöhung des Proteinanteils positiv auswirkt. Ob das an der besseren Sättigung von Eiweiß liegt oder dem etwas höheren Energieverbrauch bei der Verdauung von Protein (Thermogenese) oder einfach daran, dass sich eine Eiweiß-betonte Diät leichter durchhalten lässt, ist letztlich irrelevant.

Zurück also zum Thema "Die Diät durchhalten". Damit das gelingt, ist es wichtig, dass einem nicht vorzeitig die Lust ausgeht. Entscheidend dabei ist, dass man sich realistische Ziele steckt. Wer sich unter Druck setzt, in einem Monat zehn Kilo abnehmen zu müssen, gibt wahrscheinlich schnell auf, wenn er merkt, dass das Ziel nicht erreichbar ist. Realistisch sind zwei bis vier Kilo im Monat. Große Menschen mit hohem Ausgangsgewicht schaffen noch das eine oder andere Pfund mehr. Am Anfang ist es meist einfacher als nach ein paar Monaten. Zwei Kilo pro Monat sind phänomenale 24 Kilo in einem Jahr. Pro Woche allerdings nur etwa ein halbes Kilo. Wir haben bei der Beschreibung der

Energiebilanz schon kurz gerechnet, was das bedeutet. 500 Gramm Körpergewicht entsprechen 3500 kcal. Um so viel abzunehmen, muss man täglich 500 kcal mehr verbrauchen als man mit Essen und Trinken aufnimmt. Im Schnitt. Da kann auch mal ein Tag dabei sein, an dem man sogar mehr futtert, wenn man das an den anderen Tagen wieder ausgleicht. Wer es gemütlicher angehen lassen will, kann sich mit einem Energieminus von 250 kcal täglich zufriedengeben. Das konsequent durchgehalten führt auch zu einem Fettverlust von 12 Kilo in einem Jahr. Allein 100 eingesparte Kalorien pro Tag machen nach einem Jahr fünf Kilo Gewichtsverlust aus.

So funktioniert abnehmen. Nur so!

8 kg in 2 Wochen

Es kommt nicht so oft vor, dass ich in einer Frauenzeitschrift blättere. Aber wenn ich eine in die Finger kriege, ergreife ich die Gelegenheit beim Schopf und lasse mich gerne entführen. Mitunter geht die Reise in eine Welt der Wunder und Märchen. So auch dieses Mal. Acht Kilo abnehmen in nur zwei Wochen. Wow, wer will das nicht. Ich bin gefesselt und will verstehen, wie das geht.

Natalie, die etwa 70 Kilo auf die Waage bringt, testet die Diät. Zwei Mal täglich steht ein Workout von je 45 Minuten auf ihrem Programm. O.k., sehr ambitioniert, wenn man nicht schon gut trainiert ist. Der Speiseplan macht wenig Lust auf das Programm. Denn nach der hohen Kunst des Genießens hört sich der nicht an. Natalie scheint das ähnlich zu sehen. Die Note für den empfohlenen Hühnchensalat: drei minus.

Der Artikel zieht sich in die Länge und meine Gedanken wandern ab. Zunächst einmal billige ich dem Personal-Coach, der seine tolle Diät präsentiert, zu, dass Natalie zwei Kilo allein durch Wasserverlust verliert. Ein Kilogramm Körperfett speichert 7.000 Kilokalorien. Sechs Kilogramm Fett sind dann 42.000 kcal. Mal angenommen man spart sich mit diesem mit kulinarischen Highlights gespickten Speiseplan 1.000 kcal pro Tag ein. Dann bleiben 28.000 kcal, die sich innerhalb von 14 Tagen in Nichts auflösen sollen. Das macht 2.000 kcal pro Tag. Wenn man weiß, dass eine 70 kg schwere, nicht besonders trainierte Frau durch sportliche Aktivität kaum mehr als 600 kcal pro Stunde verbrennen kann, muss sie sich nach Adam Riese drei Stunden und zwanzig Minuten am Tag quälen. Natalie macht aber nur zweimal 45 Minuten Workout täglich. Ah! Ich verstehe! Noch nie war ich einem Wunder so nahe wie heute.

Doch dann dämmert mir: Hier wird mir etwas vorgegaukelt. Denn würde Natalie sogar drei Stunden Sport treiben, würde sie das mit 1.000 kcal Energiezufuhr am Tag sicher nicht zwei Wochen lang durchhalten. Abgesehen davon, dass ihre Muskeln, Sehnen und Gelenke wahrscheinlich nach wenigen Tagen ihren Dienst quittieren würden. Das funktioniert nur, wenn jemand richtig gut trainiert ist. Nur dann würde es Natalie auch schaffen, 600 kcal pro Stunde Sport zu verbraten. Allerdings hätte sie dann nicht so viel Wasser eingelagert, dass sie mal eben zwei Kilo zusätzlich verlieren könnte.

Ich lege die Zeitschrift aus der Hand und bin amüsiert und enttäuscht zugleich. Amüsiert bin ich über die Fantasie des Personal-Trainers und der Redakteure. Enttäuscht bin ich darüber, dass immer noch viele Menschen auf unrealistische Versprechen hereinfallen.

Wer Fett und nicht nur eingelagertes Wasser abnehmen will, braucht dafür deutlich länger als zwei Wochen. Er oder sie muss den eigenen Lebensstil dazu ändern. Dazu gehört eine Umstellung der Essgewohnheiten genauso wie Bewegung. Damit man sich darauf einlassen mag, muss so ein Lebensstil Spaß machen. Aber genau darum geht es ja in diesem Buch.

Warum FdH nicht funktioniert

"Friss die Hälfte" wird von vielen immer noch als ein probates Mittel gesehen, abzunehmen. Nur nachhaltigen Erfolg kann es keinen haben.

Weil unser Magen erst dann "satt" meldet, wenn seine Magenwand gedehnt wird, kann dieser Effekt nicht auftreten, wenn man ihn nur halb füllt. Das Ergebnis: ein permanentes Hungergefühl, gegen das man ankämpfen muss.

Das jahrmillionenalte Stoffwechselprogramm merkt schnell, dass offenbar eine Notsituation vorherrscht und stellt auf ein Notprogramm um. Der Organismus holt sich dann zur Energiegewinnung die in den Muskeln und der Leber gespeicherte Glucose. Weil diese wasserlöslich ist und Muskeln zu etwa 70 Prozent aus Wasser bestehen, kann der Körper Wasser ausscheiden. Das reduziert das Gewicht. Aber eben nicht das Körperfett.

Wenn durch FdH die Zufuhr an Eiweiß reduziert wird, holt sich der Körper ebenfalls in den Muskeln gespeicherte Proteine. Da Eiweiß sehr wichtig für das Immunsystem ist, wird dieses dadurch unnötig geschwächt.

Auf der Waage stellt man einen Erfolg fest. Nur dummerweise sind das Kilos, die man nicht verlieren will. Denn die Muskelmasse will man mit FdH ja eigentlich nicht reduzieren. Zum einen, weil man die später nur wieder aufbauen muss. Zum anderen, weil der Grundumsatz sinkt, man also weniger Kalorien täglich verbraucht.

Bei FdH läuft man zudem Gefahr, zu wenig essenzielle Nährstoffe zu sich zu nehmen. Das schwächt verschiedene Körperfunktionen. Eine Notsituation, die man seinem Körper nicht antun sollte.

Irgendwann kommt dann der Punkt, an dem man diese "Diät" nicht länger durchhält oder die Waage das angestrebte Gewicht anzeigt. Dann isst man wieder mehr und der Körper freut sich: Die Hungersnot ist offensichtlich vorbei. Na, dann mal ganz schnell Vorräte anlegen, denkt er sich, damit man auf die nächste Hungersnot vorbereitet ist. Der Jojo-Effekt lässt grüßen.

Ungesunde Werbung

Haben Sie sich eigentlich schon einmal gefragt, wie gesund Sie sich ernähren würden, wenn Sie nur das essen würden, wofür im Fernsehen Werbung gemacht wird? Amerikanische Forscher haben es getan und sehr Erschreckendes herausgefunden.

Sie haben einen Monat lang ferngeschaut und dann eine durchschnittliche Tagesverpflegung mit 2000 kcal aus den angepriesenen Lebensmitteln zusammengestellt. Sie enthielt das 25-fache der empfohlenen Tagesdosis Zucker und das 21-fache der empfohlenen Fettmenge. Was die Verpflegung auf der ungesunden Seite zu viel hatte, fehlte bei den gesunden Nahrungsbestandteilen. Der fiktive Speiseplan lieferte nur 40 Prozent des empfohlenen Gemüseanteils und gar nur 27 Prozent der empfohlenen Obstmenge. Ein deutlicher Mangel herrschte auch in Bezug auf Ballaststoffe, viele Vitamine sowie etliche Mineralstoffe und Spurenelemente[82]. Dass Fernsehwerbung die Ernährungsgewohnheiten prägt, glaubt man gerne, wenn man weiß, dass ein amerikanischer Durchschnittsverbraucher mit fünfundsechzig etwa zwei Millionen Werbespots über sich hat ergehen lassen. Der größte Teil davon für Nahrungsmittel und Getränke[83].

Das Übel beginnt schon bei den Jüngsten: Amerikanische Kinder, die viel Fernsehen, sehen mehr Werbespots von Fastfood-Restaurants, gehen häufiger dort essen und sind häufiger übergewichtig[84]. Wie gut die Markenexperten von McDonalds ihr Geschäft verstehen, zeigt eine andere kalifornische Studie. In ihr wurden drei- bis fünfjährigen Kindern fünf Produkte gezeigt – je einmal mit McDonalds-Verpackung und einmal in neutraler Verpackung. Das Ergebnis: Je mehr Fernsehgeräte es in den Familien gab und je häufiger die Eltern mit ihren Kindern zu McDonalds gingen, desto deutlicher fiel die Präferenz für die McDonalds-Produkte aus. Erstaunlicherweise fanden die Kinder sogar Karotten schmackhafter, wenn auf ihrer Verpackung das geschwungene "M" prangte – obwohl es bei McDonalds gar keine Karotten gibt[85]. Dass es um die Werbung im deutschen Fernsehen nicht viel besser gestellt ist, kann jeder tagtäglich beobachten. Vor dem Hintergrund sind die Forderungen sehr sinnvoll, Werbung für Speisen und Getränke mit hoher Kalorienzahl und niedrigem Nährwert, die sich an Kinder richtet, zu verbieten[86]. In drei Ländern gibt es schon ein solches Verbot: In Schweden, Großbritannien und Südkorea [87].

Eine deutsche Studie belegt, dass Werbung Jugendliche zum Trinken von Alkohol verführt. Und zwar nach der einfachen Formel: Je höher der Werbedruck, desto größer der Alkoholkonsum[88]. Wie dramatisch die Konsequenzen daraus sein können, belegen immer wieder auftretende Todesfälle als Folge des Komasaufens. Jugendliche kommen allerdings nicht nur über die Werbung zu übermäßigem Alkoholkonsum. Genießen Schauspieler in Spielfilmen alkoholische Getränke, greifen auch jugendliche Zuschauer stärker zu Alkohol, wie eine holländische Studie nachgewiesen hat[89].

Wo die Lebensmittelindustrie von ihren Werbemilliarden so wunderbar profitiert, will die Pharmaindustrie natürlich nicht hintanstehen. Die Werbebudgets der US-Amerikanischen Pharmaindustrie haben sich beispielsweise zwischen 1996 und 2005 auf 30 Milliarden US-Dollar verdreifacht[90]. Ihre Kommunikation richtet sich dabei nicht nur an Patienten, sondern auch an Ärzte und Forscher. Geschenke und Bildungsveranstaltungen für Ärzte gehören zum Standard-Repertoire. Da kann es schon mal passieren, dass die eigenen Produkte bevorzugt geschult werden[91]. Auch im Praxisalltag gibt es häufige Kontakte zu Ärzten. 77 Prozent der Weißkittel werden mindestens einmal pro Woche von Pharmavertretern besucht. 19 Prozent sogar täglich[92]. Pharmafirmen bewiesen schon immer viel Kreativität, wenn es um den Wahrheitsgehalt und die wissenschaftliche Nachvollziehbarkeit von Aussagen in der Werbung geht[93]. Anhand zahlreicher Beispiele wurde mittlerweile belegt, dass es zwischen den Studien-Ergebnissen und ihrer Beschreibung in der Werbung oft erhebliche Diskrepanzen gibt.

In der Schweiz wurden beispielsweise 577 Anzeigen für Medikamente gegen Schmerzen, Magen-Darm-Erkrankungen und psychische Erkrankungen untersucht. Das Ergebnis war vernichtend. Bei mehr als der Hälfte der Anzeigen, bei denen auf nachvollziehbare Studien hingewiesen wurde, stimmte die Werbeaussage mit den Inhalten der erwähnten Studien gar nicht überein. 21 Prozent der werblichen Sachbehauptungen waren eindeutig falsch. Bei 32 Prozent führte der Vergleich von Werbeaussage und angegebener Literatur zu einigen Zweifeln an der Richtigkeit des Anzeigenversprechens. In ihrer Zusammenfassung warnen die Verfasser der Studie Ärzte gar davor, Versprechen in Arzneianzeigen zu vertrauen, auch wenn sie sich auf wissenschaftliche Studien beziehen[94]. In einer ähnlichen Studie bezüglich Psychopharmaka wurden 69 Anzeigen untersucht. Hier erwiesen sich ebenfalls mehr als 50 Prozent der Behauptungen als falsch oder nicht nachvollziehbar[95].

Besonders dreist ging jahrelang die Firma Wyeth vor. Sie beauftragte eine PR-Agentur, die für teures Geld in – auch renommierten – Fachzeitschriften wissenschaftliche Artikel platzierte, die gezielte Werbebotschaften enthielten[96]. Alles andere als zimperlich agierte GlaxoSmithKline bei der Vermarktung ihres Diabetes-Blockbusters Avandia. Jahresumsatz: drei Milliarden US-Dollar. Ein im Januar 2010 erschienener Bericht[97] gibt erschreckende Einblicke wie zur Manipulation der öffentlichen Wahrnehmung systematisch legale, illegale und unseriöse Mittel angewendet wurden[98]. Auf Anordnung des Bundesinstituts für Arzneimittel und Medizinprodukte (BfArM) darf Avandia seit dem 1. November 2010 nicht mehr vertrieben werden[99]. Von altruistischen Leitmotiven ist in der Pharmabranche also nichts mehr zu spüren. Das Streben nach Profit ist die einzige Motivation der Konzerne[100]. Der Patient, der Mensch, ist nur das Objekt des Marktes, das die Gewinne ermöglicht.

Was meinen Sie nun, wofür gibt die Pharmaindustrie mehr Geld aus? Für die Forschung oder fürs Marketing? Der Wirtschaftsverband der forschenden Pharma-Unternehmen in Deutschland vfa verkündet zwar stolz, dass Forschung die beste Medizin sei[101]. Bei den US-Pharmafirmen sitzen allerdings die Marketingchefs auf den deutlich größeren Budgets als die Forschungsleiter. Während 2004 ins Marketing 57,4 Milliarden US-Dollar flossen, investierten sie in die Forschung und Entwicklung nur gut die Hälfte, nämlich 31,5 Milliarden[102].

Unabhängige Organisationen und staatliche Stellen haben es sehr schwer, sich gegen diese Kommunikationsmacht zu stemmen, da sie nur einen Bruchteil der finanziellen Mittel der Nahrungsmittel- und Pharmahersteller zur Verfügung haben. Den Marketing-Milliarden der Lebensmittelindustrie stellt der Food-Philosoph Michael Pollan deshalb einen ganz einfachen Tipp gegenüber: Kauf keine Lebensmittel, die mit Gesundheitsslogans werben![103]

Lebensmittelkennzeichnung

Jetzt stehen wir also im Supermarkt. Unser Unterbewusstsein hat die Werbebotschaften vom gestrigen Fernsehabend abrufbereit gespeichert. Und wir wollen trotzdem gesundheitsbewusst einkaufen.

Die Lebensmittelampel auf den Verpackungen suchen wir vergebens. Auf Druck der großen Hersteller und des Lebensmittelverbandes wurde der von Foodwatch[104] stark unterstützte Vorschlag im Sommer 2010 abgelehnt[105]. Dafür wurde immerhin die alte Nährwert-Kennzeichnung von Lebensmitteln beibehalten. Und da wir ja nicht jammern, sondern selbstbewusst und munter im Leben vorankommen wollen, tun wir etwas, was nur etwa jeder fünfte deutsche Käufer tut: Wir schauen uns die Nährwerttabellen auf den Lebensmitteln an[106].

In den meisten Fällen finden wir die Nährwertangaben auf den Verpackungen[107]. Auf der Vorderseite die "Wegweiser" mit den Prozentangaben mit Bezug auf die GDA-Werte, die "Guideline Daily Amounts". Auf der Rückseite die etwas ausführlicheren Nährwerttabellen[108]. Nun muss sich erweisen, ob wir zu den fünfzig Prozent der Verbraucher gehören, die die Angaben auf der Verpackung auch verstehen. Oder zu den 29 Prozent, die einschätzen können, ob ein Produkt für Kinder geeignet ist. Oder gar zu den gerade mal 25 Prozent, die erkennen können, ob ein Produkt gesund ist oder nicht[109].

Die GDA-Werte, die Richtwerte für die Tageszufuhr, stammen von der Confédération des industries agro-alimentaires de l'UE (CIAA). Wir erfahren auf einen Blick, welchen Anteil unseres Tagesbedarfs an Kalorien wir mit einer Portion eines Produktes abdecken. Für Frauen wird mit 2.000 kcal, für Männer mit 2.500 kcal gerechnet[110]. Richtig, vor der CIAA sind wir alle gleich. Unsere Größe und unser Aktivitätslevel spielen keine Rolle. Da müssen wir schon selbst hochrechnen, was für uns individuell gilt. Aufpassen müssen wir auch, welche Portionsgrößen angegeben sind. Eine Portion kann zum Beispiel 15 Gramm Nuss-Nougat-Creme sein, oder 25 Gramm Schokolade oder drei Kekse. Vielleicht aber auch nur einer. Gefährlich werden kann es, wenn eine Portion Schüttelshake schon 310 kcal hat, wir aber gern die ganze Packung trinken. Dann hätten wir 1240 kcal geschluckt. Oha! Da sind genaues Hinschauen und Rechenkünste gefragt. Aber das schult ja unsere Aufmerksamkeit. Kritik gibt es an den gewählten Grenzwerten. Da werden mal Maximalwerte (z.B. für die

Gesamtfettzufuhr), mal Minimalwerte (z.B. für Kohlenhydrate) angegeben, ohne diese jedoch als solche zu kennzeichnen. Beim Zuckerwert addiert die CIAA die Zuckermengen der durchschnittlich empfohlenen Tagesportionen für Obst, Gemüse und Milchprodukte sowie zehn Prozent der Nahrungsenergie an zugesetztem Zucker und kommt so auf 90 Gramm für Frauen und 110 Gramm für Männer[111]. Die Deutsche Gesellschaft für Ernährung, DGE, kritisiert diese unübliche Zuckermengen-Berechnung heftig, weil sie die nachvollziehbare Gefahr sieht, dass die Prozentwerte relativ niedrig erscheinen und die natürlichen Lieferanten durch zugesetzten Zucker verdrängt werden. Sie hält im Übrigen die genannten Kalorienwerte für Frauen und Männer für zu hoch und nennt selbst – vor allem für ältere Menschen – niedrigere Werte[112].

Noch viel umstrittener ist die Frage, welche Mengen der Makronährstoffe (Kohlenhydrate, Eiweiß, Fett) wir zu uns nehmen sollen. Hierin unterscheiden sich verschiedene Diäten fundamental. Erst mit dem entsprechenden Wissen ist es letztlich möglich, zu beurteilen, wie gesund ein Lebensmittel ist. Hat man dieses Wissen jedoch, liefern die Nährwerttabellen wertvolle Informationen. Sogar sinnvollere als die abgelehnte Lebensmittelampel[113].

Der größte Nachteil der Lebensmittelampel wäre gewesen, dass sie sehr stark vereinfacht. Die Ampel hätte mit den Farben rot, gelb und grün auf jedem Nahrungsmittel die Dosierung von Fett, Zucker und Salz anzeigen sollen. Die simple Reduktion auf Farben wäre in vielen Fällen zwar sinnvoll gewesen – zuckerreiche, fettige Süßigkeiten hätten zwei rote Punkte bekommen. In einigen Fällen wären grundsätzlich gesunde Lebensmittel jedoch schlechter beurteilt worden als ungesunde. Apfelsaft hätte beim Zucker ebenfalls einen roten Punkt, während eine Cola Zero einen grünen bekommen hätte. Die rote Farbe wird obendrein von einer Mehrheit der Konsumenten falsch interpretiert, nämlich, dass man das Produkt gar nicht essen sollte[114]. Die bessere Lösung als farbige Punkte auf Nahrungsmittelpackungen sind kompetentere Konsumenten. Denn wer über das notwendige Wissen verfügt, wird in allen Bereichen der Ernährung selbstbewusst die für ihn richtigen Entscheidungen treffen können[115]. Mehr Wissen scheint notwendig, denn nur neun Prozent der Verbraucher vertrauen den Informationen der Lebensmittelhersteller[116].

Unterm Strich brauchen wir eine einfachere Methode, um beurteilen zu können, was wir guten Gewissens essen dürfen und was nicht. Mit dem Begriff der Energiedichte haben wir schon ein einfaches Hilfsmittel kennengelernt, das uns im Supermarkt, im Fastfood-Restaurant und beim Kochen die Beurteilung unserer Lebensmittel ziemlich leicht macht.

Studien – mal echt, mal manipuliert

Wenn es um viel geht, sind manche in der Wahl der Mittel nicht zimperlich. Im Gesundheitswesen und im Geschäft mit dem Übergewicht geht es um sehr viel Geld. Also ist es nicht überraschend, dass viele Studien manipuliert werden.

Von der harmlosen Sorte ist eine Studie mit der Überschrift "Bier ist nicht schuld am Bierbauch". Die Botschaft: Bier macht nicht dick. In der dazugehörigen Pressemitteilung wird sogar dem Duden vorgeworfen, falsch zu liegen, wenn er behauptet: "Bierbauch, umgangssprachlich für dicker Bauch". Zu diesem Ergebnis sind – vielleicht nach heftigem Bierkonsum – Wissenschaftler des Londoner University College gekommen[117]. Zur Bekräftigung der Ergebnisse wird ein österreichischer Professor zitiert. Und dann kommt's: Quelle dieser Informationen ist die "Gesellschaft für Öffentlichkeitsarbeit der Deutschen Brauwirtschaft e.V.". Die Fakten der Studie sind sogar (bis auf ein paar Übertreibungen) weitgehend korrekt. Es werden dort verschiedene kalorienhaltige Lebensmittel miteinander verglichen. Der Schluss lautet eigentlich, dass man auch mit Rotwein oder Milch zu viele Kalorien aufnehmen kann, die sich dann auf die Hüfte schlagen. Dass allerdings viele Männer wesentlich mehr Bier als Milch konsumieren, wird nicht in Betracht gezogen. Am Ende der Mitteilung wird noch die beliebte These "vier Bier sind eine Mahlzeit" untermauert, wenn die Kalorienmenge von einem Glas Bier mit der einer Scheibe Vollkornbrot mit Butter und Wurst verglichen wird. Das ist natürlich Nonsens, weil Bier kaum sättigt. Man könnte ja über solche Mitteilungen schmunzeln, wenn sie nicht völlig unkritisch auf Gesundheitsportalen im Internet wiedergegeben würden[118].

Deutlich schwerwiegender als falsche, irreführende Interpretationen sind manipulierte Daten. Diese Praxis ist bei Studien leider häufig anzutreffen. Die wissenschaftliche Vorgehensweise sieht vor, dass man eine These aufstellt, um diese dann mittels nachvollziehbarer Tests zu verifizieren oder zu falsifizieren. Wenn die Ergebnisse der Tests nicht zu der These passen, ist die Verlockung natürlich groß, die Ergebnisse zu ignorieren und solange zu testen, bis die Resultate halbwegs passen. Wenn auch das nicht gelingt, muss an die Testreihen eben gegebenenfalls Hand angelegt werden. Erscheint die Manipulation zu riskant und eine These oder eine Medikamentenwirksamkeit lässt sich auf Teufel komm raus nicht bestätigen, wird nicht etwa eine Studie mit dieser Erkenntnis veröffentlicht. Vielmehr verschwindet die Untersuchung in irgendeiner Schublade. Wir erfahren also nur, was im Sinne der Forscher oder deren Auftraggeber ist.

So ein Wissenschaftler hat es auch nicht leicht. Selbst wenn er den hehren Vorsatz hat, allein der Forschung verpflichtet zu sein, sieht die Realität häufig anders aus. Jede Uni, jede Forschungseinrichtung steht im Wettbewerb zu anderen. Ein Professor wird an der Zahl seiner Veröffentlichungen in Fachmagazinen gemessen. Sein Lehrstuhl kämpft mit anderen um Fördergelder. Kann er zu wenig Forschungsergebnisse vorweisen, werden ihm Mittel gestrichen. Sein Labor kann sich dann weniger gute Mitarbeiter leisten. Die Gefahr eines Teufelskreises droht. Drittmittel – zum Beispiel Gelder aus der Wirtschaft für Auftragsforschung – sind dann oft der einzige Ausweg. Die Auftraggeber vergeben solche Projekte selten aus altruistischer Lebenseinstellung, sondern haben handfeste Erwartungen. So kann es für einen Forscher verlockend sein, Versuche so anzulegen, dass das gewünschte Ergebnis herauskommt. Wenn nötig wird eben etwas nachgeholfen.

Daniele Fanelli von der University of Edinburgh hat untersucht, wie häufig Studien gefälscht oder manipuliert werden. In einer von ihm durchgeführten Umfrage räumten 34 Prozent der Wissenschaftler ein, fragwürdige Tricks angewandt zu haben. Beispielsweise haben sie Informationen verschwiegen oder Daten beziehungsweise Beobachtungen ausgeklammert, von denen sie das Gefühl hatten, dass sie nicht richtig sein können. Da es schwerer fallen dürfte, eigenes Fehlverhalten zuzugeben, ist interessant, wie die Wissenschaftler ihre Kollegen eingeschätzt haben. 14 Prozent gaben an, dass sie einen Kollegen kennen, der Daten fabriziert, verändert oder gefälscht hat. Bei den fragwürdigen Schummeleien sagen dies sogar 72 Prozent der Forscher. Fanelli zufolge wird in medizinischen Forschungsbereichen am meisten geschummelt[119]. Der bekannte amerikanische Anästhesist Scott S. Reuben hat Ergebnisse komplett frei erfunden. Und das nicht einmalig, sondern 21 seiner 72 Studien waren ersponnen und erlogen[120]. Zuletzt arbeitete er an Studien für den Pharmakonzern Pfizer[121].

Weil sich solche Auffälligkeiten in den letzten Jahren gehäuft haben, hat die Arzneimittelkommission der Deutschen Ärzteschaft[122] die "Einflüsse der Auftraggeber auf die wissenschaftlichen Ergebnisse von Arzneimittelstudien" untersucht. Die Projektleiterin Gisela Schott kommt zu dem Schluss, dass die Pharmaindustrie direkt Einfluss auf Studienprotokolle nimmt[123]. Die Ärztin erläutert: "Da gibt es zum Beispiel Verträge zwischen Ärzten an der Klinik und der Pharmafirma, wonach Ergebnisse erst dann veröffentlicht werden dürfen, wenn sie das Unternehmen gesehen und abgesegnet hat". Falls die Ergebnisse nicht im Sinne des Auftraggebers sind, werden sie einfach zurückgehalten[124]. In die Schlagzeilen haben es der Lipidsenker Lipobay und das Schmerzmittel Vioxx geschafft: Die Hersteller Bayer und Merck mussten beide Medikamente wegen lebensgefährlicher Nebenwirkungen vom Markt nehmen[125].

Auffällig werden manipulierte Studien, wenn sich die Interpretationen über die Wirksamkeit zweier Produkte widersprechen. Was würden Sie sagen, wenn das Ergebnis eines Fußballspiels vom einen Verein mit 5:0 und vom anderen Verein mit 3:1 gemeldet würde, und zwar jeweils für die eigene Mannschaft? Genau das ist herausgekommen als Studien untersucht wurden, die die Wirksamkeit der Substanzen Olanzapin (der Firma Lilly) und Risperidon (Firma Janssen) verglichen. Lilly konnte fünf Studien vorweisen, die ihr Produkt vorne sahen (5:0 für Olanzapin). Bei Janssen gewann deren Produkt mit 3:1[126]. Der Arzt Professor David Klemperer klagt solche Methoden scharf an, weil so eine vertrauensvolle Beratung und Behandlung von Patienten nicht möglich sei[127]. Zwar wird Ärzten und der Öffentlichkeit gerne suggeriert, Studien dienten der Schaffung einer neutralen Entscheidungsgrundlage für Ärzte. In Wirklichkeit ist das Ziel vieler Auftragsstudien jedoch einzig die Vermarktung neuer Medikamente[128]. Von solchen Praktiken kann jeder von uns jederzeit betroffen sein. Junge Eltern wurden zum Beispiel von den Ergebnissen einer Still-Studie verunsichert, nach der gestillte Kinder öfter Asthma haben als nicht gestillte Kinder[129]. Obwohl die Studie schwerwiegende Mängel hatte, ist es nicht einfach, die geschürten Ängste aus den Köpfen stillender Mütter zu bekommen[130].

Die Möglichkeiten Studien zu manipulieren sind mannigfaltig. Mit sogenannten Metastudien ist es besonders einfach. Bei Metastudien wird eine Vielzahl von Studien zu einem Thema betrachtet und versucht, Gemeinsamkeiten herauszufinden. Forschungsarbeiten mit unliebsamen Ergebnissen werden bei der Selektion gern ignoriert, um die zu gewünschte These belegen zu können[131]. Eine andere – auch kostengünstige – Manipulationsoption ist, die Zahl der Teilnehmer gering zu halten. Statistisch signifikante Aussagen lassen sich dann mit mathematisch korrekten Ansprüchen nicht treffen. Zwei Hamburger Professoren haben Vorträge eines Kongresses ausgewertet und kamen zu dem Schluss, dass nur in 20 Prozent der Fälle die statistischen Anforderungen erfüllt waren[132].

Bei so vielen zweifelhaften Studien scheint es dringend geboten, ein Regulatorium einzurichten, das der Ärzteschaft und der Öffentlichkeit das verlorene

Vertrauen zurückgeben kann. Eine einfache Möglichkeit ist, eine zentrale Datenbank einzurichten, bei der vorab sämtliche Studien angemeldet werden müssen. Ansonsten dürfen ihre Ergebnisse nicht veröffentlicht werden. Und nach Abschluss müssen die Ergebnisse – unabhängig davon ob erwünscht oder nicht – gemeldet werden. In den USA gilt seit September 2008 der FDA Amendments Act, eine gesetzliche Verpflichtung zur Publikation von Studienergebnissen[133].

Bis in Deutschland so ein Gesetz eingeführt wird, muss man hoffen, dass das – offiziell unabhängige – Institut für Qualität und Wirtschaftlichkeit im Gesundheitswesen (IQWIG) seiner Aufgabe nachkommt und manipulierte oder unveröffentlichte Studien publik macht. Wie groß der Einfluss der Pharmafirmen auf das IQWIG jedoch ist, zeigte sich im Januar 2010 als der Vertrag dessen Leiters Peter Sawicki nach fünf Jahren nicht verlängert wurde. Er war den Lobbyisten offensichtlich zu kritisch geworden[134].

Fast Food

Wieso ist Fast Food eigentlich so schlecht?

Betrachten wir doch einfach einmal ein typisches Burger-Menü durch unsere Energiedichte-Brille. McDonalds macht uns das mittlerweile vorbildlich einfach. An der Wand hängen Nährwerttabellen und auf der Rückseite der Tablettauflagen findet man sehr ausführliche Nährwertangaben.

Ein Big Mac Menü (large) liefert uns 495 kcal vom Big Mac, 470 kcal von den großen Pommes und 25 kcal von einer Tüte Ketchup. Ohne Getränk sind wir so schon bei 990 kcal. Mit einer großen Cola kommen nochmal 210 kcal dazu. Macht dann genau 1200 Kalorien. Vom durchschnittlichen täglichen Kalorienbedarf von 2.000 Kalorien hätten wir dann schon 60 Prozent gedeckt.

Die Energiedichte des Big Macs beträgt 2,23 kcal/g. Mit der Tabelle vor uns rechnen wir das im Kopf: 223 Kalorien pro 100 Gramm. Macht 2,23 Kalorien pro 1 Gramm. Für die Pommes dividieren wir 299 Kalorien durch 100 Gramm macht eine Energiedichte von 2,99 kcal/g. Noch 1,17 kcal/g vom Ketchup. Für das Big Mac Menü ergibt sich so eine gesamte Energiedichte von 2,5 kcal/g. (Gesamte Energiemenge von 990 kcal geteilt durch das Gesamtgewicht von 400,5 Gramm).

Wir erinnern uns, dass die Energiedichte aller Mahlzeiten und Getränke durchschnittlich 1,7 kcal/g sein sollte, wenn wir unser Gewicht halten wollen, und 1,5 kcal/g, wenn man abnehmen will. Das Big Mac Menü können wir uns also erlauben, wenn wir den Rest des Tages Dinge essen, die alle eine Energiedichte von unter 1 kcal/g haben. Das geht zum Beispiel mit viel Obst und Gemüse. Fast Food essen liegt also durchaus drin – wenn man sich konsequent verhält. Oder durch Sport zusätzliche Energie verbraucht.

Was wir mithilfe der Energiedichte ausgerechnet haben, bestätigt unsere Erfahrung. Wenn wir beim Amerikaner essen waren, bekommen wir nämlich relativ schnell wieder Hunger. Unseren Magen haben wir mit den 400 Gramm Nahrung durchaus so gefüllt, dass er "satt" gemeldet hat. Nach wenigen Stunden meldet er aber bereits wieder "Hunger" und wir brauchen Nachschub.

Dass wir die Cola besser kalorienreduziert nehmen, haben wir schon verstanden. Noch mehr bringt uns, wenn wir die Pommes durch einen Salat ersetzen. Der

"Garten Salat" hat eine traumhaft niedrige Energiedichte von 0,1 kcal/g. Davon kann man nicht dick werden. Auch noch in Ordnung sind der "Grilled Chicken Caesar Salad (ohne Dressing)" (0,76 kcal/g) und der "Crispy Chicken Caesar Salad (ohne Dressing)" (1,11 kcal/g). Die Finger lassen sollte man dann aber von den "Knoblauch & Kräuter Croutons", die eine sagenhafte Energiedichte von 4,71 kcal/g haben. Damit kann man sich die Rechnung wieder kräftig verhageln.

Zu Fast Food gehören nicht nur die Amerikanischen Ketten. Die beliebtesten deutschen Fast Food Buden dürften Metzgereien sein. Eines deren beliebtesten Produkte ist die Leberkäs'-Semmel. Mit einer Energiedichte von 2,9 kcal/g bringt man es mit einer 250g schweren Handwerkermahlzeit mühelos auf 725 Kalorien. Akzeptabel, wenn man Handwerker ist. Weniger empfehlenswert, wenn man im Büro arbeitet und abends keine Lust auf Sport hat.

Andere Schnellimbiss-Optionen haben da deutlich bessere Werte. Döner zum Beispiel. Sie können sich beim Brot und beim Inhalt stark unterscheiden, im Mittel kann man beim Döner jedoch von einer Energiedichte von 1,6 kcal/g ausgehen[135]. Eine gerade noch akzeptable Alternative also.

Alkohol

Die schlechten Nachrichten vorweg: Solange Alkohol im Blut ist, ist die Fettverbrennung stark eingeschränkt. Und jede Menge Kalorien stecken in alkoholhaltigen Getränken obendrein noch.

Eine Halbe Bier hat ca. 220 Kalorien. Das sind bei Nichtbauarbeitern etwa zehn Prozent des Tagesbedarfs. Zwei Bier enthalten die Kalorienmenge einer Hauptmahlzeit. Wer jeden Tag ein Bier trinkt, schluckt damit in der Woche etwa 1500 Kalorien. Ich will ja niemanden ärgern, aber aufs Jahr gerechnet macht das 78.000 Kalorien. Wie wir wissen entspricht das elf Kilogramm Körperfett. Will man die nicht zunehmen, muss man sich den Biergenuss an anderer Stelle einsparen oder entsprechend durch Training kompensieren. Für Wein sieht die Rechnung etwas besser aus: Ein Viertele Wein hat zwar auch 180-220 Kalorien, man trinkt in der Regel aber weniger Gläser davon als es beim Bier der Fall ist. Deswegen ist zwar vom Bierbauch, nicht jedoch von der Weinwampe die Rede.

Etwa sechzig Prozent der Kalorien des Biers stammen aus dem enthaltenen Alkohol. Mit 7,1 Kilokalorien pro Gramm ist der ein richtig guter Energielieferant. Fast vierzig Prozent der Bierkalorien stecken im nicht-alkoholischen Teil des Gerstensafts.

Alkohol ist für den Organismus Gift, mit dessen Entsorgung er sofort anfängt. Da der Abbau aber bei Weitem nicht so schnell geht wie die Zufuhr, steigt der Alkoholpegel während des Trinkens stetig an. Das macht sich bemerkbar. Vor allem im Gehirn spüren wir ihn. Unser subjektives Empfinden verändert sich, die Sehleistung und die Reaktionsfähigkeit lassen nach und irgendwann haben wir sogar Probleme mit der Koordination unserer Gliedmaßen. Und jeder weiß: In hoher Dosis ist Alkohol lebensgefährlich.

So wohlschmeckend, erfrischend, belebend und anregend alkoholische Getränke sind, sie haben auf unsere Gesundheit dummerweise negative Effekte. Da die Leber die Hauptlast beim Abbau des Alkohols zu tragen hat, kann sie auf Dauer böse geschädigt werden. Wie gravierend das ist, wird klar, wenn man bedenkt, welche wichtigen Funktionen die Leber in unserem Stoffwechsel übernimmt. Über 9000 Menschen sterben in Deutschland jährlich an Leberzirrhose[136]. Wie viele Menschen durch Alkohol impotent werden, konnte ich leider nicht herausfinden. Vielleicht wären die Zahlen für viele noch abschreckender.

Aber Bier ist doch ein toller Mineraltrunk, sagen sicher viele. Es ist richtig, dass im Bier viele Mineralien enthalten sind und verschiedene Biermarken schaffen es ja auch, diesen Aspekt zu betonen. Saftschorlen sind aus gesundheitlicher Sicht aber sicher die besseren Lieferanten. Übrigens ist auch im alkoholfreien Bier per Gesetz ein Alkoholgehalt von bis zu 0,5 Volumenprozent erlaubt.

Wein ist sogar richtiggehend gesund – wenn man ihn in Maßen genießt. Er kann das Leben etwas verlängern[137], Entzündungen hemmen[138], das Diabetes-Risiko senken[139] und die Hirnleistung verbessern[140]. Sogar ein Sportler wie der Dritte der Europameisterschaften 1986 im Marathon, Herbert Steffny, gönnt sich und seinen Seminarteilnehmern ab und zu ein genussvolles Glas Wein[141].

Dummerweise hemmt Alkohol im Blut die Fettverbrennung massiv. Solange vorhanden, ist er für den Körper die vorrangige Energiequelle. Erst wenn er davon nichts mehr findet, wendet er sich wieder den Kohlenhydraten zu oder baut Fett ab. Da der Körper aber nur etwa 0,1 Promille Alkohol pro Stunde abbauen kann, ist die Fettverbrennung oft für Stunden unterbrochen. Weil die meisten von uns Alkohol abends trinken, fällt dann die wichtige Verbrennungsphase in der Nacht weitgehend aus. Wenn man zum Bier, Wein oder Whisky noch Schokolade, Chips oder Nüsse knabbert, freuen sich die Fettzellen, weil deren Kalorien dort direkt eingebunkert werden[142].

Die typische Belohnung am Abend ist also eine verdammt gefährliche Falle. Wer es mit dem Abnehmen ernst meint und sich nicht selbst etwas vorgaukeln will, ist also bestens beraten, wenn er auf alkoholfreie (und zuckerfreie) Belohnungen umsteigt.

Wer allerdings sein Wunschgewicht hat und gerne genießt, für den ist moderater Alkoholgenuss durchaus gesundheitsfördernd. Vor allem, wenn man in Betracht zieht, dass unsere Gesundheit auch von unserer Psyche maßgeblich beeinflusst wird. Und der tut ein gelegentlich getrunkener Wein sehr gut!

Gefährliche Getränke

Süße Getränke stellen eine häufige Falle dar, in die Abnehmwillige stolpern. Sie haben viele Kalorien, tragen zur Sättigung aber so gut wie nichts bei. Die so verzehrten Kalorien werden also immer zusätzlich aufgenommen[143]. Wer abnehmen will, kann durch den Verzicht auf zuckerhaltige Getränke am einfachsten Fortschritte machen.

Gemessen am durchschnittlichen Tagesbedarf von 2.000 Kalorien sind die ca. 150 Kalorien einer Dose Cola ganz schön viel. Wer sich im Sommer einen halben Tetrapak von Pfanners "Der Gelbe Zitrone-Physalis" Eistee durch die Gurgel rinnen lässt, schluckt die Zuckermenge von über 23 Würfelzuckern mit[144]. Davon, dass dieses als Wellness-Tee bezeichnete Produkt gerade mal 15 Prozent Tee aber keine Physalis enthält, ganz zu schweigen[145].

Die Irreführung der Konsumenten durch die Hersteller scheint bei süßen Getränken noch krasser als bei Süßigkeiten. (Letztere tragen wenigstens einen ehrlichen Namen). Der Bärenmarke Schüttelshake Joghurt-Erdbeere hat pro Portion (200g) satte 164 kcal[146]. Verfällt man dem "extra langen Frischegenuss" und leert die gesamte Packung mit 475 Milliliter, hat man fast 20 Prozent des Tagesbedarfs an Energie gedeckt. Ähnlich effizient kann man sich Zucker mit dem Monte Drink von Zott einverleiben. 200 Gramm der "beliebten Zwischenmahlzeit" bringen es hier sogar auf 170 Kalorien. Sehr kritisch bei diesem, wie bei vielen anderen Süßgetränken ist, dass sie offensichtlich für den Verzehr durch Kinder ausgelegt sind[147]. Das wird in der Werbung und durch die gewählte Bildsprache überdeutlich suggeriert[148].

Für Menschen, die auf den süßen Geschmack eines Getränks nicht verzichten möchten, sind Light-Produkte eine valide Alternative.

Der beste Durstlöscher ist jedoch seit eh und je Wasser. Da der Körper selbst zu 50-80 Prozent aus Wasser besteht, machen sie damit alles richtig. Wenn es Sie interessiert, erkundigen Sie sich im Internet nach den Nährstoffen in Ihrem Leitungswasser oder auf den Etiketten von Mineralwasserflaschen. Sie werden erstaunt sein wie unterschiedlich die Mengen an Mineralstoffen darin sein können. Diese Informationen sind vor allem für Sportler interessant, da Wasser eine sehr gute Möglichkeit darstellt, beim Training verlorene Mineralstoffe wie

Calcium und Magnesium wieder aufzufüllen. Eine Apfelsaftschorle kommt dem optimalen isotonischen Durstlöscher sehr nahe.

Die Energiedichte vieler, auch süßer Getränke liegt im Bereich von nur etwa 0,5 kcal/g, also in der Größenordnung von Obst. Allerdings tragen Getränke allgemein nicht zur Sättigung bei, weil die Flüssigkeit den Magen sehr schnell wieder verlässt. Aus diesem Grund gelten die Empfehlungen bezüglich der Energiedichte nicht für Getränke. Vor allem nach dem Sport ist die Gefahr groß, dessen positiven Effekt mit wenigen Schlucken wieder zunichte zu machen.

Das größte Problem zuckerhaltiger Getränke ist, dass sie die Insulinausschüttung stimulieren. Und zwar deutlich schneller, als wenn der Zucker in festen Lebensmitteln konsumiert wird. Wenn zuckerhaltige Getränke sogar regelmäßig über den Tag verteilt getrunken werden, kommt der Insulinspiegel kaum mehr herunter[149]. Mit der Folge, dass den ganzen Tag über kein Fett verbrannt wird.

Noch ein Wort zu Kaffee. Früher hieß es, der Kaffeekonsum trage nicht zur Deckung des täglichen Flüssigkeitsbedarfs von mindestens zwei Litern bei, da er entwässernd sei. Das wird heute nicht mehr so gesehen. Zwar hat Kaffee diese Wirkung bei Menschen, die sonst nie Kaffee trinken. Der Körper regelmäßiger Kaffeetrinker passt sich jedoch an und der Bohnengenuss entzieht ihm kein Wasser mehr[150]. Bei großem Kaffeekonsum wird die Aufnahme von Eisen aus der Nahrung beeinträchtigt, was dem Getränk den Ruf als Eisenräuber eingebracht hat. Vorsicht ist zudem mit dem Zucker geboten, den viele zum Ausbalancieren der Bitterstoffe brauchen. Wer in jeder Tasse ein Stück Würfelzucker versenkt und fünf Tassen täglich trinkt, kommt im Monat auf 150 Stück Würfelzucker. Das sind 1.500 Kalorien monatlich oder 18.000 Kalorien jährlich. Das entspricht gut zweieinhalb Kilogramm Körperfett. Upsala!

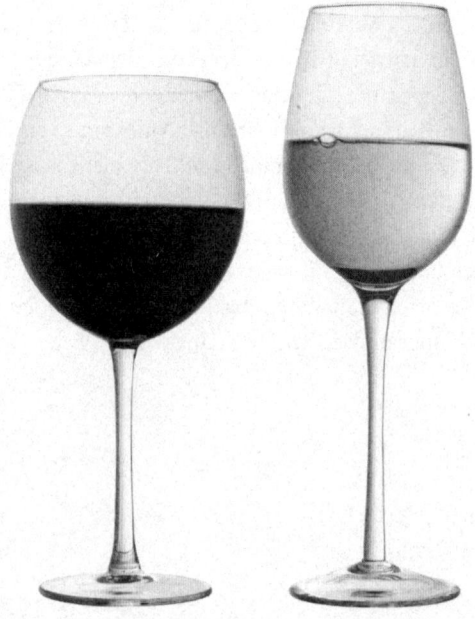

Fünfte Etappe

Es wird genussvoll

Nach viel Theorie und manchen verqueren Argumentationen hat meine wichtigste Nebenbedingung immer mehr an Bedeutung gewonnen. Sie erinnern sich, ich wollte zwar abnehmen, aber ich wollte auf Genuss nicht verzichten. O.k., ich geb's zu, Genuss heißt für mich insbesondere auch Wein.

Dass ich den Whisky auf dem Altar der Vernunft opfern musste, hatte ich früh akzeptiert. Darauf ließ ich mich ein. Doch allen Befürchtungen zum Trotz wurde diese Etappe zu einer der schönsten. Das lag vor allem daran, dass mir klar wurde, dass Genuss am Ende der Schlüssel zum Erfolg ist. Denn ohne Genuss kein Dopamin und ohne Dopamin kein Lustgefühl im Gehirn. Und ohne regelmäßiges Lustempfinden, lässt sich keine Ernährungsweise ein Leben lang durchhalten.

Unter Genuss fielen in meinem alten Leben auch all die Leckerli in der Süßigkeitenschublade. Nachdem ich diese leergeräumt hatte, wollte ich mein Genussspektrum natürlich in eine abnehmtaugliche Richtung verschieben. Also machte ich mich auf die Suche und wurde an den verschiedensten Orten fündig: In San Sebastian genauso wie in der eigenen Küche. Und in der Literatur ebenso wie draußen in der Natur.

Mit Genuss zu einem gesunden Lebensstil

Viele Diäten sind erfolglos, weil sie die biochemischen Zusammenhänge im Körper nicht berücksichtigen. Andere ignorieren die Wünsche und Gelüste der Menschen und verlangen ihnen Zugeständnisse ab, die einfach nicht zu schaffen sind. Die meisten Diäten vermitteln zudem den Eindruck, ein vorübergehendes Übel zu sein. All das kann nicht wirklich funktionieren.

Nur wer seinen Lebensstil umstellt und mit diesem zufrieden ist, hat eine Chance, dauerhaft ohne Übergewicht zu leben und Gesundheitsrisiken zu minimieren, die mit einem ungesunden Verhalten verbunden sind. Wunderpillen, exotische Heilsschwüre oder Naturgesetze aushebelnde Verfahren muss man also – so schön es wäre, sie würden ihre Versprechen erfüllen – notgedrungen ignorieren.

Klar ist auch, dass ein gesunder Lebensstil nicht einfach so vom Himmel fällt. Auch x-mal zu hören und zu lesen, man müsse einfach mehr Gemüse essen, reicht nicht aus. Man muss ein bisschen mehr über Ernährung und Bewegung wissen als man gemeinhin in der Schule lernt. Dass man bei der Umstellung Fehler macht und Erfahrungen sammelt, gehört dazu.

Dieser Prozess braucht Zeit. Und diese Zeit aufzubringen sind die meisten Menschen nur dann bereit, wenn sie diese weitgehend genussvoll erleben. Genuss ist daher der Schlüssel zur Veränderung. Allerdings – und das ist das Erstaunliche – verändert sich das Verständnis, was Genuss ist, auf diesem Weg dorthin. Wer bisher seinen Kaffee mit Zucker trinkt wird feststellen, dass die Bitterstoffe des Kaffees viel besser zur Geltung kommen, wenn sie von der Süße des Zuckers nicht verdeckt werden. Wer Kartoffelchips und Erdnussflips für die Krönung geschmacklichen Genusses hält, wird bass erstaunt den Jahren nachweinen, in denen er die wunderbare Vielfalt wahrer kulinarischer Köstlichkeiten ignoriert hat.

Genuss ist alles, was positive Sinnesempfindungen auslöst, die mit einem geistigen oder körperlichen Wohlbefinden verbunden sind. Ungetrübt ist solcher Genuss allerdings nur, wenn er erlaubt ist. Gewissensbisse können auftreten, wenn der Konsum gesundheitliche Schäden nach sich ziehen kann. Beim Rauchen zum Beispiel oder bei zu häufigem Konsum von Zucker.

Reduziert ein gesunder Lebensstil dann den Genuss oder steigert er ihn? Naja, manche Leute mögen es ja genießen, mit 130 Sachen um eine enge Kurve zu fahren. Das Kribbeln, das man kurz vor der Berührung mit der Leitplanke verspürt, mag der eine oder andere durchaus als sinnlich empfinden. Es ist aber eben ein bisschen gefährlich. Und sich von einem Baum kratzen zu lassen, ist wohl für kaum jemanden eine wirklich erhebende Erfahrung. Kurzfristiger Genuss kann sich also schnell als Sinnestäuschung herausstellen.

Genuss kann auch Anerkennung anderer Menschen sein. Wer den Frust über die zu vielen Pfunde bisher mit einem Paar neuer Schuhe monatlich kompensiert hat, wird sich genussvoll im Staunen der Freundinnen über die zwei Nummern kleinere Jeans aalen, die plötzlich passt. Früher oder später wird man auch die Erkenntnis genießen, von manchem Unglück verschont geblieben zu sein. Mit Mitte dreißig geht bei den meisten Menschen die Zeit los, in der es im Freundes- und Bekanntenkreis die ersten lebensstilbedingten Erkrankungen gibt. Am Stammtisch oder beim Klassentreffen nehmen Gesundheitsthemen dann immer mehr Raum ein. Der Eine erzählt von Bluthochdruck, der Nächste, dass der Arzt ihn dringend zu mehr Bewegung verdonnert hat, der Dritte weiß von einem, der mit Anfang vierzig einen Herzinfarkt hatte. Fälle von Burnout und Depressionen werden bekannt. Man hört von einem und dann noch einem, der sich mittler- weile Insulin spritzen muss, weil er seine Fettleibigkeit nicht in den Griff be- kommen hat. In solchen Momenten dabeizusitzen und sich an das zufriedene Gesicht des Arztes zu erinnern, der einem vor Kurzem die guten Blutwerte erläutert hat – das kann ebenso Genuss sein. Ein weit befriedigenderer und tiefergehender Genuss als das kurzfristige, von einer Sahnetorte ausgelöste Serotoninglück.

Die Erkenntnisse der Hirnforschung haben uns vor Augen geführt, dass wir nur unter großer Willensanstrengung gegen das Belohnungssystem unseres Gehirns angehen können. Den enormen Kräften, die diese grauen Zellen auf den Rest des Körpers ausüben können, kann man nicht dauerhaft widerstehen. Die einzige Chance besteht darin, sie zu den eigenen Gunsten zu verändern. Den inneren Schweinehund kann man zähmen und zu seinem Freund machen. Das subjektive Geschmacksempfinden kann man trainieren. So wie Laien zu Wein- kennern werden können, können die meisten von uns zu Hobby-Gourmets werden.

Wenn die aufdringlichsten Beeinflusser unseres Lebens in Werbespots zu uns sprechen, ist es um unsere Ausbildung zum Meister eines gesunden Lebensstils natürlich schlecht bestellt. Etwas gesunder Menschenverstand reicht schon aus, um zu erkennen, dass von Konzernen finanziertes "Schulungsmaterial" nicht die Mittel unserer Wahl sein sollten. Die Lehrmeister Gesundheit predigender Institutionen kommen allerdings zumeist so unattraktiv daher, dass man ihnen kaum folgen mag. Echten Typen mit Überzeugungen folgen die meisten von uns schon sehr viel lieber. Jamie Oliver, "The Naked Chef" aus England, hat mit seiner sympathischen Art und seinen einfachen Rezepten Millionen von Hobby-köchen relativ gesunde Gerichte gezeigt, die diese gerne nachkochen. Der sonst so flapsige Hape Kerkeling hat Tausende Stubenhocker zu Jakobspilgern ge-macht.

Im Nachhinein ist es klar, wie das Ei des Kolumbus. Jamie und Hape haben sehr gutes Marketing betrieben. Denn sie haben die Bedürfnisse der Menschen treffendst adressiert. Jamie, weil er nachkochbare Rezepte mit frischen Zutaten auf eine fröhliche, unkomplizierte Art schmackhaft gemacht hat. Hape, weil er die Sehnsucht nach Ruhe, Zufriedenheit und einem Sinn im Leben auf offene, ehrliche Art befriedigt hat. Und beide erzählen Geschichten. Sie predigen keine Verbote oder Gebote. Sie geben Ratschläge, berichten über Erfahrungen, motivieren und bleiben dabei ganz Mensch. So taugen sie als Vorbild – mehr noch: als Kumpel – mit dem viele Menschen gemeinsam einen Weg einschlagen wollen.

Darum halten Sie die Augen auf. Die Welt verändert sich gerade gewaltig. Dabei werden neue Charaktere auftauchen und neue Wege sichtbar werden. In wenigen Jahren schon werden Genuss und Gesundheit keine Widersprüche mehr sein, sondern eng miteinander verknüpft für die Lösung einer der größten gesellschaftlichen Herausforderungen, dem Kampf gegen das Übergewicht, stehen.

Genussvoll Abnehmen

Kohlenhydrate oder Fett sind bei einigen Diäten kategorisch verboten. Oder ihr Verzehr ist zeitlich sehr stark eingeschränkt. Solche Verbote sind aber meist unnötig, weil am Ende nur die Energiebilanz relevant ist. Vielmehr hat man fast das gesamte Nahrungsspektrum zur Auswahl. Man muss die Lebensmittel nur richtig kombinieren und auf die genossenen Mengen achten. Dabei kann jeder seinen individuellen Vorlieben folgen. Zudem kann man sein Geschmacksempfinden selbst verändern und damit den empfundenen Genuss steigern.

Vollkornbrot, Pasta-Gerichte, gute Fette und Öle dürfen also auch beim Abnehmen in vernünftigem Maß auf dem Speisezettel stehen. Ebenso das Frühstücksei und ab und zu das Glas Wein zum guten Essen. Wenn Dinge ungesund sind oder dick machen, dann deshalb, weil man zu viel von ihnen zu sich nimmt. Die Dosis macht das Gift. Und oft ist die Gewohnheit das Problem. Doch diese kann man gezielt verändern. Unser Körper ist viel weniger eingefahren als die meisten glauben.

Ob man zunimmt, sein Gewicht hält oder abnimmt, hängt einzig von der Energiebilanz ab. Am Ende des Tages sind es ein paar Kalorien, die diese von negativ (= abnehmen) zu positiv (= zunehmen) verschieben. Dass es manchmal zu viele Kalorien werden, liegt an zu großen Mengen von Nahrungsmitteln mit einer hohen Energiedichte: Süßigkeiten, süße Getränke, Alkohol oder große Mengen Fetthaltiges. Wenn es gelingt, diese Nahrungsmittel in Schach zu halten, ist man schon weitgehend im grünen Bereich. Das schafft man, indem man seinen Körper umgewöhnt und auf gesündere Lebensmittel ausweicht. Wie das genau funktioniert, erfahren Sie im sechsten Teil dieses Buches, wo es u.a. darum geht, wie man seine Pfunde konkret los wird.

Sie können sich vorstellen, dass Sie ein tägliches Kalorienbudget zur Verfügung haben. Wie Sie das verteilen, entscheiden Sie. Angenommen, Ihr persönlicher Energieverbrauch ist 2.000 kcal pro Tag und Sie wollen in einem Jahr zehn Kilo abnehmen. Dann müssen Sie im Schnitt täglich 200 Kalorien einsparen. Ihnen bleibt also ein tägliches Budget von 1.800 Kalorien, das Sie jeden Tag verbraten können. Wenn Sie mit dem Budget hinkommen, erreichen Sie Ihr Abnehmziel. Der Speck an den Hüften ist die Quittung fürs Überziehen des Budgets. Sie können sich jeden Tag strikt an die 1.800 Kalorien halten. Sie können aber auch am Ende der Woche Bilanz ziehen, wenn sich kalorienreiche und kalorienarme

Tage ausgeglichen haben. Anders als beim Gehalt, liegt es auch ganz in Ihrer Hand, sich ein zusätzliches Kalorienbudget zu verschaffen: durch Bewegung. Eine Stunde Sport bringt je nach Intensität 300 bis 700 zusätzliche Kalorien, die Sie verputzen können.

Keine Sorge! Sie brauchen keine Liste führen mit den Kalorien, die Sie verzehren. Es reicht vollkommen, wenn Sie mit ein paar Beispielen ein Gefühl bekommen, wie viele Kalorien ein Lebensmittel hat. Zwar ist es in Mode gekommen, das Beachten von Kalorien als nicht zeitgemäß darzustellen. Angeblich, weil es zu kompliziert sei. Mit Verlaub! Da unterschätzt man Sie gewaltig.

Ein einfaches Beispiel: Ein Duplo hat ca. 100 Kalorien. Wie viel mageren Speisequark können Sie für den Preis von 100 kcal essen? Fünf Esslöffel! Oder vier Esslöffel und Sie rühren einen Esslöffel ungezuckertes Apfelmus darunter. Wenn Sie die 100 oder 200 Kalorien für Duplos übrig haben – rein damit, wenn Sie auf die zuckerstrotzenden "Pralinen" noch Lust haben. Falls Sie die Kalorien zwar "ausgeben" möchten, aber nicht wieder die Insulinschaukel anstoßen wollen, dann nehmen Sie besser den Quark.

Wenn Sie es erst einmal ausprobieren, werden Sie sehen, dass das in der Praxis ganz einfach ist. Und es hat einen riesigen Vorteil: Sie setzen sich intensiver mit Ihrem Essen auseinander. Und genau das führt zu größerem Genuss.

Der große Vorteil dieses Konzepts ist, dass nichts verboten ist. Wer will, darf auch größere Mengen von Lebensmitteln mit hoher Energiedichte essen. Durch entsprechende Mengen von Lebensmitteln mit niedriger Energiedichte bleibt die Bilanz negativ. Oder man kompensiert sie durch mehr Bewegung. Oder man schreibt seine Diätziele ab. Denn man kann die Naturgesetze nicht aushebeln. Eine ehrliche Sache also.

Sie werden sehen, dass Sie viel seltener an die Grenzen Ihrer Willenskraft stoßen werden. Das heißt, das Verlangen nach Süßem oder Fettigem wird nicht mehr so ausgeprägt sein und Sie können leichter widerstehen. An diesen Grenzen hilft dann ein gerüttelt Maß an Verständnis, wie das menschliche Gehirn funktioniert. Die spannenden Erkenntnisse der Hirnforschung vermitteln Ihnen das Verständnis, wann Sie Ihren Gelüsten nachgeben müssen, weil Sie gerade ohnehin nichts ändern können. Sie geben Ihnen aber auch das Rüstzeug an die Hand, um – wenn möglich – das Steuer der Vernunft in der Hand behalten zu können.

Wenn man erst einmal ein Gespür für die Energiedichten verschiedener Lebensmittel entwickelt hat, fügen sich die Puzzleteile zu einem lebensfrohen Gesamtbild. Das innere Auge scannt beim Einkaufen oder Kochen dieses Bild und kann fast schon unbewusst entscheiden, was o.k. ist und was nicht.

Die meisten Diäten scheitern, weil man sich irgendwann nicht mehr an die eng gesteckten oder zu komplizierten Regeln halten will. Wenn ein gesunder Lebensstil aber wie selbstverständlich im Unbewussten abläuft, klappt's von alleine. Können Sie sich an Ihre Fahrstunden und Theoriestunden vor der Führerscheinprüfung erinnern? Vergleichen Sie Ihre Haltung von damals mit der, wie Sie heute Auto fahren: Das meiste passiert im Unbewussten. Sie haben das längst verinnerlicht. So funktioniert das mit dem gesunden Lebensstil: Man muss am Anfang etwas üben und ein paar Dinge verstehen lernen, dann geht es im Laufe der Zeit ganz automatisch.

Kochen ist der Schlüssel zum Genuss

Selber am Herd zu stehen heißt, sich Gedanken über die Zutaten zu machen. Darüber was zusammenpasst und was nicht. Was sich grandios ergänzt oder sich gegenseitig die Pointe raubt. Kochen, wie Genießer es verstehen, ist eine Art künstlerische Kombination gesunder Lebensmittel. Kochen ist aber auch ein bisschen wie Fahrrad fahren lernen, meint Jamie Oliver – man fällt dabei schon auch mal auf die Nase[151].

Oft sind es nur Kleinigkeiten, die viele Leute vom Kochen abhalten. Sie haben keine Übung und wissen gar nicht wo anfangen. Sie fürchten sich zu blamieren. Es fehlt die Zeit. Oder eine vernünftige Grundausstattung in der Küche. Wieder andere werden gut bekocht und würden sich kurzfristig nur schlechter stellen, wenn sie selbst mit den Kochtöpfen jonglieren müssten. Wer aber im Kochen den Schlüssel zu viel mehr Genuss kennenlernen will, sollte sich noch heute eine Schürze kaufen und loslegen.

Machen Sie sich am nächsten Wochenende einmal ein köstliches selbgemachtes Frischkornbreimüsli. (Ein Rezept finden Sie bei den Energiedichte-Beispielen im achten Teil[152]). Nehmen Sie das dann als Basis für Experimente. Garnieren Sie es je nach Jahreszeit mal mit Erd-, Him-, Heidel- oder Johannisbeeren, mal mit Bananen oder Kiwis, mal mit Obstkompott oder Kokosflocken. Genießen Sie es abwechselnd mit Haselnüssen, Mandeln, Paranüssen, Walnüssen, Sonnenblumenkernen oder Pistazien. Abwechslung ist so garantiert und Sie finden heraus, was Ihnen besonders gut schmeckt. Damit nie Stress aufkommt, holen Sie sich die nicht-frischen Zutaten im Supermarkt oder Bioladen. Die frischen Lebensmittel essen Sie, wenn Sie Zeit hatten, diese zu besorgen.

Wenn Ihnen einmal der Sinn nicht nach Müsli steht, testen Sie verschiedene Rührei-Varianten. Die Basis kann das folgende einfache Rezept sein: Pro Person 2 Eier, 2 Tomaten oder eine halbe Paprika. Mit etwas Butterschmalz rein damit in die Pfanne, verrühren, Salz, Pfeffer. Probieren Sie dann mal wie sich Aromen verändern, wenn Sie ein bis zwei Spritzer Zitronensaft beifügen. Spielen Sie mit Kräutern. Wenn Sie frische haben, nehmen Sie die, sonst getrocknete. Probieren Sie es einfach aus. Seien Sie – abhängig von Ihrem Charakter – eher vorsichtig oder eher mutig. Kochen als Spiegel der Seele. Denken Sie beim Genießen mal darüber nach. Sie mögen's gerne etwas deftig? Dann gibt's das Rührei beim nächsten Mal mit zuvor angebratenen Speckwürfeln. Die anderen Zutaten dann einfach dazugeben. Sie wollen Käsesorten dazu ausprobieren? Sehr gute Idee! Wie das wohl mit Mozzarella schmeckt? Oder mit geräuchertem Käse? Oder passt vielleicht sogar Fetakäse? Probieren Sie es aus! Käse hat aber doch eine hohe Energiedichte. Also wollen wir den Schnitt mit Gemüse wieder senken. Könnte sogar Brokkoli dazu passen? Oder gehobelte Karotten? Mensch, wird nicht mit Kartoffeln ein Bauernfrühstück daraus? Schade, dass man im Normalfall nur einmal am Tag frühstückt. Aber glücklicherweise kommt ja noch das Mittag- und das Abendessen.

Dafür ähnliche Vorschläge zu machen, würde den Rahmen dieses Buches sprengen. Die Palette der Möglichkeiten ist einfach viel zu groß. Gehen Sie bei nächster Gelegenheit in eine Buchhandlung und durchstöbern Sie die Kochbücher. Vielleicht bleiben auch Sie bei den Büchern von Jamie Oliver hängen. Sein Erfolgsgeheimnis basiert auf unkomplizierten Rezepten mit frischen Zutaten und seiner Philosophie des gesunden Genusses. Vielleicht kaufen Sie sich auch ein Buch über Kräuter und Gewürze. Jenseits von Salz und Pfeffer wartet eine grandiose Welt der Aromen und Geschmäcker. Mit dem Kochlöffel in der Hand können Sie mit deren Hilfe am Abend schnell mal eben erholsame oder aufregende Fernreisen unternehmen. Mit Curry nach Indien, mit Zitronengras nach Südostasien, mit Basilikum nach Italien, mit Anis nach Griechenland und mit Kreuzkümmel in die arabische Welt. Oder Sie bleiben mit Bohnenkraut, Schnittlauch, Salbei oder Majoran kulinarisch in heimischen Gefilden.

Ihr Genussempfinden erweitern Sie, wenn Sie offen sind für Neues. Ganz einfach geht das, wenn Sie Fertiggerichte links liegen lassen und die Gerichte selbst frisch zubereiten. Nur ein Beispiel: Kartoffelpüree. In vielen Haushalten ist der Griff zu Instantmischungen selbstverständlich. Welche Verschwendung kulinarischer Talente! Dabei ist es so einfach, es selbst zuzubereiten. Kartoffeln im Schnellkochtopf garen, stampfen, Milch dazu, wenn Sie wollen etwas Sahne, weiter stampfen, würzen. Fragen Sie einmal Ihre Großmutter, welches Gewürz unbedingt in ein gutes Kartoffelpüree gehört. Klar, Muskatnuss. Also Reibe raus und frisch etwas von einer Nuss in das Püree reiben. Salz, Pfeffer. Fertig. Wenn Sie den Unterschied einmal geschmeckt haben, werden Sie nicht mehr zum Fertigpulver greifen.

Denn: Ohne Erfahrung kein Genuss!

Sie können Ihren Geschmackssinn nur schulen, wenn Sie etwas Besseres erleben als das, was Sie schon kennen. Nirgends geht das so einfach und günstig wie in der eigenen Küche. Dort entscheiden Sie über die Qualität der Zutaten. So vermeiden Sie versteckten Zucker, zu viel Salz und schlechte Fette.

Also ran an die Töpfe. Und vergessen Sie das Lachen beim Kochen nicht!

Alternative Süßstoff?

Weil sich die Nachteile von Zucker längst herumgesprochen haben, ist für viele, die auf Süßes nicht verzichten wollen, Süßstoff zur Alternative geworden. Als kleine Tabletten im Kaffee genauso wie als Süßungsmittel von unzähligen Light-Produkten.

Aber ist Süßstoff eine sinnvolle Alternative?

Es überrascht sicher nicht, dass manche Studien belegen, dass dem so sei, andere Studien aber das Gegenteil belegen[153]. In solchen Studien haben Menschen in Versuchsgruppen, die Nahrungsmittel mit Süßstoff zu sich genommen haben, demnach insgesamt mehr Kalorien konsumiert als Menschen in Kontrollgruppen, die Zucker verwendet haben[154]. Es gibt dafür verschiedene Erklärungsversuche. Die Hypothese, dass der Verzehr von Süßstoff zu einem Abfall des Blutzuckerspiegels führt und damit ein physiologisch bedingtes Hungergefühl ausgelöst wird, erscheint nicht haltbar[155]. Andere erklären den Effekt mit einer psychologisch implizierten Verhaltensänderung beim Essen: Wenn ich schon ein Light-Produkt esse, dann kann ich davon ja mehr essen. Allerdings sind viele Gerichte, die als "light" angepriesen werden, mindestens gleichwertige Kalorienbomben.

Süßstoffen wird immer wieder nachgesagt, dass sie gesundheitsgefährdend seien. Bei regelmäßigem Verzehr sehr großer Mengen von Aspartam ist diese Gefahr durchaus gegeben[156]. Das Bundesamt für Risikobewertung (BfR) bewertet die Verwendung normaler Mengen Süßstoff aber nach expliziter Untersuchung als ungefährlich[157]. Die European Food Safety Authority (EFSA)[158] und das Deutsche Krebsforschungszentrum (dkfz)[159] kommen zum selben Schluss. Um vom dickmachenden Zucker loszukommen, ist Süßstoff also eine valide Alternative. Aus gesundheitlichen und kulinarischen Gründen reduziert man die verwendete Menge jedoch idealerweise sukzessive. Speisen, die von ihrem natürlichen Geschmack geprägt sind, schmecken deutlich besser, wenn man sich erst einmal an weniger Süße gewöhnt hat!

Seit Dezember 2011 ist in der EU Stevia zugelassen. Das aus Paraguay stammende Kraut, das in Südamerika schon seit Jahrhunderten als Süßstoff verwendet wird[160], ist 30- bis 300- mal süßer als Zucker und verursacht noch nicht mal Karies. Und Kalorien hat es auch so gut wie keine. Eine tolle

Alternative also. Lange Zeit waren Steviaerzeugnisse in Europa nicht erhältlich, die Beschränkung wurde jedoch aufgehoben, nachdem im April 2010 bewiesen wurde, dass Stevia weder krebserregend noch fruchtbarkeitshemmend ist[161].

Die größte Hürde für Stevia war bis dahin die Süßstoffindustrie. Nachdem die Patente für verschiedene Süßstoffe ausgelaufen sind, lässt sich in dieser Branche immer schwerer Geld verdienen. Stattdessen tun sich nun mit Stevia neue Chancen auf, die sich etliche multinationale Konzerne natürlich nicht entgehen lassen wollen[162]. Und vielleicht schaffen sie es ja auch noch, den leichten Nachgeschmack nach Lakritz auszumerzen[163].

Genuss ist Sinnlichkeit

»Beim Sex und beim Essen fühlt sich der Mensch sauwohl, nur da ist er ganz bei sich selbst. Zwischen ihm und seiner Pasta, zwischen Mann und Frau, da ist kein Platz für Staat oder Mafia«.

Besser als der sizilianische Autor Andrea Camilleri kann man kaum beschreiben, dass Genuss und Sinnlichkeit untrennbar zusammengehören[164].

Beim Wort Sinnlichkeit denken viele vielleicht zunächst an leise klassische Musik, Dämmerlicht und traute Zweisamkeit. Ein Candle Light Dinner ist sicher eine äußerst romantische Form sinnlichen Genusses.

Sinnlichkeit kann aber auch laut, fröhlich und ausgelassen sein. Eine wunderbare Kombination verschiedenster Sinneseindrücke kennt jeder, der einmal die phänomenale Vielfalt von Tapas in einer spanischen Altstadtbar genossen hat. Mit das größte Erlebnispotenzial bietet sicherlich San Sebastian. Die nordspanische Stadt hat angeblich die höchste Dichte an Sterneköchen weltweit[165]. Wer abends durch die Tapasbars der Altstadt zieht, kann ein Festival der Sinne erleben. Die hervorragenden Pinchos, die baskische Tapas-version, faszinieren die Geschmacksknospen im Mund. Natürlich umspült man sie mit feinsten Weinen, von denen man gerne nur ein kleines Glas trinkt, um möglichst viele verschiedene verkosten zu können. Dass es in den Bars alles andere als ruhig zugeht, können Sie sich denken. Es wird gelacht, gerufen, dis-kutiert und geschwärmt. Haben der Geschmackssinn und der Hörsinn im Gehirn schon Glücksgefühle ausgelöst, so steigert der Sehsinn diese noch einmal. Der kann sich an den kulinarischen Köstlichkeiten kaum sattsehen: Auf den Tresen stehen mal einfache, mal künstlerisch zusammengestellte Köstlichkeiten, wie sie in keinem guten "Das Auge isst mit"-Guide fehlen dürfen. Rohe Schinken hängen von der Decke, unter denen gut gekleidete, schöne Menschen mal in rustikalem, mal in modern reduziertem Ambiente das Leben aus vollen Zügen genießen. So betört von Essen, Wein, Gesang und Stimmengewirr setzt man sich gerne auf den von Arkaden gesäumten Platz der Altstadt, auf dem einst Stierkämpfe stattfanden und beobachtet eine Szenerie, aus dem sich täglich wiederholenden Film "Genuss und Lebensfreude mit allen Sinnen", in dem man selbst eine Mini-Rolle spielt. Lässt sich ein Besuch im Fastfood-Restaurant ähnlich leidenschaftlich beschreiben?

Für den Alltag gibt es das riesige Spektrum zwischen Candle Light Dinner und spanischen Tapasbars. Zu Hause kann jeder die Beleuchtung und Musik zu seiner aktuellen Stimmung wählen. Es machen sogar Gerüchte die Runde, dass es möglich sein soll, Fernsehgeräte während des Essens auszulassen. Sich stattdessen zu unterhalten soll eine sinnliche Alternative sein. Wir haben's ausprobiert. An den Gerüchten ist verdammt viel dran.

Natur erleben und Stress reduzieren

"Das Kinderrecht auf Freiheit – Lasst sie raus!" lautete die Überschrift einer Titelgeschichte der Zeitschrift GEO[166]. Das Plädoyer für "wilde Kinder", die draußen spielen können sollen, hat offensichtlich einen Nerv getroffen. Viele Dutzend Leser schrieben fast ausschließlich begeisterte eMails und Leserbriefe[167] oder gaben im Internet Kommentare ab[168]. Die meisten beklagten den Verlust des Naturbezugs heutiger Kinder. Ältere Leser beschrieben sehnsüchtig die Erinnerungen an das Spiel im Freien. Als die Welt noch frei von Fernsehern und Spielekonsolen war.

Diese Leser liegen voll im Trend. Es zieht die Menschen wieder sehr viel stärker in die Natur. "Neo-Nature" nennen die Forscher des Zukunftsinstituts den großen Sehnsuchtsmarkt Natur[169]. Die immer stärker werdende Sehnsucht nach Natur-Romantik und Spiritualität, aber auch nach Abenteuer und Herausforderung, beflügelt auch die Fantasie der Tourismusindustrie. Sie profitiert von dem Wunsch vieler Menschen, dem Alltag mit Kontrasterlebnissen zu begegnen. "Health Holidays" sind in, weil das Luxusgut Gesundheit das Reiseverhalten verändert[170]. Spirituelle Urlaubsangebote bieten Ruhe, Einkehr und Besinnung[171]. Die Natur dient als Entschleunigungsraum. Aber auch als Kreativitätsumgebung, in der Touristen sich weiterbilden und Wissen live erleben[172]. Die Reisedestinationen reagieren schnell auf die Trends. "Sylt ist Meer. Leidenschaft. Leben. Und Sylt ist Natur pur." heißt es beispielsweise im Marketingplan 2009-2011 der Sylt Marketing GmbH[173].

Auch die Outdoor-Branche boomt wie nie zuvor. Zwar wächst der klassische Outdoor-Markt nur noch in bescheidenem Maße, die Ausrüster haben aber neue Zielgruppen entdeckt: sport- und naturbegeisterte Großstädter, die das kalkulierbare Abenteuer suchen[174]. Wandern und Bergsport sind groß im Kommen. Das schafft neue Märkte, weil Frauen sich beispielsweise leichtere Rucksäcke wünschen[175]. Hersteller und Händler freuen solche Entwicklungen. 1,6 Milliarden Euro geben die Deutschen pro Jahr für Daunenjacken, Wanderstiefel und Co. aus[176].

Wem Alpen, Harz und Bayerischer Wald zu weit sind, sucht sein kleines Stück Natur im eigenen Schrebergarten. Vor allem junge Familien entdecken den Kleingarten für sich[177]. Stolze 64 Prozent aller Pächter, die seit dem Jahr 2000 einen Garten übernommen haben, sind jünger als 55 Jahre[178]. Gartenzwerge haben in ihren Lifestyle-Oasen nichts mehr zu suchen. Wo gärtnern "Flower-Lounging" heißt, ist für sie kein Platz mehr[179].

Mit ausgelöst hat den Drang ins Grüne Hape Kerkeling. Mit seinem Buch "Ich bin dann mal weg" hat er bei Millionen Menschen die Lust auf eine Entdeckungsreise zu Fuß geweckt. Einer Reise mit einem konkreten Ziel, aber auch einer Reise zu sich selbst. Monatelang stand der Titel auf Platz eins der Bestsellerlisten. Tausende eiferten ihm nach und pilgerten auf dem Jakobsweg nach Santiago de Compostela. Man könnte die Entwicklung der Pilgerzahlen heranziehen, wenn man die Veränderung unseres Naturverständnisses in den vergangenen dreißig Jahren beschreiben wollte: 1980 wurden 209 Pilger in Santiago registriert. 1990 waren es knapp 5.000[180]. 2008 dann 125.000[181]. Die Zahlen spiegeln den Wandel des Naturbegriffs in der Gesellschaft wider. Bis Mitte der 1970er Jahre spielte die Natur nur als Ressourcenquelle der Wohlstandsgesellschaft eine Rolle. In den 1980er Jahren wandelte sich das Bild mit der Anti-Atomkraftbewegung, den ersten Öko-Aktivisten und der Gründung der Grünen Partei. Es war ein düsteres Bild in pessimistischen Farben und mit Katastrophenszenarien. Heute entwickelt sich die Natur zur Bühne der LOHAS (Lifestyle of Health and Sustainability), zum Konsumgut, das Gesundheit und Genuss verspricht. Sie wird zum Bestandteil unseres Lebensstils[182].

Den Wunsch, von einer Reise verändert zurückzukommen, überschreibt der Zukunftsforscher Matthias Horx mit dem Begriff Selfness. Das "sich gut fühlen" des Wellnesstrends steigert sich so für ihn in das "richtiger handeln" unserer Therapie- und Coachingkultur des beginnenden 21. Jahrhunderts. Die für ihn logische nächste Stufe nennt er "Mindness". Auf dieser treten mentale Fragestellungen auf die Bühne der Wissensgesellschaft. Bewusst leben lautet hierbei die Devise. Neugier etabliert sich als Welt-Haltung[183].

Unseren verstärkten Drang zurück zur Natur kann die Hirnforschung gut erklären[184]. Stress, Hektik, Urbanisierung etc. sind eine große Belastung für unser Wohlbefinden. Unsere Städte sind voller Ecken und Kanten, versiegelt mit Asphalt und Beton. Betäubend mit Lärm und Gestank. Die vorherrschende Farbe: grau. In der Natur finden wir das genaue Gegenteil davon: Farben, vor allem das beruhigende Grün, und geschwungene Linien. Pflanzen und Wasser signalisieren Leben. Wiesen, Felder und Wälder tun uns einfach gut. Das Erleben der Natur reduziert den Stress[185].

Eine Studie hat gezeigt, dass Patienten nach einer Gallen-OP weniger Schmerz-mittel brauchten und schneller genasen, wenn sie aus dem Krankenzimmer auf Bäume schauten. Die Kontrollgruppe blickte auf eine Ziegelwand[186]. Führer-scheinprüflinge sind in der theoretischen Prüfung besser, wenn in dem Raum Pflanzen stehen[187]. Springbrunnen stehen nicht zufällig in Einkaufszentren. Denn Wasser bedeutet Lebenskraft. Es zieht uns an. Es beruhigt uns. Es macht uns gelassener und hilft Stress abzubauen. Es macht uns aber auch neugieriger und steigert die Kontaktfreudigkeit wie ein Experiment zeigte, bei dem über 4.000 Besucher in einem Einkaufszentrum gefilmt wurden[188].

Was steckt aber genau hinter diesen Effekten? Amerikanische Psychologen wollten das wissen und untersuchten die Wirkung von Naturerlebnissen auf intrinsische und extrinsische Lebensmotive[189]. Extrinsische Motive zielen auf Dinge, die ihren Wert durch die Wahrnehmung von anderen Personen beziehen. Geld zum Beispiel oder das Auto, das man fährt, oder der soziale Status. Intrinsische Motive betreffen unsere Grundbedürfnisse nach Geborgenheit, Ver-trautheit und Gemeinschaft.

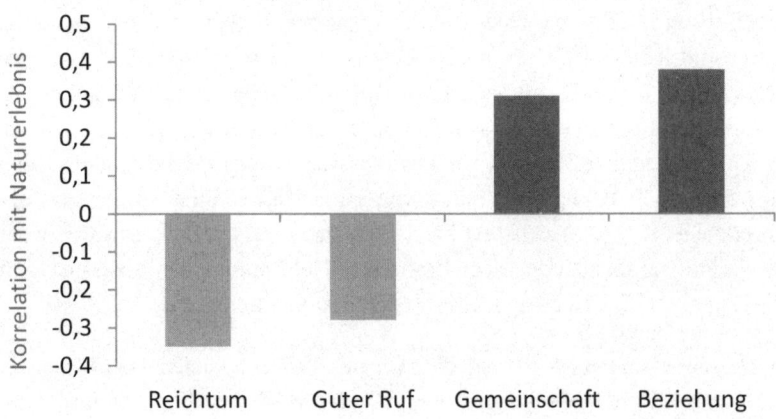

Abbildung 8: Zusammenhang von vier Motiven und dem Erleben von Natur

Die Forscher ließen die Probanden tief in die Natur eintauchen und analysierten dann deren Beurteilung extrinsischer und intrinsischer Motive. Herauskam, dass Reichtum und guter Ruf plötzlich unwichtig wurden. Die Gemeinschaft mit anderen Menschen und vor allem die Beziehungen zu diesen wurden dagegen sehr viel wichtiger.

Mehr noch: Je intensiver das Naturerlebnis wahrgenommen wurde, desto großzügiger verhielten sich die Teilnehmer in einem anschließenden Experiment, einer Art "Diktatorspiel". Jeder erhielt fünf Dollar und konnte sie entweder behalten oder einem anderen Teilnehmer schenken, der dann vom Versuchsleiter noch fünf weitere Dollar erhielt. Die insgesamt zehn Dollar konnte der Beschenkte nun behalten oder fünf Dollar wieder an seinen Gönner zurückgeben. Erstaunliche 59 Prozent der Teilnehmer trennten sich von ihren fünf Dollar und vertrauten auf das soziale Verhalten der Empfänger. Es ist also so als schrumpfe unser Ego angesichts von Bergen und Tälern, von Bäumen und Flüssen[190].

Der Drang in die Schrebergärten und ins Grüne lässt sich mit der Reduktion der Stresshormone im Blut erklären[191]. Das stärkt das Immunsystem. Wir sind dadurch widerstandsfähiger. Naturerlebnis ist also gesund[192]. Da Sport ebenfalls hilft Stress abzubauen, braucht man sich über die vielen Jogger im Stadtpark nicht zu wundern. Und weil Stress dick macht, ist erlebte Natur sogar dem Abnehmen zuträglich. Der Trend zu immer ausgeprägterem Naturbedürfnis lässt sich auch dadurch erklären, dass 2008 erstmals mehr Menschen in Städten als auf dem Land lebten. 2030 werden es bereits 60 Prozent sein. Diese Entwicklung führt dazu, dass sich immer mehr Städte über eine grüne Radikalkur Gedanken machen[193]. Wer keinen Schrebergarten und keine Zeit für die Fahrt ins Grüne hat, kann immerhin zu einem Trick greifen. Verschiedene Studien haben gezeigt, dass auch Bilder und Filme von Naturlandschaften entspannen und Stress reduzieren[194]. Diesen Effekt kann man also zur Not auch erzielen, wenn man auf dem Laufband oder dem Ergometer Naturaufnahmen anschaut, zum Beispiel auf einem Bildschirm oder projiziert auf eine Leinwand[195].

Und jetzt schließen Sie doch mal die Augen. Stellen Sie sich vor, Sie sitzen morgens um 9.00 Uhr auf einer Bergwiese. Der Wind, der um Ihre Nase streicht, ist noch frisch, aber die Sonne steht schon über dem Bergkamm und wärmt. Es ist ruhig. Sie befinden sich hoch über den Dingen des Alltags. Der spielt sich unten im Tal ab. Aber die Hektik und der Stress von "denen da unten" sind im Moment unendlich weit weg. Ihr Blick schweift über die Gipfel ringsherum, die Bergwiesen und die Alm, bei der es diese unglaublich lecker schmeckende Bergmilch gibt. Sie ruhen in sich und sind einfach nur glücklich und zufrieden. Dann stehen Sie auf und breiten Ihren Gleitschirm aus. Sie legen

Ihr Gurtzeug an, klinken den Schirm ein und laufen los. Sekunden später schrauben Sie sich mit der Thermik in den Himmel und lassen die Erde unter sich. Es gibt kaum etwas Schöneres auf der Welt.

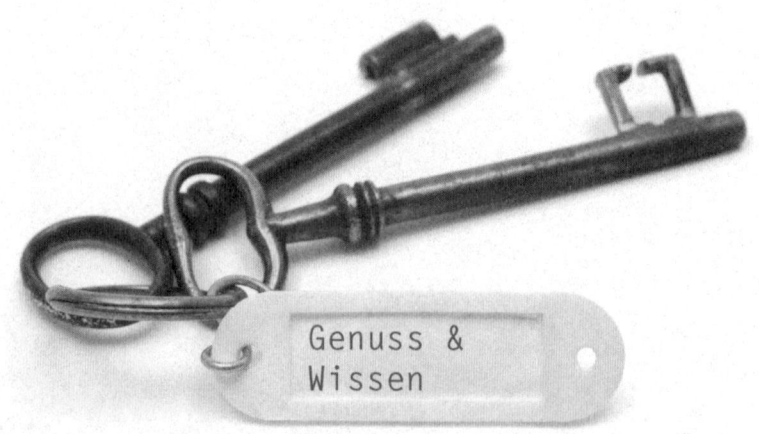

Sechste Etappe

Den Lebensstil ändern

Jetzt war ich heiß! Wenn Genuss der Schlüssel zum Erfolg sein sollte, konnte es ja nicht mehr so schwer sein, meinen Lebensstil auf "schlank werden" umzustellen.

Zunächst ist mir klar geworden, dass "gesund" und "abnehmtauglich" nicht immer dasselbe sind. Es gibt Produkte, die zwar gesund sind, aber mit denen man nur schwer abnehmen kann. Im Gegensatz dazu gibt es auch Produkte, die zwar ungesund sind, aber beileibe keine Dickmacher. Das war jedoch relativ schnell zu durchschauen.

Weitaus kniffliger war die Antwort auf die Frage, wieso uns Veränderungen eigentlich so schwerfallen. Der Volksmund sagt, der Mensch sei ein Gewohnheitstier. Das war mir aber zu unwissenschaftlich. Also bin ich mal wieder abgetaucht in die Wissenschaft der Hirnforschung. In den letzten zehn Jahren hat diese unglaubliche Fortschritte gemacht. Auf das Thema Abnehmen sind die aber bisher kaum angewendet worden. Höchste Zeit das zu ändern!

Denn was ich herausfand, ist faszinierend und sehr hilfreich.

Jeder kann sein Verhalten, seine Essgewohnheiten und seine Bewegungsbereitschaft verändern! Aber es braucht ein bisschen Zeit. Wenn man jedoch weiß, dass das so ist, gibt man nicht nach kurzer Zeit wieder auf und wird am Ende Erfolg haben!

Welche Tipps und Tricks ich dazu ausprobiert habe, beschreibe ich in der folgenden Reportage über die Etappe, die mein Leben nachhaltig verändert hat. Die konkrete Anleitung zum Abnehmen finden Sie im Kapitel mit der Überschrift: "Und jetzt weg mit den Pfunden!".

Gesund oder schlankmachend? Oder beides?

Es gibt Lebensmittel, die dick machen können, obwohl sie gesund sind. Olivenöl und Leinöl enthalten zwar für den Körper wertvolle Fettsäuren, sind allerdings wie alle Fette auch sehr kalorienreich. Je mehr man davon nimmt, desto mehr gerät die angestrebte Energiebilanz in Gefahr. Auch macht es für die Fettzellen keinen Unterschied, ob man Bio-Schokolade kauft oder normale. Nur weil der viele Zucker darin aus biologisch angebauten Zuckerrüben stammt, hat er nicht weniger Kalorien.

Man muss also immer unterscheiden, ob es ums Abnehmen geht oder ob man von der Gesundheitsverträglichkeit der Lebensmittel spricht. Noch ein Beispiel: Pommes Frites aus besten Kartoffeln in bestem Fett fritiert bleiben Dickmacher. Schadstoffbelastetes oder verstrahltes Gemüse dagegen hilft abzunehmen, ist aber gesundheitsgefährdend.

Wenn Sie darauf achten, möglichst frische Lebensmittel zu verwenden, liegen Sie so gut wie immer richtig. Gemüse ist aufgrund seiner geringen Energiedichte immer eine gute Wahl, wenn man Gewicht verlieren will. Es empfiehlt sich auch, aufgrund seiner Vitamine und Mineralstoffe viel davon zu essen. Ob man es frisch vom Markt holt, im Bioladen, beim Discounter oder aus der Tiefkühltruhe ist erst in zweiter Linie wichtig. Der Nährstoffgehalt ist immer nahezu der gleiche. Relevant ist, wie lange es lagert, weil es dabei schnell an Nährstoffen verliert. Und zwar ganz egal ob es im Bioladen, im Supermarkt oder zu Hause herumliegt. Was in der Diskussion um Bio-Lebensmittel oft unterschlagen wird, ist etwas anderes: die Belastung herkömmlicher Lebensmittel mit Pestiziden und Schadstoffen und – für Genussmenschen am wichtigsten – der Geschmack. Da kann aber auch Bio-Gemüse aus dem Supermarkt mit frischen Produkten vom Bio-Bauern oft nicht mithalten[196].

Die gesunden Omega-3-Fettsäuren kann man über Seefisch zu sich nehmen. Allerdings sind Fische immer häufiger mit Schwermetallen wie Quecksilber verseucht. Das ist ungesund und schreckt ab. Zu viel davon sollte man also nicht essen. Zudem ist Fisch nicht jedermanns Sache. Einigen Menschen schmeckt er nicht und viele wagen es nicht, Fischgerichte selbst zuzubereiten. Eine gesunde und einfache Alternative sind Lein- oder Rapsöl sowie Walnüsse. Ein Teelöffel ins Müsli oder ein paar Walnusskerne obendrauf versorgen Sie auch mit den wertvollen Omega-3-Fettsäuren. Die Kalorien, die Sie dadurch mehr zu sich nehmen, können Sie ab und zu verschmerzen.

Schokolade wird oft gepriesen, weil es serotoninbildend ist. Sie müssen aber nicht unbedingt Schokolade essen, damit das Glückshormon ausgeschüttet wird. Eine Vorstufe des Botenstoffs ist die Aminosäure Tryptophan. Sie ist eine der essenziellen Aminosäuren, die der Körper nicht selbst herstellen kann. Diese sind in unterschiedlichen Mengen in Eiweißen enthalten. Tryptophan findet sich in Fleisch, Eiern, Haferflocken oder Reis – allesamt Lebensmittel, die eine wesentlich geringere Energiedichte als Schokolade haben. Entscheiden Sie selbst, ob Sie eine Rechtfertigung brauchen, Schokolade zu essen – mit allen Nebeneffekten für Ihre Seele und Ihr Belohnungssystem. Oder ob es Ihnen wirklich ums Serotonin geht. Dann sind Sie mit den anderen Lebensmitteln sogar noch besser bedient. Denn deren Anteil an Tryptophan ist deutlich höher. Oder Sie halten sich an gute Eiweißdrinks. Haben diese eine hohe biologische Wertigkeit, ist ihre Aminosäurenbilanz ideal für Ihren Körper und liefern genügend Tryptophan.

Achten Sie auf so einfache Tipps und Tricks und kombinieren Sie das Gesunde, das Genussvolle und das Nützliche.

Wieso uns Veränderungen so schwerfallen

Die Hirnforschung hilft uns zu verstehen, wieso wir so träge Gewohnheitstiere sind. Ein besonders anschauliches Bild zeichnet Professor Manfred Spitzer. Er vergleicht die Erfahrungen, die wir im Laufe unseres Lebens machen – und die im Gehirn gespeichert sind – mit Spuren, die die Besucher eines Parks hinterlassen[197]. Zur besseren Veranschaulichung stellen wir uns vor, dass es Winter ist und in dem Park eine geschlossene Schneedecke liegt.

Die Besucher kommen durch das Eingangstor in den Park. Weil es kalt ist, finden sie schnell den Weg zum Glühweinstand und von dort – nachvollziehbarerweise – zum WC. Kurz vor Weihnachten kommt für einige der Souvenirshop des Parks gerade recht. Es führt eine Spur also auch dorthin. Wenn die Parkbesucher aus dem Riesenrad des Parks hinunterschauen, können sie die Spuren sehr schön sehen. Sie erkennen, dass die Trampelpfade nicht optimal angelegt sind. Die wurden ja auch nicht vom Landschaftsgärtner geplant, sondern sind so entstanden, weil sich die ersten Besucher einen Weg gebahnt haben, dem die nächsten gefolgt sind. Schließlich wollten sie möglichst trockene und warme Füße behalten. Dazu nimmt man gerne einen Umweg in Kauf und geht den Weg des geringsten Widerstandes.

So wie sich die Pfade durch ihren Gebrauch in den Schnee fräsen, entstehen Spuren in unserem Gehirn durch unsere Erfahrungen, die wir machen. Denkweisen, Marotten und Überzeugungen prägen sich so im Laufe der Zeit aus. Eindrücke, die wir zwar einmalig erleben, die uns aber nicht nachhaltig bewegen, sind wie Spuren einzelner Besucher im Schnee, denen kaum andere folgen: Sie werden wieder zugeweht und bleiben unbedeutend.

Welchen Vorteil haben solche Spuren in unserem Gehirn? Sie erleichtern uns das Leben phänomenal. Täglich prasseln Millionen von Sinneseindrücken auf uns ein: Geräusche, Farben, Formen, Bewegungen und Berührungen. Wie gut, dass wir nicht jeden Eindruck bewusst abarbeiten müssen, sondern unser Gehirn im Unbewussten die allermeisten ausfiltert. Dank der ausgetretenen Spuren kann es die eingehenden Informationen sehr viel einfacher bearbeiten. Dadurch konnten unsere Vorfahren schneller reagieren, wenn plötzlich ein Säbelzahntiger ins Sichtfeld kam. Uns hilft dieser Mechanismus immer noch, wenn wir schnell reagieren müssen. Beispielsweise wenn uns jemand die Vorfahrt nimmt.

Interessant ist, was passiert, wenn der Souvenirshop geschlossen bleibt und nebenan eine mobile Bude aufmacht. Die Besucher benutzen den alten Trampelpfad zum Shop und verlängern ihn einfach bis zur neuen Bude. Auch wenn es theoretisch besser wäre, einen neuen Weg zu bahnen. So funktioniert auch unser Gehirn. Diesen Prozess nennen wir "lernen". Neue Eindrücke und Erkenntnisse bauen auf bestehenden auf und verändern unsere Handlungsmuster ein kleines bisschen. Machen wir Erfahrungen immer wieder, verfestigen sich die Muster. Viele kleine Wahrnehmungen spielen da ebenso eine Rolle (Fußstapfen) wie wenige einschneidende Erlebnisse (wenn das Räumfahrzeug einen Weg bahnt).

Wenn uns jemand vorschlägt, etwas in unserem Leben zu verändern, stehen wir dem genauso skeptisch gegenüber, wie wenn uns jemand vorschlägt, eine neue Spur durch den unberührten Schnee zu legen. Vor allem dann, wenn wir mit den bisherigen Wegen gut gefahren sind, werden wir uns das dreimal überlegen.

Klar ist auch, dass es stark darauf ankommt, wie Ihnen jemand einen neuen Weg nahelegt. Tut er das missmutig mit erhobenem Zeigefinger, werden sie keine großartige Lust verspüren, seinen Rat zu befolgen. Tut er es mit fröhlicher Begeisterung werden sie schon eher bereit sein, den Fuß in den kniehohen Schnee zu setzen. Wenn er Ihnen verspricht, dass es dort hinten den Glühwein kostenlos gibt und für die ersten zehn Gäste sogar noch eine Zuckerwaffel dazu, stapfen Sie wahrscheinlich los. Rufen von dem tollen neuen Glühweinstand sogar Freunde von Ihnen herüber, werden Sie nicht mehr zu stoppen sein.

Sie verstehen, worauf ich hinaus will. Ein nüchterner, nörgelnder Gesundheitsexperte wird Sie kaum dazu bewegen können, liebgewonnene Essensmuster zu ändern oder von nun an täglich joggen zu gehen. Schafft es jemand, in Ihnen verlockende Bilder von einem Leben mit gesunder Ernährung oder mehr Bewegung zu verankern, werden Sie es versuchen. Wenn Sie die Veränderungen nicht alleine tun müssen, sondern Ihr Umfeld ebenfalls mitmacht, steigen Ihre Chancen zusätzlich, dass Sie es schaffen.

In der Hirnforschung wird die Fähigkeit des Gehirns, neue Wege zu beschreiten, d.h. sich zu verändern, Neuroplastizität genannt. Bei der Geburt ist sie sehr groß, nimmt dann aber im Laufe der Jahre immer mehr ab. Deshalb fällt es Erwachsenen schwerer, etwas zu lernen – seien es Sprachen oder ein gesunder Lebensstil.

Trotzdem funktioniert es. Nur etwas langsamer[198]. Man kann sich das vorstellen wie eine alte Vinylschallplatte. Beim Abspielen folgt die Nadel der Rille. Es dudelt das Lied. Will man sie mit Gewalt über die Platte ziehen, um zu einem anderen Lied zu gelangen, ertönen hässliche Kratzgeräusche aus dem Lautsprecher. Das macht keinen Spaß. Erfolgt die Veränderung jedoch mit Verstand – das heißt: hebt man den Tonabnehmer behutsam hoch und setzt ihn an anderer Stelle wieder ab – erklingt ein neues Lied. Jetzt macht's wieder Spaß. Nur anders.

Gene, Prägung und Gelerntes

Wenn unser Gehirn unser bewusstes und unbewusstes Handeln steuert, greift es auf seinen Erfahrungsschatz zurück. Drei Einflussfaktoren haben diesen Fundus zu dem gemacht, was er heute ist:

1. Unsere genetische Programmierung
2. Unsere Prägung durch Familie und Umfeld
3. Unser kognitives Wissen

Über viele Jahrtausende hinweg hat die Evolution unsere Gene entwickelt, die uns heute als Homo Sapiens ausmachen. Sie bestimmen unsere Körperfunktionen, unser Aussehen und einen großen Teil unseres Verhaltens. Bei Gefahr steigt zum Beispiel unser Adrenalinspiegel, wir sind fluchtbereit. Wir müssen auch nicht darüber nachdenken, ob wir vielleicht etwas essen sollten, um unser Fortbestehen zu sichern. Das geschieht automatisch. Wir nennen es Hunger. Dass wir dabei Süßes bevorzugen, ist uns von Geburt an gegeben. Einprogrammiert quasi. Entstanden ist das Programm im Verlauf vieler, vieler Generationen. Es hat sich dabei immer wieder an veränderte Umweltbedingungen angepasst. Gemessen an den Entwicklungen der vergangenen 250 Jahre seit der industriellen Revolution sind die Update-Zyklen allerdings furchtbar lange. Wir agieren also häufig noch wie Urmenschen, obwohl wir nicht mehr in der Steinzeit leben. Das sind gegebene Nebenbedingungen, an denen wir nichts ändern können. Allerdings wäre der Schluss falsch und fatal, wir seien unserer genetischen Programmierung hilflos ausgeliefert. Unser genetischer Rucksack ist etwas, das wir mit uns herumschleppen. Wohin wir mit ihm gehen, bestimmen wir allerdings selbst. Die Aussage, Übergewicht sei genetisch bedingt[199], ist wissenschaftlich nicht haltbar[200]. Die genetische Prädisposition spielt zwar eine Rolle, entscheidend sind aber Faktoren wie Compliance (Einhalten der Vorgaben) und Lebensstil[201]. Die zunehmende Verbreitung von Übergewicht in den letzten Jahrzehnten liegt also nicht an einer plötzlichen Veränderung unserer Gene, sondern an der übermäßigen Energiezufuhr und körperlichen Inaktivität[202].

Mit dem individuellen Rüstzeug seiner Gene sind alle von uns ins Leben gestartet. Dann entwickelt sich jeder innerhalb seiner Rahmenbedingungen weiter. Unsere Prägung beginnt bereits im Mutterleib und setzt sich intensiv im Elternhaus fort. Die Eltern sind die ersten Bezugspersonen. Ob gute oder schlechte, sie sind in jedem Fall Vorbilder für ihre Kinder. Als solche vermittelten sie Werte, Verhaltensmuster und Gewohnheiten. Sind die Eltern relaxt, haben die Kinder gute Chancen, es auch zu werden. Essen die Eltern nur ungesundes Zeug, ist es sehr wahrscheinlich, dass die Kinder das auch tun (müssen). Auch Kindergärtnerinnen, Lehrerinnen und Lehrer, Trainer, Freunde, Politiker und Idole aus der Welt des Sports, der Musik und der Unterhaltung beeinflussen durch ihr Denken und Handeln die Entwicklung von Kindern und Jugendlichen. In diesem Umfeld werden die Spuren im Gehirn gebahnt, denen ein Mensch in seinem Alltagsleben folgt. Deswegen ist es so wichtig, bei der Gesundheitserziehung bereits im Kindesalter anzufangen.

Der dritte Faktor, der unser Handeln steuert, ist unser angesammeltes Wissen. Im Gegensatz zur Prägung, die sich mehr im Unbewussten bemerkbar macht, steuert unser kognitives Wissen unser Bewusstsein. Stichwort: Frontalhirn. Es ist erstaunlich, was wir zu lernen in der Lage sind. Wir lernen lesen, schreiben und rechnen. Können Autos lenken und Ingenieure sie auch bauen. Wir können Computer bedienen und viele Menschen können diese programmieren. Fast jeder beherrscht ein Hobby, das er erlernt hat: Fußballspielen, Drachenfliegen, Reiten, Bogenschießen, Modellflugzeuge bauen, Orchideen züchten, Nähen, Malen, World of Warcraft spielen und vieles mehr. Für solche Leidenschaften opfern Menschen viel Zeit und Herzblut. Wenn's um eine gesunde Lebensweise geht, tun sich viele Menschen jedoch schwer. Aber auch diese lässt sich erlernen. In vielen Schulen lernen Kinder heute bereits kochen und bekommen viel Wissen über gesunde Ernährung vermittelt. Viele Erwachsene stellen zu ihrer positiven Überraschung fest, dass sie durchaus noch in der Lage sind, wichtige Grundlagen zu lernen, mit denen sich ein gesunder Lebensstil pflegen lässt. Viele geben jedoch vorschnell auf oder sind sich gar nicht bewusst, dass sie lernen können, ihr Leben glücklicher, zufriedener und gesünder zu gestalten. Oder sie glauben nicht, dass dieser Lernprozess Spaß machen kann. Aber genau das kann er. Und ein vergnügtes Gehirn lernt besser als ein angestrengtes[203]. Voraussetzung dafür, einen gesunden Lebensstil zu erlernen, ist ein solides Basiswissen über die Zusammenhänge in unserem Körper. Vor allem über unseren Stoffwechsel. Eine zentrale Rolle spielt aber auch unser Gehirn und dessen Funktionsweise.

An der Stelle treffen sich die drei Einflussfaktoren: Wir wandern mit unserem genetischen Rucksack durch die Welt. Dank unserer im Unbewussten eingeprägten Verhaltensweisen beschreiten wir viele Wege intuitiv. Wir haben

jedoch die Chance, an vielen kleinen und großen Verzweigungen selbst zu entscheiden, wohin uns die weitere Reise führen soll.

Verdammt schwer: Die Bewertung der Zukunft

Ein grundlegendes Problem bei der Umsetzung von guten Ernährungsvorsätzen ist der Zeitversatz zwischen dem Zeitpunkt der Sünde (die Sahnetorte heute) und der zu leistenden Buße (Übergewicht und Krankheiten in etlichen Jahren). Anders ausgedrückt: Wenn ich die Wahl habe zwischen einer kurzfristigen und einer langfristigen Belohnung, fällt es mir schwer, mich für die langfristige zu entscheiden. Das liegt daran, dass wir uns bei der Bewertung – der Diskontierung – zukünftiger Ereignisse sehr schwer tun.

Ein einfacher Versuch in den 1960er Jahren hat bereits die Tücken kurzfristiger Verlockungen gezeigt: das Marshmallow-Experiment. Vierjährigen Kindern, die einzeln in einen Raum gebeten wurden, hat man angeboten, dass sie sofort einen Marshmallow essen dürften. Oder sie bekämen zwei Marshmallows, wenn sie sich 15 Minuten gedulden könnten. Die Versuchsleiterin verließ daraufhin den Raum und das Kind war mit dem süßen Schaumklops vor der Nase alleine. Videos von einer Wiederholung des Experiments zeigen, wie schwer sich die Kinder mit der Versuchung taten[204]. Nur etwa 30 Prozent der Kinder konnten der Versuchung vor ihren Augen widerstehen und kassierten die zusätzliche Belohnung. Dieser Teil des Versuchs ist schon beeindruckend. Eine weitere Komponente kam noch hinzu als Walter Mischel, der Psychologieprofessor, der sich das Experiment ausgedacht hatte, Jahrzehnte später untersuchte, was aus den Kindern von damals geworden war. Es stellte sich heraus, dass diejenigen, die warten konnten, deutlich häufiger angaben, glücklich zu sein und in der Schule und im Beruf erfolgreicher waren[205].

Die Verlockung, der die Kinder in dem Experiment ausgesetzt waren, kann jeder nachvollziehen, der einmal beim Geruch frischen Brotes geradezu in eine Bäckerei hineingezogen wurde. Oder der an einem Pizzastand einfach nicht vorbeikam. Oder der sich nach dem Einkauf im Supermarkt vorgenommen hat, dort nie mehr hungrig hinzugehen. In gewissen Situationen verhalten wir uns offensichtlich alles andere als rational. Unser Unterbewusstsein nimmt in solchen Momenten die Zügel in die Hand.

Der Ackerbauer, der sich sicher sein kann, täglich satt zu werden, wird sein Saatgut nicht verzehren, weil er weiß, dass seine Ernte des nächsten Jahres davon abhängt. Wurde seine letzte Ernte jedoch vernichtet und er muss Hunger leiden, wird ihm die gleiche Entscheidung um einiges schwerer fallen.

Wie schwierig es sein kann, sich für die langfristige, rechnerisch deutlich bessere Option zu entscheiden, versteht man auch, wenn man sich in die verzweifelte Lage eines Verdurstenden in der Wüste versetzt. Ein Glas Wasser ist für ihn jetzt sehr viel mehr wert als hundert Flaschen in einer Woche. In bestimmten Situationen ist rationale Kalkulation spontanen Bedürfnissen also hoffnungslos unterlegen.

Allerdings entscheiden wir uns auch in alltäglichen Situationen nicht immer mathematisch korrekt im Sinne einer Gewinnmaximierung. Schon der Mathematiker Daniel Bernoulli wunderte sich 1738 darüber, dass sich Menschen lieber für sichere, etwas schlechtere Optionen entscheiden als für mathematisch lukrativere. Wenn Testpersonen vor die Wahl gestellt werden, 800 Euro sofort zu bekommen oder mit 85-prozentiger Wahrscheinlichkeit 1.000 Euro zu gewinnen, entscheiden sich die meisten für die sicheren 800 Euro. Obwohl rechnerisch der Erwartungswert bei der zweiten Option 850 Euro beträgt. Wer wählen kann zwischen 9 Euro heute oder 10 Euro in einem Jahr, wählt in den meisten Fällen die 9 Euro heute[206].

Der Grund für dieses Verhalten liegt in der Evolution. Wir stammen nun mal nicht vom Computer ab, sondern von Menschen, die durch solches Verhalten überlebt haben. Es liegt in unseren Genen, Risiko zu meiden. Allerdings ist das erst die Hälfte der Geschichte.

Wenn wir die Wahl haben, mit Sicherheit 800 Euro zu verlieren oder mit 85-prozentiger Wahrscheinlichkeit 1.000 Euro, entscheiden sich die meisten Menschen für die zweite Option[207]. Denn es gibt ja auch die 15-prozentige Chance gar nichts zu verlieren. Das ist ein bisschen wie sicher sterben oder mit einer gewissen Wahrscheinlichkeit doch noch davon zu kommen.

Wie wir Chancen und Risiken bewerten, hängt zudem stark davon ab, wie die Wahlmöglichkeiten formuliert werden. In einer Studie hatten Krebspatienten die Wahl, sich für eine riskante Therapie zu entscheiden. Der Gruppe, der gesagt wurde, dass die Überlebenswahrscheinlichkeit 68 Prozent beträgt, entschieden sich signifikant häufiger für die Behandlung als die Gruppe, denen die Sterbewahrscheinlichkeit von 32 Prozent genannt wurde[208]. Rechnerisch ist es freilich ein und dasselbe.

Dass sich Kinder im Marshmallow-Experiment für den schnellen Genuss entscheiden, ist mit ihrem archaischen Genpool gut erklärbar. Ebenso, dass wir uns so schwer tun, einem leckeren Nachtisch zu widerstehen. Und doch kann der folgende Ausspruch des Hirnforschers Manfred Spitzer zu unserem Leitmotiv werden:

"Ich muss nicht den Blödsinn machen, den mein Hirn mir gerade vorschlägt"[209].

Wir haben also die Möglichkeit, unser Verhalten selbst zu wählen. Mehr noch: Wir sind sogar selbst dafür verantwortlich. Vor allem aber haben wir die Möglichkeit, die Rahmenbedingungen so zu verändern, dass uns das Widerstehen in entscheidenden Situationen leichterfällt.

Erinnern wir uns an das ständige Auf und Ab des Insulinspiegels in unserem Blut. Und vergegenwärtigen wir uns die Situationen, in denen es uns besonders schwerfällt, Süßigkeiten zu widerstehen. Wie ferngesteuert öffnen wir die Schublade mit der Schokolade, wenn unser Insulinspiegel schnell absinkt. In solchen Momenten ist der Kampf gegen die Versuchung sehr hart. Denn die Fähigkeit zur willentlichen Selbstkontrolle hängt von der Konzentration des Zuckers im Blut ab[210]. Unser Gehirn braucht Zucker und schreit geradezu danach, wenn die Gefahr droht, zu wenig davon zu bekommen. Bei seiner Einschätzung greift das Hirn auf Informationen des Organismus zurück, die die Menge der Reserven anzeigen[211]. Aus evolutionärer Sicht ist das System sinnvoll. Bei unserer heutigen Versorgungsdichte mit Kühlschränken und Supermärkten ist es schädlich.

Wie stark die Bewertung der Zukunft von unserem Blutzuckerspiegel abhängt, haben Amerikanische Forscher untersucht. Sie stellten wieder Fragen der Art "Hätten Sie lieber x Dollar heute oder 100 Dollar in zwei Monaten?". Vor dem Versuch tranken die Probanden dieses Mal jedoch mehr oder weniger gesüßte Getränke. Das Ergebnis war erstaunlich: Mit ausreichend Zucker im Gehirn wurde den 100 Dollar in zwei Monaten der gleiche Wert zugemessen wie 85 Dollar heute. Bei zu geringer Zuckerkonzentration hatten die 100 Dollar in zwei Monaten heute nur noch den Wert von 62 Dollar (vgl. Abb. 9)[212]. Ein echtes Diskontierungsdilemma!

Eine gute Strategie muss also vorsehen, solche "Notsituationen" mit niedrigem Blutzuckerspiegel zu vermeiden. Und das bedeutet: Raus aus der Insulinschaukel! Die Entscheidung dafür können wir sehr gut auf rationaler Ebene treffen. Insbesondere, wenn wir wissen, wie der Weg aus der Insulinschaukel aussieht[213].

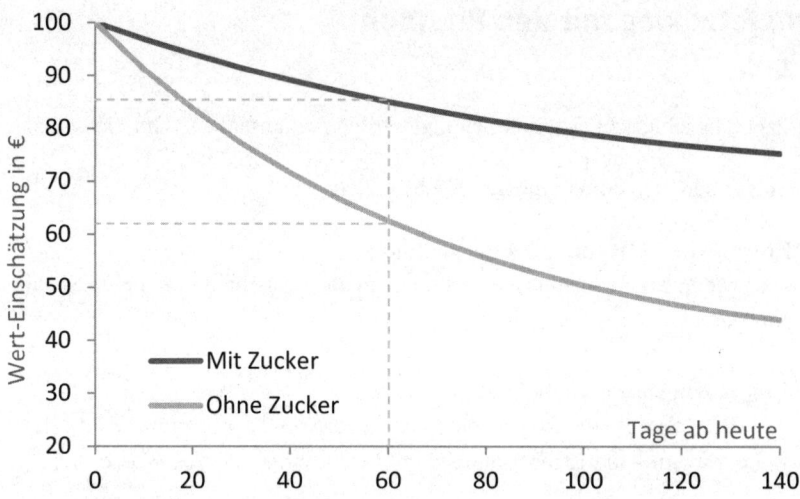

Abbildung 9: Unterschiedliche Diskontierung der Zukunft – mit und ohne Zucker

Und jetzt weg mit den Pfunden

Sie haben beschlossen abzunehmen und wollen nun anfangen? Gut, dann los!

Die folgenden vier Punkte müssen Sie beachten:

1. **Entscheidend ist nur die Energiebilanz**
   D.h., wenn Sie mehr Energie verbrauchen als Sie zuführen, nehmen Sie ab. Nur dann.

2. **1 kg Körperfett = 7.000 kcal**
   Pro 700 Kalorien, die Sie einsparen, reduzieren Sie 100 Gramm Körperfett. Wenn Sie am Anfang mehr abnehmen, ist das eingelagertes Wasser.

3. **Satt ist, wenn der Magen voll ist**
   Wählen Sie Gerichte mit niedriger Energiedichte! Die machen mit wenig Kalorien satt.

4. **Insulin verhindert die Fettverbrennung**
   Reduzieren Sie daher den Konsum von Kohlenhydraten und lassen Sie einfache Kohlenhydrate komplett weg!

Die Umstellung Ihres Lebensstils gliedert sich in drei Phasen:

1. Zwei Umstellungstage
2. Abnehmen
3. Gewicht halten

Phase 1: Zwei Umstellungstage

Um aus der Insulinschaukel herauszukommen, streichen Sie zwei Tage lang Kohlenhydrate und Alkohol komplett von Ihrem Speiseplan. Auch auf Obst verzichten Sie währenddessen. Dadurch programmieren Sie Ihren Stoffwechsel von der Fetteinlagerung auf Eigenversorgung um. Gemüse und Eiweiß dürfen Sie in dieser Phase nach Belieben essen. Sie dürfen auch gesunde Fette essen. Viele Umsteller empfinden aber eine leichtere Kost zum Einstieg passender und verzichten gerne auf große Mengen an Öl und Fett. Ansonsten spricht nichts dagegen, dass Sie an diesen Tagen im Rahmen der Vorgaben dem Genuss frönen. Sie können es sich richtig gut gehen lassen, indem Sie selbst leckere Gemüsegerichte kochen. Oder Sie feiern den Einstieg in Ihr neues, gesundes Leben mit einem Candle Light Dinner – bei dem Sie natürlich die genannten Regeln einhalten. Ein gutes Stück Fleisch mit gedünstetem Gemüse ist perfekt. Nudeln, Reis, Kartoffeln und Wein oder Bier lassen Sie jedoch weg. Zur Vorspeise genehmigen Sie sich einen schönen Salat (ohne Brot) und zum Dessert allenfalls Käse. So kann auch in den nächsten Wochen jederzeit ein genussvolles Abendessen aussehen.

Zum Frühstück mixen Sie sich entweder einen Eiweißdrink oder machen sich eine Schale Joghurt oder Quark mit einem Esslöffel Leinöl und verschiedenen Nüssen. Als Getränk sind Wasser, Kräuter- oder Schwarztee und auch Kaffee erlaubt. Alles aber natürlich ohne Zucker. Wenn Sie die Umstellung bewusst etwas einschneidender gestalten wollen – um sich klarer vor Augen zu führen, dass jetzt ein neuer Lebensabschnitt beginnt – können Sie sich eine feine Gemüsesuppe kochen, von der Sie, wann immer es Sie gelüstet, eine Portion erwärmen und essen. Zudem können Sie bereits damit beginnen, ganze Mahlzeiten durch Eiweißshakes zu ersetzen.

Nach diesen zwei Tagen werden Sie angenehme Veränderungen in Ihrem Körper feststellen. Sie verspüren weniger Hunger, fühlen sich befreit und sogar schon etwas leichter. Vor allem aber wird das Verlangen nach Süßem so gut wie verschwunden sein.

Phase 2: Abnehmen

Ab jetzt schmelzen Sie Fett ab. Ihre Fettzellen sind nun auf Versorgung und nicht mehr auf Speicherung programmiert. Diese Einstellung wollen Sie in dieser Phase natürlich beibehalten. Je länger Ihr Stoffwechsel das vermehrte Verbrennen von Fett statt Kohlenhydraten praktiziert, desto stärker prägt er diesen Prozess aus.

Daher verzichten Sie in dieser Phase auf alles, was Ihren Insulinspiegel schnell anhebt. Also auf Weißmehlprodukte, Süßigkeiten, gezuckerte Getränke und Alkohol. Komplexe Kohlenhydrate wie in Vollkornbrot, Vollkornnudeln oder

Kartoffeln sind ab und zu in Maßen erlaubt. Je mehr Sie diese aber mit Gemüse oder auch magerem Fleisch kombinieren, desto besser.

Vor allem aber ernähren Sie sich eiweißreich! Dass sich mit Low-Carb Diäten am schnellsten abnehmen lässt, haben wir gesehen. Wenn auch Sie zu den eher ungeduldigen Menschen zählen, wollen Sie wahrscheinlich schnell Erfolge sehen. Je konsequenter Sie auf Kohlenhydrate verzichten, desto erfolgreicher werden Sie sein. Das gilt vor allem fürs Abendessen. Sie wollen schließlich die lange Fettverbrennungsphase in der Nacht nutzen. Und dazu muss Ihr Insulinspiegel möglichst schnell wieder auf Normalniveau sein.

Einfache und schnelle Mahlzeiten können Sie mit Eiweißshakes gestalten. Damit diese besser sättigen, rühren Sie ein bis zwei Löffel Flohsamenschalen mit ein. Diese Ballaststoffe führen dazu, dass die Nahrung länger im Magen und Darm bleibt und die Sättigung länger anhält.

Der perfekte Start in den Tag ist ein Müsli mit selbstgeschroteten Körnern. Garnieren dürfen Sie das Müsli gerne mit frischem Obst und Nüssen oder Kernen. Nur lassen Sie bitte auf jeden Fall die Finger von kommerziellen "Müslis" oder anderen gesüßten Frühstückscerealien! Gesunde Fette sind erlaubt. Ein Esslöffel Leinöl im Müsli liefert die wertvollen Omega-3-Fettsäuren ganz ohne Fischgeschmack oder Fischölkapseln. Sie müssen auch nicht auf die Butter verzichten oder das Olivenöl an den Salat. Denn ohne Fett kein Genuss. Und darauf wollen Sie schließlich nicht verzichten. Fleisch, Gemüse und Milchprodukte dürfen Sie bedenkenlos verzehren. (Vorausgesetzt natürlich, Sie leiden nicht unter einer Laktoseintoleranz).

Achten Sie in dieser Phase auf die Energiedichte Ihrer Mahlzeiten. Weil Sie sich immer satt essen sollen, ist es wichtig, dass sie den Magen zwar füllen, aber dabei nicht zu viele Kalorien verzehren. Genau durch diesen Effekt entsteht die negative Energiebilanz. Wenn Sie im Schnitt eine Energiedichte von weniger als 1,5 Kilokalorien pro Gramm erreichen, sind Sie im grünen Bereich. Kasteien Sie sich aber nicht, denn wenn Sie Ihrem Körper zu wenig Kalorien geben, stellt er seinen Stoffwechsel auf ein Sparprogramm um. Später sehen wir uns noch einige Energiedichte-Beispiele an.

Wahrscheinlich werden Sie erstaunt feststellen, dass Ihr Körper seit den Umstellungstagen kaum noch nach Zwischenmahlzeiten verlangt. Das liegt am eingepegelten Blutzuckerspiegel. Die Achterbahnfahrten sind vorbei und es wird weniger Insulin gebraucht, um den Blutzucker zu regulieren. Machen Sie nun nicht den Fehler, aus alter Gewohnheit Zwischenmahlzeiten einzulegen. Wenn Sie Zweifel überkommen, erinnern Sie sich einfach an die Grafik aus dem Insulin-Kapitel, die zeigt, dass Fett in den Tälern zwischen zwei Insulinbergen abgebaut wird. Dem Gehirn helfen solche Visualisierungen. Wenn das noch nicht ausreicht, trinken Sie ein Glas Wasser, das nimmt den Hunger. Oder genehmigen Sie sich einen Eiweißdrink, einen Naturjoghurt oder ein paar Löffel Quark.

Wie erfolgreich Sie die Abnehmphase gestalten, hängt auch stark davon ab, wie Sie es mit Getränken halten. Süße Getränke machen alle Anstrengungen zunichte, weil diese die Umprogrammierung Ihrer Fettzellen ruckzuck wieder rückgängig machen. Auch Bier und Wein verhindern wegen ihres Alkohols die Fettverbrennung. Gegen ein oder zwei Gläser die Woche ist jedoch nichts einzuwenden, wenn Sie Lust darauf haben oder sich am Wochenende belohnen wollen. Auf Schnaps, Whisky oder Cognac müssen Sie aber gänzlich verzichten. Wasser ist natürlich das perfekte Getränk. Mit Tees und Kaffee können Sie kalorienfreie Abwechslung in die Getränkeliste bringen. Bei Milch sollten Sie bedenken, dass ein Liter fettarme Milch etwa 470 Kalorien hat. Vollmilch bringt es sogar auf 660 Kalorien pro Liter. Gesund hin oder her – die Kalorien gehen in die tägliche Energiebilanz ein.

Die größte Herausforderung ist für viele die Belohnung am Abend. Egal ob es Schokolade, Eiscreme und Erdnüsse oder Bier, Wein und Whisky sind, mit denen Sie sich abends für die Anstrengungen des Tages belohnen. Womöglich müssen Sie sich ja auch selbst etwas gönnen, weil Sie von niemandem sonst Anerkennung für Ihre Leistung bekommen. Weil diese Belohnungen schnell mal mit 500 Kalorien oder mehr zu Buche schlagen, darf man sie nicht ignorieren. Zwar wird Ihre Lust darauf etwas geringer sein, weil Sie Ihren Blutzuckerspiegel besser im Griff haben. Aber Ihr Gehirn hat die Gewohnheit eingespeichert und fordert womöglich zumindest einen Ersatz. Also suchen Sie Alternativen, anstatt sich zu quälen. Die Einen testen das Teeregal durch. Andere schwören auf Joghurt- oder Quarkspeisen. Wieder andere zelebrieren den Genuss hochprozentiger Schokolade, von der sie sich ein bis zwei Stücke mit frisch gebrühtem Kaffee gönnen. Neue Dinge auszuprobieren und sich durch verschiedene Produktbereiche zu testen ist auf jeden Fall ein guter Tipp. Das bringt viel Abwechslung und schult das Geschmacksempfinden.

Wie lange die Abnehmphase dauern soll, liegt allein bei Ihnen. Mit jeder Woche mit einer negativen Energiebilanz verlieren Sie Gewicht. Wenn Sie wollen, können Sie das monatelang so halten. Je konsequenter Sie sich eiweißreich ernähren, desto verlässlicher ist der Gewichtsverlust. Allerdings wird der damit verbundene Speiseplan nach einer gewissen Zeit eintönig. Die perfekte Abwechslung finden Sie, wenn Sie dann für ein paar Wochen traditionell mediterran essen. Das heißt: Viel frisches Gemüse und Obst, dazu Fisch, Meeresfrüchte und wenig Fleisch. Achten Sie jedoch darauf, dass Sie nicht die Speisekarte einer deutschen Pizzeria als mediterrane Ernährungsvorlage interpretieren. Die italienische Küche in Deutschland hat sich über Jahrzehnte den deutschen Wünschen und Gewohnheiten so weit angenähert, dass sie sich von der original italienischen Küche inzwischen deutlich unterscheidet. Wenn die Pfunde wieder etwas schneller purzeln sollen, legen Sie eine weitere Low-Carb-Phase ein.

Wenn Sie beschließen, dass Sie ab einem erreichten Zielgewicht erst einmal nicht weiter abnehmen möchten, führen Sie einfach Ihr Leben mit einer ausgeglichenen Energiebilanz fort. Sie können später jederzeit wieder in Phase zwei einsteigen und weitere Pfunde verlieren. Die Umstellungstage müssen Sie nur einschieben, wenn Sie rückfällig geworden sind und Ihr Insulinspiegel wieder Achterbahn fährt.

Phase 3: Gewicht halten

Diese Phase unterscheidet sich nur in einem Punkt von der Abnehmphase: Sie leben ab jetzt mit einer ausgeglichenen Energiebilanz. Das bedeutet, dass Sie jeden Tag ein paar Hundert Kalorien mehr essen dürfen. Ob Sie sich nun öfter wieder eine Brotzeit oder ein Glas Wein gönnen oder ab und zu sogar eine kleine "Sünde", entscheiden nur Sie. Wegen der Energiebilanz waren Pizza und Lasagne in der Abnehmphase wahrscheinlich meist Tabu. Jetzt können Sie sich diese Leckereien wieder guten Gewissens von Zeit zu Zeit gönnen. Brot sollte aber weiterhin aus Vollkorn und nicht aus Weißmehl gebacken sein. Anstelle von Süßigkeiten oder Knabberzeug essen Sie vielleicht nun einen Joghurt oder Quark mit frischem Obst oder Beeren. Nicht aus Zwang, sondern, weil Sie das mittlerweile schätzen. So stimmt unterm Strich die durchschnittliche Energiedichte wieder und die Abwechslung ist größer als in Ihrem alten Leben.

Achten Sie einfach darauf, dass Sie nicht in die alten Gewohnheiten abrutschen und Ihr Stoffwechsel wieder auf Kohlenhydrat-Fokus umschaltet!

Wenn Sie bisher offen für neue Genüsse waren, wird es Ihnen ohnehin nicht schwerfallen, auf frühere Sünden weiterhin zu verzichten. Zuckerhaltige Produkte werden Ihnen viel zu süß vorkommen und einfach nicht mehr schmecken. Ohne sie zu leben, stellt dann gar keinen Verzicht mehr dar. Sie wundern sich wahrscheinlich nur, wie Ihnen das früher schmecken konnte.

Die neuen Genussoptionen werden Sie am eigenen Herd, auf Reisen, bei Weinproben, in Kochkursen oder mit Freunden erleben. Natürlich kann es sein, dass Sie Anregungen oder Tipps brauchen bis Sie sich selbst zutrauen, bislang unbekannte Genusswelten zu entdecken. Na, dann holen Sie sich diese Anregungen eben! Das bisschen Mut, das dazu nötig ist, ziehen Sie aus dem erreichten Wohlbefinden, das Sie mit etlichen Kilos weniger in ein paar Monaten haben werden. Und dem gestärkten Selbstbewusstsein, dass Sie das hinbekommen haben.

Wir essen, was uns schmeckt – oder andersherum?

"Was der Bauer nicht kennt, das isst er nicht" heißt es. Als sesshafter Vertreter der Ackerbauern und Viehzüchter passt der Landwirt bestens ins Evolutions-Schema. Er muss nicht neue Jagdgründe erkunden und durch Neugier getrieben neue Territorien erschließen, wie es herumziehende Nomaden mussten. Es gab und gibt also keine Gründe für ihn, an Wohlbekanntem etwas zu ändern.

Viele Menschen sehen das ähnlich - und es schmeckt Ihnen am besten bei Muttern. Jetzt sagen Ernährungspsychologen, das läge gar nicht daran, dass Mutter am besten kocht, sondern daran, dass wir von klein auf hauptsächlich in Mamas Küche gegessen haben. Wir seien dadurch auf ihr Essen konditioniert worden[214]. Da ist verdammt viel dran: Wir essen nämlich nicht, was uns schmeckt, sondern wir haben gelernt zu mögen, was wir essen![215]. Grundsätzlich sind wir jedoch sehr offen für Neues, denn unsere Geschmacksvorlieben verändern sich permanent[216]. Reisen in fremde Länder eröffnen uns beispielsweise völlig neue Geschmackserlebnisse. Manchem schmeckt dann Chickencurry besser als bislang Allgäuer Kässpatzen. Oder der Languedoc-Wein schlägt den Trollinger. Allerdings etablieren sich solche neuen Geschmackspräferenzen erst, wenn wir sie häufiger konsumieren.

Dieser Effekt ist bei Kindern gut beobachtbar. Viele Eltern kennen das Problem: Sie wünschen sich, dass ihre Kinder mehr gesundes Obst und Gemüse essen. Nach einigen Versuchen, den Nachwuchs zu überzeugen, geben sie allerdings verzagt auf[217]. Dabei waren sie nur nicht ausdauernd genug. Studien haben gezeigt, dass man Geduld und Gelassenheit an den Tag legen muss. Zehn bis 16 mal muss ein neues Lebensmittel im Schnitt einem Kind ohne Zwang angeboten werden, bis es dieses akzeptiert[218]. Jeder Erwachsene, der seinen Ernährungsgewohnheiten ändern will, sollte sich im Klaren sein, dass es bei ihm nicht viel anders ist. Wer also von heute auf morgen seine Ernährung umstellen will, wird damit erhebliche Schwierigkeiten haben.

Mit etwas gutem Willen und Geduld kann man sich jedoch von alten Gewohnheiten trennen. Das gilt auch für den Zucker im Kaffee. Oft fällt eine schrittweise Umstellung leichter. Wer bisher nur sehr süßes "Müsli" aus dem Supermarktregal gegessen hat, schafft den Umstieg auf ein gesundes Müsli aus geschroteten Körnern und einem geriebenen Apfel, wenn er zunächst mit Ahornsirup oder Birnendicksaft nachsüßt und diese Zugabe sukzessive verringert. Nach erfolgreicher Umstellung ist für viele gesüßtes Müsli kaum mehr genießbar.

Ernährungsumstellungen müssen Spaß machen, wenn sie langfristig erfolgreich sein sollen. Denn sonst fehlt uns dauerhaft das Dopamin im Gehirn, wir wünschen es uns aber und werden dadurch rückfällig. Freude am Essen bedeutet Genuss. Und Genuss heißt, es muss schmecken.

Unser Gehirn erlaubt uns jedoch einen kleinen Trick. Kulinarischer Genuss ist für uns nämlich nicht nur der bloße Geschmack des Essens. Es kommt nicht nur auf die objektiven Eigenschaften wie süß oder salzig, warm oder kalt und so weiter an. Noch wichtiger sind die subjektiven Empfindungen, die wir mit einem Lebensmittel verbinden. Vor allem die Bilder in unserem Kopf. Warum denken Sie, werben Brauereien mit jungen Menschen auf einem Segelschiff oder Eishersteller mit Bikini-Mädchen am Strand? Wenn wir die Bilder der Werbung nur oft genug sehen, verknüpfen wir diese eng mit dem Produkt und projizieren sie auf uns selbst. Der Schluck Bier weckt dann den freiheits-liebenden Abenteurer in uns. Und der Löffel Eiscreme entführt unsere Gedanken in die Südsee. Und was passiert in Ihrem Gehirn, wenn ein ange-strengt schauender Gesundheitsexperte Ihnen rät, täglich fünf Portionen Obst und Gemüse zu essen? Dann denkt Ihr Gehirn bei Obst und Gemüse an einen angestrengt schauenden Professor, der Askese predigt und zum Lachen in den Keller geht. So wird's schwierig mit der Umstellung.

Statt nur auf den Geschmack, kommt es auch auf die Schmackhaftigkeit des Essens an. Denn diese ist nicht eine Eigenschaft des Essens, sondern die menschliche Reaktion darauf. Die Schmackhaftigkeit liegt also nicht in dem, was wir essen, sondern in uns selbst. Sie entsteht im Gehirn[219]. Das Problem beim Abnehmen ist häufig ein Zielkonflikt: Einerseits will man Gewicht verlieren, andererseits schmackhaftes Essen genießen. Es braucht also ein paar psychologische Tricks, um aus diesem Dilemma zu kommen[220]. Mit kognitiven Methoden können wir uns jedoch umerziehen. Bilder spielen auch hier eine wichtige Rolle. Ein Kochbuch, das durch tolle Fotos Erinnerungen an den letzten Italienurlaub weckt, animiert uns mehr, mediterran zu kochen als ein Rezept in reiner Textform. Auch verbale Ermunterungen wirken Wunder. Die Umstellung mit dem Partner oder Freunden zusammen fällt daher leichter. Auch sollten wir uns regelmäßig belohnen. Allerdings besser mit einem Paar neuer Schuhe oder einem Kinobesuch als mit einem Stück Sahnetorte[221]. Dass das funktionieren kann, liegt daran, dass die Stimuli im Gehirn nahezu deckungsgleich sind, wenn man gut isst, schöne Musik hört, guten Sex hat oder einfach nur Wasser gegen den Durst trinkt[222].

Auch die Wortwahl spielt für unsere Assoziationen eine große Rolle. Das Wort "Essen" assoziieren 44 Prozent mit "Lust am Genuss". Beim Wort "Ernährung" sind es nur 25 Prozent. "Ernährung" verbinden allerdings auch 24 Prozent mit "Gesundheit". Während nur 7 Prozent "Essen" mit "Gesundheit" in Bezug bringen. Essen bringt also Lust und Genuss. Ernährung dagegen ist gesund, aber langweilig[223]. Die Ergebnisse spiegeln sich auch in den Antworten einer anderen Umfrage wider. Auf die Frage "Worauf legen Sie bei Ihrer Ernährung besonderen Wert?" antworteten drei Viertel der Befragten mit "vitaminreich essen", "abwechslungsreich essen" und "nicht zu dick werden". Als nur ein Wort ausgetauscht wurde und die Frage lautete "Worauf legen Sie bei Ihrem Essen besonderen Wert?" antwortete die Hälfte mit "Geschmack", "Bekömmlichkeit" und "kein Fisch, und dass ich satt werde"[224].

Umstellung funktioniert

Dass es möglich ist, seinen Lebensstil umzustellen, hat sehr eindrücklich eine Australische Studie gezeigt.

Die Aborigines Australiens haben über Zigtausend Jahre gewissermaßen abgeschottet von der westlichen Welt unter sehr schwierigen Umweltbedingungen einen gesunden Lebensstil als Jäger und Sammler gepflegt. Diabetes und andere Zivilisationskrankheiten kamen bei ihnen in dieser Zeit nicht vor. Vor gut zweihundert Jahren begann die Besiedlung des fünften Kontinents und die Lebensbedingungen der Ureinwohner änderten sich zunächst langsam. Später schnell und gewaltig. Sie wurden an den Rand der neuen Gesellschaft gedrängt, weil sie mit dem Lebensstil der Weißen nicht zurechtkamen. Ihrem überlieferten Lebensstil nachzugehen, wurde immer schwieriger. Zudem verfielen sie den Verlockungen der "Zivilisation": Der Konsum von Alkohol, fettigen Speisen und Zucker führte dazu, dass Diabetes, Herzinfarkte und Schlaganfälle bei den Aborigines dramatisch zunahmen. Heutzutage leiden die Ureinwohner zehnmal so häufig an Diabetes wie die restlichen Einwohner Australiens[225].

Vor diesem Hintergrund startete die Ernährungswissenschaftlerin Kerin O'Dea ihr spannendes Experiment. Zehn übergewichtige unter Diabetes Typ-2 leidende Aborigines erklärten sich bereit, für sieben Wochen wieder zum ehemaligen Lebensstil im Outback zurückzukehren. In der abgeschiedenen Gegend in Nordwestaustralien hatten die Testpersonen keinen Zugang mehr zu kommerziellen Lebensmitteln oder Getränken. Sie mussten wieder auf die Nahrung zurückgreifen, die die Natur ihnen bot. Sie ernährten sich zunächst überwiegend von Kängurus, Vögeln und Maden. Nach etwa zwei Wochen gelangten sie in ein Gebiet mit breiterem Nahrungsspektrum und erweiterten ihren Speiseplan um Yamswurzeln, Feigen und Buschhonig. Und um Schildkröten und Krokodile. (Ein Buch, in dem Genuss großgeschrieben wird, darf diese Köstlichkeiten nicht verschweigen.) Am Ende des Experiments, nach sieben Wochen, wurden die Teilnehmer medizinisch untersucht und auf die Waage gestellt. Diese zeigte im Schnitt sieben Kilogramm weniger an. Der Blutdruck war bei allen gesunken. Der zuvor erhöhte Triglyceridspiegel war auf Normalniveau zurückgegangen. Der Anteil an Omega-3-Fettsäuren war nach oben geschnellt. Alle Stoffwechselanomalien der Diabetes hatten sich entweder stark verbessert oder sogar völlig normalisiert. Auch ihr psycho-sozialer Status hat sich sehr positiv verändert. Sie waren deutlich zuversichtlicher[226].

Vergleichbare Experimente wurden mit amerikanischen Indianern und indigenen Hawaiianern durchgeführt. Sie führten zu ähnlichen Ergebnissen[227].

Wer aus diesem Beispiel den Schluss zieht, er sollte Maden und Krokodile essen, hat vom Prinzip her recht. Mageres Fleisch anderer Tiere und allgemein proteinreiche Kost tun es aber auch.

Dass den Aborigines die Rückkehr zu ihrem alten, gesunden Lebensstil gelang, hatte vor allem einen ganz einfachen Grund: Im Outback gab es keine dickmachenden Nahrungsmittel. Weil es keinen Zucker, kein fettiges Billigfleisch, keinen Alkohol gab, konnten sie auch nichts davon konsumieren. Aus den Augen, aus dem Sinn. In unserem Kulturkreis tun wir uns wesentlich schwerer mit diesem Motto. Es gibt fast keinen Ort mehr, an dem wir nicht in Versuchung geführt werden. In der Küche lockt der Kühlschrank, im Wohnzimmer flackert ungesunde Werbung über den Bildschirm, und in der Stadt umgarnen uns unzählige Imbissbuden, Bäckereien, Metzgereien, Kneipen, Cafés und Restaurants. Von den Supermärkten ganz zu schweigen.

Erinnern wir uns an die Kinder im Marshmallow-Experiment. Denen erging es, die süße Belohnung vor Augen, sehr ähnlich. Was haben diejenigen Kinder gemacht, die es geschafft hatten, zu widerstehen? Ganz einfach: Sie haben weggeschaut oder sich abgelenkt. Sie haben ihre Aufmerksamkeit vom Objekt der Begierde abgelenkt. Dieser Aspekt emotionaler Intelligenz hilft auch Ihnen. Lassen Sie sich nicht entmutigen, wenn Sie für die Umstellung einige Zeit brauchen. Das ist völlig normal. Sein gefräßiges Hirn zu überlisten braucht eben Geduld[228].

Das Gehirn liebt Bilder

Denken Sie mal an einen Hund! Und jetzt an einen Tisch. Und jetzt an ein Haus. Alles kein Problem, oder? Dann denken Sie doch jetzt mal an Ihren Stoffwechsel. Na, bemerken Sie einen Unterschied? Bei den ersten drei Begriffen hatten Sie sehr wahrscheinlich ein konkretes Bild, ein Abbild, vor Ihrem inneren Auge. Hund, Tisch und Haus kann man eben leicht fotografieren. Und unser Gehirn kann solche Bilder leicht speichern. Ein Foto von Ihrem Stoffwechsel haben Sie sehr wahrscheinlich noch nie gesehen. Allenfalls eine schematische Darstellung. Und dann hatten Sie auch wieder nur das Foto der Schemadarstellung vor Augen. Wir denken also in Bildern. Nicht umsonst heißt es: "Ein Bild sagt mehr als Tausend Worte".

Mit Versprechen wie "8 Kilo abnehmen in 2 Wochen" kann unser Gehirn sehr wenig anfangen. Um beurteilen zu können, ob das überhaupt realistisch ist, muss es die Botschaft dekodieren. Es müsste errechnen, dass das 4.000 Kalorien am Tag wären und deswegen nicht gelingen kann. Diese Berechnung verbraucht viel Energie. Und mit der versucht unser Gehirn so sparsam wie möglich umzugehen. Kein Wunder also, dass das Gehirn einfach nur "8 Kilo abnehmen" registriert und "na klasse" ruft. Weil wir so einfach gestrickt sind, fallen viele Menschen auf unseriöse Diätversprechen herein.

Was passiert dagegen in Ihrem Gehirn, wenn Sie einen Appell wie "Ernähren Sie sich gesund!" hören? Ich denke dabei an einen Mann im weißen Kittel, der seinen Zeigefinger mahnend in die Höhe streckt und zum Lachen wahrscheinlich in den Keller geht. Dieses Bild hat keine Chance gegen das Bild der Schokoladentafel, von der ich weiß, dass sich ihr reales Abbild im Küchenschrank versteckt. Denn mein Gehirn hat längst das Bild der Schokolade mit der erwarteten Ausschüttung von Dopamin verknüpft. Mein grundsätzlich ernst gemeinter Vorsatz, abzunehmen, steht nun auf weitgehend verlorenem Posten, wenn mich mein Weg zum Sofa mal wieder auf magische Weise am Küchenschrank vorbeiführt. In meinem Kopf taucht das Bild der Schokolade auf. Fast so als könnte ich durch die Schranktür schauen. Mein Belohnungssystem hüpft schon vor Freude und sorgt dafür, dass ich an den Weißkittel oder die gesunde Paprika im Kühlschrank nicht mehr denke.

Das Phänomen lässt sich wissenschaftlich erklären. Unser Gedächtnis speichert zwei verschiedene Arten von Informationen ab. Im Faktengedächtnis horten wir faktisches Wissen. Also solches, das beispielsweise mit Formeln, Rechtschreibung oder Geografie zu tun hat. Das bildhafte bzw. episodische Gedächtnis beinhaltet Bilder, sowohl bewegte als auch statische. Erinnerungen daran sind zu überwiegendem Anteil mit Emotionen verknüpft, die für den Besitzer des Gehirns eine persönliche Bedeutung haben[229]. Nur wenn uns etwas Gehörtes, Gelesenes oder Gesehenes persönlich berührt, findet es Zugang zum bildhaften Gedächtnis. Gesundheitsappelle wie "Ernähre dich gesund und bewege dich!" öffnen diese Tür nicht. Denn wir bringen einen solchen Ratschlag nicht wirklich mit uns in Verbindung. Das erklärt, wieso Gesundheitsaufklärung, wie sie bislang meistens betrieben wurde, so wenig bewirkt hat[230]. Nur wenn wir eine persönliche Verknüpfung zu eigenen Erfahrungen herstellen können, besteht die Chance, dass wir das Erlebte als eine persönliche Botschaft verstehen. Ein weiterer Schritt ist es, diese Botschaft dann auch umzusetzen. Die Chancen dafür steigen, je besser es gelingt, sie mit persönlichen Erinnerungen zu assoziieren. Und dafür sind Bilder und Geschichten sehr viel besser geeignet als nüchterne Fakten. Genau dieser Aspekt wird jedoch in der öffentlichen Gesundheitsaufklärung völlig vernachlässigt.

Gemüse wird in gut gemeinten Kampagnen beispielsweise meist schlecht vermarktet. Hochpolierte Paprikas, peinlich sauberer Kopfsalat, perfekt gestylter Blumenkohl: So sehen Fotos aus, mit denen Lust auf Gemüse gemacht werden soll. Lust es zu essen bekommt durch solche Bilder nur, wer bereits weiß, wie man es lecker zubereitet. Bei Menschen, die das nicht wissen, verpuffen solche Bilder ohne jede positive Wirkung. Sehr viel einfacher hat es da das Fast-Food-Restaurant. Der Hamburger wird so abgebildet, wie er serviert wird: fertig zum reinbeißen. Will man die Zielgruppe erreichen, die mehr Gemüse essen sollte, muss die Ansprache geändert werden. Das Marketing muss auf die Wünsche und Bedürfnisse der Kunden ausgerichtet sein. Der Köder muss dem Fisch schmecken.

Immer wieder wird auch versucht, mit den Gefahren ungesunden Verhaltens Einfluss auszuüben. Raucher kennen das. Im Gegensatz zur Schokoladentafel steht auf der Zigarettenpackung etwas, was dem Belohnungssystem gar nicht gefällt. Da steht etwas von Krebs oder von Tod oder von Impotenz. Diese Form der Abschreckung wirkt zwar nachweislich[231]. Noch sehr viel besser wirken würden allerdings abschreckende Bilder auf Zigarettenpackungen. Bilder von verkrebsten Raucherlungen, Tumoren oder amputierten Beinen[232]. Gesundheitsorganisationen fordern daher eindringlich die Einführung solcher Fotos auf Zigarettenpackungen[233].

Der Wirkung von Bildern bedient sich natürlich auch die Nahrungsmittelindustrie, um uns zu überzeugten Käufern zu machen. "Neuromarketing" heißt in der Branche das Zauberwort. Die Neuromarketeers haben von der Hirnforschung gelernt, dass Sprache nicht effizient ist. Sie haben verstanden, dass das menschliche Bewusstsein unglaublich begrenzt ist. Fast 100% der Informationsflut, die täglich über uns hereinbricht, wird von unserem Unterbewusstsein weggefiltert. Für Informatiker: In jeder Sekunde strömen über unsere Sinne etwa 11 Millionen Bits an Informationen in unser Gehirn. Bewusst verarbeiten können wir lediglich ca. 40-50 Bits. Das sind sieben bis acht Ziffern oder Worte. In den restlichen ca. 10.999.960 Bits pro Sekunde, die wir unbewusst verarbeiten, sehen die Werbetreibenden, die etwas von Neuromarketing verstehen, ihr Tummelfeld: "Wir haben diese riesige Datenmenge zur Verfügung, um mit unseren Kunden zu kommunizieren und Wirkung zu erzielen! Hier liegt also eine große Chance für uns alle.", freut sich ein Marketing-Experte[234]. Das erklärt auch, wieso in der Werbung so wenig mit Texten und so viel mit Bildern gearbeitet wird.

Bewegte Bilder funktionieren übrigens besser als unbewegte. Denn unsere Urahnen haben gelernt, besonders sensibel auf Bewegungen zu achten. Nur so ließ sich der Säbelzahntiger rechtzeitig bemerken. Diesem Effekt verdanken wir auch die vielen Stunden, die wir gebannt vor der Flimmerkiste verbringen.

Lebensmittel intelligent einkaufen

Bücher, die die Lebensmittelindustrie anprangern, haben Konjunktur. "Die Essensfälscher", "Die Ernährungsfalle", "Vorsicht Supermarkt", "Die Ernährungsdiktatur", "Der Bio-Bluff" sind einige der Titel, die offensichtlich die Sorgen und Ängste vieler Verbraucher adressieren. Kein Wunder. Berichte über Analogkäse, Klebeschinken und unechte Shrimps haben die Konsumenten verunsichert. Die Bücher sind inhaltlich weitgehend richtig und sie sind auch notwendig, um Aufklärungsarbeit zu leisten. Sie haben aber einen gravierenden Nachteil: Sie können die Lust aufs Essen vermiesen. Etliche Rezensionen von Lesern im Internet äußern sich auch enttäuscht ob der wenigen wirklich neuen Erkenntnisse, die oft auf zu vielen Seiten breitgetreten werden.

Längst ist klar, dass viele verarbeitete Lebensmittel ihren Weg auf unsere Tische finden. Ist deswegen unsere Ernährungsgrundlage in Gefahr? Die Antwort lautet ja, wenn man sich der Werbung hingibt und völlig unreflektiert Nahrungsmittel kauft, die vor Zucker und Fett strotzen. Die Antwort lautet aber nein, wenn man seinen gesunden Menschenverstand einsetzt und sich aus der unglaublichen Essensvielfalt das heraussucht, was gesund oder zumindest verträglich ist. Qualitativ hochwertiges Obst und Gemüse bekommt man nicht mehr nur auf dem Wochenmarkt. Auch die Discounter haben meist sehr gute Ware, die aufgrund des schnellen Umschlags oft frischer ist als beim kleinen Bioladen an der Ecke[235]. (So schade das ist). Tiefkühlkost stellt in vielen Fällen eine sehr probate Alternative dar. Vor allem Gemüse wohlgemerkt, nicht Eiscreme oder Fertigpizza. Die Vitamine und Mineralstoffe sind darin beinahe vollständig noch erhalten, weil die Lebensmittel kurz nach der Ernte bereits eingefroren werden. Beim Fleisch muss die Herkunft angegeben werden. Hier kann jeder weitgehend selbst bestimmen, was und welche Qualität er isst. Ein Gespräch mit dem Metzger oder der Verkäuferin hinter der Theke bringt schnell Erhellung. Ebenso in der Hand hat man die Entscheidung für die Zutaten wie Öle, Gewürze usw. Verunreinigungen sind gemessen an der riesigen Umsatzmenge sehr selten. Sehr viel wichtiger ist, grundsätzlich die gesunden Lebensmittel zu wählen. Also Olivenöl statt Maiskeimöl zum Beispiel.

Um sich in solchen Fragen richtig entscheiden zu können, ist ein wenig Wissen erforderlich. Das kann man aber ohne Panikmache vermitteln. Freude am genussvollen Kochen und Essen ist hier sicher der bessere Weg.

Wer die folgenden drei Regeln beachtet, kann seine Lebensmittel mit großer Freude genießen:

1. Zuckerhaltige und fettige Nahrungsmittel vermeiden.
2. Keine Lebensmittel kaufen, die als besonders gesund vermarktet werden.
3. Im Zweifel Lebensmittel kaufen, die Ihre Großmutter auch schon bekommen konnte.

Das Geschmacksempfinden schulen

Ich liebe echtes Müsli mit frischem Obst. Auch mit sauren Früchten wie Johannisbeeren oder Grapefruits. Noch vor ein paar Jahren hat mir zwar vielleicht mein Verstand gesagt "Iss das, denn es ist gesund", aber großen Genuss hätte ich nicht empfunden. Damals war mein Geschmacksempfinden – wie das von sehr vielen Menschen – extrem auf "süß" gepolt. Naturjoghurt konnte ich nur essen, wenn ich Kristallzucker oder süße Marmelade untergerührt habe.

Die Ernährungsempfehlung vieler Experten, mehr Obst und Gemüse zu essen, ist natürlich richtig, aber die Umsetzung scheitert bei sehr vielen Menschen daran, dass es ihnen einfach nicht schmeckt. Glücklicherweise kann man sein Geschmacksempfinden aber (um-)erziehen.

Das funktioniert ähnlich wie beim Wein. Man wird nicht durch pure Willensbekundung zum Weinexperten mit ausgeprägter Weinsensorik. Wohl aber durch aufmerksames Genießen. Genauso funktioniert es mit unserem allgemeinen Geschmacksempfinden. Mit dem großen Vorteil, dass wir täglich mehrfach essen und trinken, während wir Wein verhältnismäßig selten trinken.

Wenn Sie sich vornehmen, zum Frühstück öfter ein abnehmtaugliches Müsli zu essen, kann es sein, dass Sie nie eine wirkliche Leidenschaft dafür entwickeln, wenn Sie es gleich mit Naturjoghurt, frisch geschrotetem Korn, Leinsamen, Walnüssen und frischen Johannisbeeren zubereiten. Es ist Ihnen womöglich einfach "viel zu gesund". Akzeptieren Sie, dass das normal ist und passen Sie Ihr persönliches Rezept Ihrem aktuellen Geschmacksempfinden an. Wenn "Müsli" bisher für Sie eine dieser zuckerstrotzenden Cerealienmischungen aus dem Supermarkt war, dann geben Sie zunächst noch einen Löffel Crunchy Müsli zu Ihrem gesunden Frischkornbreimüsli. Sie werden es dadurch sehr viel lieber mögen. In den Naturjoghurt können Sie zum Süßen etwas Birnen-, Apfel- oder Agavendicksaft einrühren. Und statt Johannisbeeren nehmen Sie anfangs süßeres Obst.

Nach ein paar Wochen – in denen Sie hoffentlich Ihren Zuckerkonsum generell reduziert haben – probieren Sie mal, wie Ihnen Ihr Müsli ohne Crunchys oder ohne Birnendicksaft schmeckt. Sie werden mit Freude feststellen, dass Sie das Süße nicht mehr vermissen. Irgendwann wird dann der Punkt kommen, an dem

Sie zu viel Süßes sogar als störend empfinden. Denn Ihr Geschmacksempfinden wird sensibler. Süß empfinden Sie dann womöglich wie viele andere Menschen als "laut" und "aufdringlich".

Seine 2.000 bis 9.000 Geschmacksknospen zu schulen führt im Laufe der Zeit zu einem sehr viel ausgeprägteren Genusserlebnis[236]. Kräuter und Gewürze sind ganz hervorragend geeignet, um Ihren Gaumen auf Alternativen zu Zucker, Aromastoffen und Geschmacksverstärkern zu bringen.

Kräuter und Gewürze

Stellen Sie sich einmal vor, Sie gehen richtig gut essen. Sie befinden sich in einem tollen Ambiente und das Essen schmeckt einfach ganz hervorragend. Woran liegt das denn dann? Sicher nicht an den Proteinen oder an den Kohlenhydraten. Am Fett schon eher, denn das ist zumindest ein wichtiger Geschmacksträger. Aber wo kommt der Geschmack her?

Zum großen Teil sicher von dem Lebensmittel selbst. Von dem Stück Fleisch oder dem Gemüse. Aber war es das schon? Wieso ist es dann so schwierig richtig lecker zu kochen?

Den großen Unterschied machen die Kräuter und Gewürze! Mit ihnen lassen sich die Zutaten verfeinern, Inhaltsstoffe hervorheben oder Kontrastpunkte setzen. Sie lassen sich kombinieren und ergänzen. Wie in einem Orchester können sie zusammenspielen. Das große Ganze ergibt dann sehr viel mehr als die Summe jedes Einzelnen für sich betrachtet. Die wahren Meister sind die, die das Spiel mit den Optionen am besten beherrschen.

Estragon, Thymian, Rosmarin, Salbei, Safran, Dill, Chili, Curry, Gewürznelken, Zitronenmelisse, Kerbel, Liebstöckel, Kardamom, Wacholderbeeren, Lorbeer, Senf, Pfeffer, Paprikapulver, Kurkuma, Bohnenkraut: Die Liste ließe sich beliebig fortsetzen. Mal herb, mal scharf, mal süß, mal sauer, mal mild, mal fruchtig. Oft geradlinig und einfach, oft vielfältig und verspielt.

Das Tollste dabei ist, es ist furchtbar einfach. Haben Sie schon mal Ihr Rührei mit frischem Schnittlauch gegessen, nachdem Sie zuvor Tomaten oder Paprika dazu getan und es mit einem Spritzer Zitronensaft verfeinert haben? Aus einem ganz normalen Frühstück gelingt mit einem minimalen Zusatzaufwand so ein kulinarischer Traumstart in den Tag.

Ausprobieren ist erlaubt. Holen Sie sich Tipps und Anregungen aus einem Kochbuch, das sich speziell mit dem Würzen von Gerichten beschäftigt. Oder stöbern Sie im Internet. Oder kaufen Sie sich ein Kräuterbuch und lenken Sie sich am Abend mit "Kräuterlernen" ab. Egal, ob Sie noch ganz wenig von Kräutern verstehen oder schon anerkannter Hobbykoch sind, jeder kann noch wunderbar viel dazu lernen.

Fangen Sie mit Kräutern und Gewürzen an, die Ihren Geschmack nicht gleich auf eine große Probe stellen. Als Anfänger starten Sie z.B. mit Schnittlauch, Petersilie, Rosmarin und Basilikum. Mit etwas Grundwissen machen Sie sich Pasta mit Salbeibutter oder einer Estragonsauce und üben bei Risotto mit Safran (Milanese) oder mit Steinpilzen (con i porcini).

Mit einem ausgeprägteren Geschmacksempfinden profitieren Sie ganz nebenbei von anderen Effekten. Sie werden bewusster essen, weil Ihr Anspruch wächst. Banale Chips neben dem Fernsehen in sich reinzustopfen, werden Sie als Beleidigung Ihres Geschmackssinnes empfinden. Sie werden auch langsamer essen – Stichwort Slow Food – und dadurch weniger.

Ich muss Sie aber auch warnen. Mit einem besser geschulten Geschmacksempfinden steigen Ihre Ansprüche. Das Kantinenessen, über das Sie sich vielleicht aktuell kaum Gedanken machen, wird Ihnen später einmal plump, versalzen, fettig und ungesund vorkommen. Sie werden bis dahin aber mit Sicherheit auch mit einem sehr viel größeren Wohlbefinden und weniger Kilos in die Kantine gehen und werden herausgefunden haben, wie Sie die Kantinenkost in Ihre tägliche Ernährung einbauen.

Vielleicht fangen Sie auch an, sich für die Heilwirkung zu interessieren. Wurden Kräuter und Gewürze früher vor allem als Heilpflanzen gesehen, haben wir das Wissen darüber mittlerweile leider schon weitestgehend verloren. Statt auf natürliche Wirkstoffe, die Mutter Natur uns schenkt, vertrauen wir lieber auf Chemie aus der Apotheke. Ist es aber nicht spannend, dass die Pharmakonzerne die Pflanzen erforschen und versuchen, Wirkstoffe zu erkennen und in Arzneimittel zu packen?

Wissen Sie, woher die Galenik, das Teilgebiet der Pharmazie, das sich mit der optimalen Darreichungsform eines Wirkstoffes beschäftigt, ihren Namen hat? Vom Kräuter-Forscher Galenus, der ca. 131-201 nach Christus gelebt hat, dem neben Hippokrates berühmtesten Arzt der Antike[237]. Mit seinen über 500 Werken hat er den Grundstein für die moderne Pharmazie gelegt[238].

Achten Sie im nächsten Urlaub doch einmal darauf, wieso das Essen dort so lecker schmeckt, wie es schmeckt. Das Curry beim Inder, der Kreuzkümmel beim Türken, die frischen Kräuter in der Provence – erweitern Sie Ihre Sinneseindrücke doch einfach. Und machen Sie den Feierabend zu einem Kurzurlaub, indem Sie ein Gericht vom letzten Feriendomizil nachkochen. Oder achten Sie einmal bewusst auf den Kräutergarten, den quasi jedes Kloster früher hatte. Über Jahrhunderte waren es die Klostergärtner, die das Wissen über die aromatischen Gewächse hüteten.

Wenn man sich die aktuelle Diskussion ums Gesundheitswesen anschaut, erstaunt, welchen Pragmatismus Karl der Große um 800 nach Christus walten ließ als er in seiner "Capitulare de villis", einer Verordnung für seine Landgüter, genaue Anweisungen gab, welche Gemüse und Kräuter dort unbedingt angebaut werden sollten: Knoblauch, Zwiebeln, Schnittlauch, Kresse und Petersilie gehörten ebenso dazu wie Raute, Anis, Kümmel, Wilde Minze, Fenchel und Bohnenkraut[239]. Da macht Gesundheit Appetit.

Manche Gewürze haben zudem noch die Eigenschaft, dass sie den Stoffwechsel anregen. So wird z.B. die Nährstoffverwertung durch Pfeffer verbessert. Ingwer, Kurkuma und Zimt verstärken den Fettabbau. Die Inhaltsstoffe von Meerrettich, Senf, Knoblauch und Zwiebeln sollen sogar vor Krebs schützen[240].

Dass Kräuter und Gewürze wieder mehr in Mode kommen, erkennt man auch an den Themen der vielen populären Kochshows im Fernsehen. Auch in der Literatur gehört es immer mehr zum guten Ton, seine Protagonisten gutes Essen genießen zu lassen. Die Gerichte dabei sind oft furchtbar einfach, wie mein sizilianischer Lieblingsautor, Andrea Camilleri, beweist:

»'Hast du Hunger?' 'Beh, si.' 'Magst du ein bisschen Weizenbrot? Ich habe es erst vor einer Stunde aus dem Ofen geholt. Soll ich es dir zurechtmachen?' Ohne seine Antwort abzuwarten, schnitt sie zwei Scheiben von einem Brotlaib ab, tat Olivenöl, Salz, schwarzen Pfeffer und Pecorino darauf, legte die beiden Scheiben aufeinander und reichte sie ihm. Montalbano ging hinaus, setzte sich auf eine Bank neben der Tür und fühlte, wie er beim ersten Bissen vierzig Jahre jünger wurde, er war wieder ein kleiner Junge, so hatte ihm auch seine Großmutter das Brot immer zurechtgemacht. Man musste es unter dieser Sonne essen, durfte dabei an nichts denken und nur genießen, dass man eins war mit dem Körper, mit der Erde, mit dem Duft des Grases«.[241]

Stress reduzieren

Druck im Büro, Ärger mit Behörden oder Nachbarn, Lärm, die vermeintliche Notwendigkeit immer erreichbar zu sein usw. halten die Stresshormone im Blut. Erst in den letzten Jahren hat die Hirnforschung herausgefunden, wieso das so schädlich ist. Die Erkenntnisse waren überraschend. Hat man vor gut einem Jahrzehnt noch angenommen, dass die Entwicklung des Gehirns mit etwa zwanzig Jahren beendet ist, weiß man heute, dass in Teilen des Vorderhirns und des Hippocampus jeden Tag neue Nervenzellen entstehen[242]. Die stress-regulierende Funktionsfähigkeit des Hippocampus hängt anscheinend stark von diesen neugebildeten Hirnzellen ab. Fällt die Neubildung jedoch unter einen kritischen Schwellenwert oder kommt ganz zum Erliegen, erhöht sich das Vorkommen neuronaler Störungen: Schlafstörungen, Gedächtnisverlust, Angstzustände oder gar Depressionen. Dafür gibt es mittlerweile Erklärungen[243]. Fehlen im Hippocampus die neuen Nervenzellen, kann ein Mensch kleine Veränderungen in seiner Umgebung nicht mehr wahrnehmen. Auch nicht Veränderungen zum Besseren[244]. Obwohl sich also seine Situation verbessert – der Säbelzahntiger hat die Verfolgung aufgegeben – setzt dieser Mensch seine Flucht fort. Er bleibt angespannt. Und seine Stimmung im Keller. Für einen Psychiater ist dann Neugeschäft in Aussicht: der nächste depressive Patient.

Dass auch das Immunsystem leidet, wenn wir unter Dauerstress stehen, ist nachvollziehbar. Weil das in Flucht- oder Kampfsituationen nicht gebraucht wird, fährt es der Körper herunter. Fast jeder hat die Folgen schon erlebt: Vor dem Urlaub hat man großen Stress, um die Arbeit im Büro erledigt zu bekommen, die Reise zu planen und die Koffer zu packen. Kaum hat man dann frei, schlägt die Erkältung zu[245]. Nicht umsonst heißt es: Hätte man keinen Urlaub, bräuchte man auch keinen. Nachvollziehbar dürfte auch sein, wieso die Libido unter Stress leidet. Fortpflanzung hat eben keine Priorität, wenn man gerade vor dem Säbelzahntiger davonläuft. Sich Liebende, die das anders sahen, hatten meist keine Gelegenheit mehr, ihre Gene zu vererben. Gefährlich wird's auch für den Blutkreislauf, weil die Stresshormone in den Blutgefäßen entzündliche Prozesse auslösen, die die Ablagerung von Plaques begünstigen. Arteriosklerose und Herzinfarkt können die Folge sein. Das ist nur einer der Gründe, wieso Stress das Leben verkürzt.

Man kann seine grundsätzliche Einstellung nicht von heute auf morgen über Bord werfen. Man kann aber mit einfachen Mitteln dafür sorgen, mit Stress besser umgehen zu können. Sich Auszeiten zu gönnen, ist immer noch die beste Möglichkeit, das eigene Alarmsystem wieder in den Normalzustand zu bringen. Verbringt man die Zeit in der Natur, trägt diese zur Erholung zusätzlich bei[246]. Die Neubildung der Nervenzellen im Hippocampus, die sogenannte Neurogenese, kommt dann schnell wieder in Gang. Die beste Medizin sie zu unterstützen: Bewegung! Zahlreiche Studien, zunächst mit Tieren, später mit Menschen, die im Hirnscanner untersucht wurden, haben das nachgewiesen[247]. Schon 30 Minuten täglich Spazierengehen bewirkt wahre Wunder.

Und natürlich spielt die Ernährung eine wesentliche Rolle. Da sich bei Stress heftige biochemische Reaktionen im Körper abspielen, ist es von großer Wichtigkeit, dafür zu sorgen, dass der Körper ausreichend mit Vitaminen, Mineralstoffen und Spurenelementen versorgt ist. Wem das alles noch nicht genügt, der kann sich an die neu entdeckten altbewährten Formen der Entspannung wagen: Meditation oder Yoga. Gestressten Menschen empfiehlt der Neurowissenschaftler Bruce McEwen, sich bewusst zu machen, wie Stress entsteht. Dadurch erkennt man, dass man ihn in den Griff bekommen kann. Denn: "Wir müssen nicht dauerhaft das Opfer unseres in die Irre geleiteten Gehirns sein." [248]

Große Augen machten amerikanische Hirnforscher als sie buddhistische Mönche untersuchten während sie meditierten. Die Gammawellen in deren Köpfe waren um ein Vielfaches stärker als die westlicher Probanden[249]. Diese Studienergebnisse waren Auslöser weiterer Untersuchungen, die zutage förderten, dass Meditation auch bei Menschen, die damit bisher nicht bewandert waren, die gleichen positiven Ergebnisse bewirkte[250]. Wenige Wochen Meditationstraining reichen offensichtlich aus, um die Großhirnrinde deutlich anwachsen zu lassen und die Dichte der Hirnzellen im Hippocampus zu erhöhen. Die positive Wirkung zeigte sich danach in Tests, in denen bei den Meditierenden der stressbedingte Anstieg des Stresshormons Cortisol signifikant niedriger war als bei einer Kontrollgruppe[251]. Wer Yoga oder Tai Chi bisher belächelt hat, sollte seine Haltung angesichts dieser Forschungserkenntnisse überdenken. Jeder der weiß, wie sehr man in einem erfüllenden Hobby aufgehen kann, kann nachvollziehen, was die Wissenschaftler herausfanden. Kommt man doch beim Malen, Musik hören, Sport treiben oder bei anderen Leidenschaften gerne in einen meditationsähnlichen Zustand.

Gesundes Leben lernen

Voltaire sagte einmal: "Da es sehr förderlich für die Gesundheit ist, habe ich beschlossen, glücklich zu sein."

Ganz so einfach ist es vielleicht nicht. Aber sehr Vieles können wir beeinflussen, um unser Leben gesund zu gestalten. Es ist Nonsens, wenn z.B. in Ernährungsratgebern immer wieder empfohlen wird, wir sollten einfach auf unseren Körper hören, der wisse schon, was gut ist für uns. Einem Suchtkranken würde man das auch nicht empfehlen.

Kindern einen gesunden Lebensstil beizubringen ist relativ einfach. Sie bringen ihre genetische Programmierung mit, haben aber ihre Prägungsphase noch großteils vor sich. In diese Denkweise sollte man die Schwangerschaft mit einbeziehen, weil bereits die pränatale Prägung Weichen stellt[252]. Die Ernährung der Mutter während der Schwangerschaft, ihr Stresslevel und ihre Freude auf das kleine Leben beeinflussen das Kind bereits im Mutterleib. Je früher die Gesundheitserziehung nach der Geburt erfolgt, desto mehr profitieren Kinder davon. Maßnahmen wie Schulobst-Programme, Kochen mit Kindern oder die Förderung von Bewegung sind für Heranwachsende von größter Wichtigkeit[253]. Nur eines muss man bei Kindern auf jeden Fall tun: Den Begriff "gesund" vermeiden. Denn damit verknüpfen Kinder Bevormundung und Zwang[254]. Das Verbieten bestimmter Lebensmittel kann sogar das genaue Gegenteil des bezweckten bewirken. Die verbotenen Nahrungsmittel werden dann besonders begehrenswert. In einem Versuch hatten Kinder die Gelegenheit zwischen sehr süßen und kaum gesüßten Getränken zu wählen. Kinder, denen zu Hause sehr restriktiv zuckerhaltige Lebensmittel vorenthalten wurden, schlugen sehr viel mehr über die Stränge und stürzten sich auf süße Getränke als Kinder, die daheim ab und zu süße Lebensmittel naschen durften[255]. Kinder gesundheitsbewusst zu erziehen bedeutet also nicht, sie zu bevormunden.

Weil Erwachsene den wichtigen Einflussfaktor der Prägung schon weitestgehend durchlaufen haben, bleibt für sie nur der Faktor des kognitiven Lernens, um sich einen gesunden Lebensstil anzueignen. Allerdings können Erwachsene auch auf den gesamten Erfahrungsschatz ihres bisherigen Lebens zurückgreifen. Vor allem auch auf die gemachten Fehler.

Das Diskontierungsdilemma zeigt: Es ist verdammt schwer, die Sahnetorte, die heute vor einem steht, mit der angestrebten Bikini-Figur in drei Monaten in angemessene Verbindung zu bringen.

Der Ausweg muss sein, sich zu vergegenwärtigen, dass die Kalorien der Sahnetorte heute schon zu Buche schlagen. Das bekommt man hin, indem man das Abnehmziel in Wochen- und Tagesziele unterteilt. Wenn ich pro Woche ein halbes Kilo abnehmen will, muss meine Energiebilanz am Ende der Woche ein Minus von 3.500 kcal aufweisen. Das macht 500 kcal pro Tag. Ob ich mir die Sahnetorte mit ihren vielleicht 1.000 kcal erlaube, hängt dann ganz stark von meinem restlichen Ess- und Sportverhalten in der Woche ab. Was nicht funktioniert: Sich in die eigene Tasche lügen, dass so ein Stück Kuchen ja nicht so schlimm sei.

Zu lernen, wie man ein gesundes Leben führt, beginnt damit, dass man versteht, wie unser Stoffwechsel funktioniert. Ohne dieses Wissen sind Frust und Demotivation vorprogrammiert. Die besten Vorsätze pulverisieren sich dann und die Kilos gehen eher rauf als runter. Der nächste wichtige Schritt ist, die Geheimnisse der grauen Masse in unserem Kopf zu ergründen. Keine Angst, man muss nicht Neurowissenschaften studieren, um das zu lernen. Man muss nur offen sein für die spannenden Geschichten, die die Hirnforschung uns liefert. Kaum ein anderes Wissenschaftsgebiet schafft es, eine solche Fülle von unterhaltsamen Experimenten zu produzieren, die für jedermann verständlich und nachvollziehbar sind. Wer sich dafür interessiert, wird mit einem immer größeren Verständnis belohnt, was wir von uns selbst erwarten dürfen und was nicht.

Wer angesichts des Lernstoffs dieses Buch zuklappen möchte, sollte nur bedenken, dass das beim Abnehmen genauso viel hilft, wie die Augen beim Versteckspiel zu verschließen. Nur weil man etwas nicht sehen will, ist es nicht weg. Statt über grundsätzlich wunderbare Funktionsmechanismen unseres Körpers zu jammern, sollten wir das größte Geschenk, das die Evolution uns gemacht hat, aktiv nutzen: unser Gehirn. Denn alles Lernen passiert in diesem Organ. Und lernen – so haben wir gesehen – hat immer damit zu tun, Neues zu erfahren.

Wer noch zögert, sollte sich folgenden Gedanken durch den Kopf gehen lassen: Die Evolution geht weiter. Sie passiert im Moment. Vielleicht werden zukünftige Generationen einmal mitleidig von ausgestorbenen Ahnenzweigen berichten, die sich krank und zu Tode gefressen haben. Vorfahren, von denen sie nicht abstammen werden.

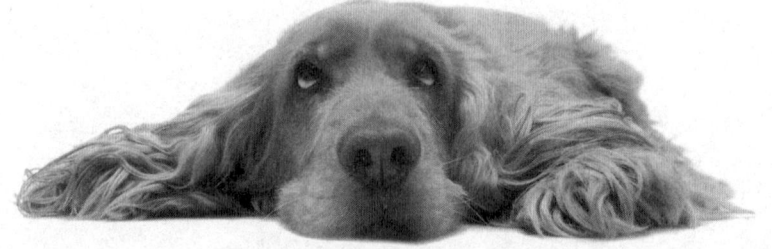

Siebte Etappe

Wie der Schweinehund

vom Feind zum Freund wurde

Der innere Schweinehund: Feind der meisten und gern genannter Grund, sich nicht bewegen zu müssen. Das ging mir genauso. Bis ich ihn durch die Brille der Hirnforscher betrachtet habe und begriff, dass er es eigentlich nur gut mit mir meint. Aber – und das ist ganz entscheidend – dass er leider nicht weiß, was langfristig gut für mich ist. Das hat meine Einstellung zu ihm fundamental verändert.

Als ich dann noch Churchills vermeintliches "Sport ist Mord"-Zitat hinterfragt und als Erfindung enttarnt hatte, war der Weg frei zu der wirklich wichtigen Frage: "Wie trainiere ich am besten, um abzunehmen?".

Bezüglich der Antwort war ich zunächst irritiert. Denn je nachdem, wen ich fragte, bekam ich unterschiedliche Antworten. Vor allem vermeintliche Sport-experten schworen auf Tipps, die in Widerspruch zu so manchem standen, was ich schon über den Fettstoffwechsel wusste. Also habe ich das Thema wieder konsequent hinterfragt und begriffen, dass Tipps zur Leistungssteigerung für Wettkämpfer und solche für abnehmwillige Couch-Potatoes häufig un-differenziert in einen Topf geworfen werden. Das führt aber dann oft auf Irrwege. Als ich kapiert habe, worauf es tatsächlich ankommt, war es phäno-menal zu beobachten, wie dadurch die Pfunde purzelten.

Lassen Sie sich durch Begriffe wie Laktat, aerobe Schwelle und Super-kompensation nicht abschrecken. Die werden oft viel zu kompliziert erklärt. Ich hoffe, ich habe es geschafft, sie verständlich rüberzubringen.

Dieser Abschnitt meiner "Tour de cognition" war die Königsetappe: Zwar schwierig und anstrengend, aber mit besonders lohnenswerten Ausblicken.

Der soll halt nebenherjoggen, der innere Schweinehund

Dank der Hirnforschung lernen wir den inneren Schweinehund, der uns so leidenschaftlich gern am Sport machen hindert, sehr viel besser kennen. Dazu betrachten wir nochmal unser Belohnungssystem. Das fragt sich bei allem, was wir tun oder tun sollten: "Was bringt mir das?". Jetzt gibt es Menschen, deren Gehirn jauchzt bei dem Gedanken, sich zu verausgaben und zu schwitzen. Die haben in den meisten Fällen auch keine Figurprobleme. Bei anderen Menschen dagegen quengelt der Schweinehund beim bloßen Gedanken, sich vom Sofa zu erheben. Die Aussicht auf die Chips, die Erdnüsse oder die Schokolade vor der Glotze scheint bei ihnen sehr viel verlockender als die Vorstellung, sich in die Sportklamotten zu zwängen und nach zehn Minuten zu hecheln wie Nachbars Lumpi. Da geht er also los, der innere Kampf.

Was zunächst einmal hilft, ist sich den inneren Schweinehund konkreter vorzustellen. Nennen Sie ihn ruhig Günter. Diesen Namen hat der Trainer und Autor Stefan Frädrich seinem Schweinehund gegeben[256]. Bitte betrachten Sie Günter als Ihren Freund. Denn er will ja nur das Beste für Sie. Was rät er Ihnen denn, wenn Sie sich gerade aufraffen wollen? Er hat Einwände wie "Du könntest dich erkälten", "Du hattest eh schon einen anstrengenden Tag. Du hast dir heute sicher was Besseres verdient als dich zu quälen" oder "Wenn der schlanke Karl-Heinz von nebenan dich sieht, lässt der doch sicher wieder einen blöden Spruch ab. Das kannst du dir sparen." Oder er zählt Ihnen die kulinarischen Alternativen auf, die Ihr Belohnungssystem bestimmt mehr begeistern als die schweißtreibende Anstrengung.

Was fällt an Günters Argumenten auf? Er meint es eigentlich gut mit Ihnen. Er will Sie vor Gefahren schützen und Sie belohnen. Allerdings denkt Günter nur sehr kurzfristig. Günter ist es völlig egal, ob Sie sich morgen früh beim Blick auf die Waage ärgern oder nicht. Erst recht ist ihm egal, ob Sie in zehn Jahren einen Herzinfarkt bekommen oder sich Insulin spritzen müssen. So gut es Günter also mit Ihnen meint, die langfristigen Aspekte müssen Sie in die innere Diskussion einbringen. Dass auch Ihnen das nicht leichtfällt, wissen Sie, seit Sie das Kapitel mit dem Diskontierungsdilemma gelesen haben. Nämlich, dass Sie den Aufwand jetzt haben, den Nutzen aber erst irgendwann in der Zukunft.

Um aus diesem Dilemma herauszukommen, muss man das weit in der Zukunft liegende Ziel (z.B. "Ich will 20 kg abnehmen") in konkretere Zwischenziele unterteilen. Wichtig ist dabei, klare Maßnahmen zur Zielerreichung zu betrachten[257]. Es ist also besser, Sie nehmen sich vor, diese Woche dreimal eine Stunde zu walken, als durch Sport eine negative Energiebilanz von 1.500 Kalorien zu erreichen. Experten, die sich eingehend mit Günter und seinen Freunden beschäftigt haben, fanden heraus, dass es hilft, sich konkrete Aktivitätspläne zu machen. Wer in solchen Plänen das Wann, Wo und Wie festlegt, wird sein Vorhaben viel eher in die Tat umsetzen[258]. Noch besser funktionieren Pläne, wenn man für den Fall gewappnet ist, dass ein Ereignis das aktuelle Vorhaben gefährdet. Eine Kaltfront zum Beispiel oder der Anruf einer Freundin. Wer sich im Voraus einen Plan B zurechtlegt, wird seinen gefassten Entschluss eher durchziehen[259].

Beim Festlegen von Zielen und Aktionen ist ganz wichtig, dass der Plan realistisch ist. Wer zu hohe Erwartungen an sich selbst hat, wird in kürzester Zeit frustriert sein und aufgeben. Mehr als ein Kilo pro Woche abzunehmen ist beispielsweise unrealistisch. Und sich untrainiert auszupowern in der Hoffnung, so möglichst schnell viele Kalorien zu verbrennen, ist unsinnig. Viel besser ist, mit moderatem Training im aeroben Bereich seinen Fettstoffwechsel zu trainieren. Während falsches Training letztlich frustriert, tragen realistische Ziele dazu bei, den Glauben in sich selbst zu stärken. Dazu gehört auch, stolz auf sich zu sein, wenn man ein geplantes Training durchgezogen hat.

Das ist wichtig. Denn mit rein rationalen Überlegungen – mit Willensstärke – ist der innere Schweinehund auf Dauer nicht zu zähmen. Nur mithilfe der Emotionen gelingt das[260]. Denn wenn der Gedanke an Sport unangenehme Gefühle auslöst, kostet es sehr viel mehr Willenskraft und Energie sich zu überwinden. Andersherum bedeutet das: Je mehr Freude die sportliche Betätigung bereitet, desto leichter fällt es, sich aufzuraffen. Denn desto größer ist die Vorfreude des Belohnungssystems. Eine entscheidende Rolle spielt natürlich die "Sportart". Lange Spaziergänge, Bergwanderungen und Nordic Walking sind für viele Menschen der bessere Einstieg als Spinning oder Hanteltraining. Das Erleben der Natur bietet vielen Menschen den nötigen Ansporn, sich vom Sofa zu erheben. Manch einer freut sich, seine Lieblingsmusik laut auf dem iPod zu hören, ohne dabei auf die Kinder, den Partner oder die Nachbarn Rücksicht nehmen zu müssen.

Eine weitere Möglichkeit das Belohnungssystem zu beglücken ist, sich tatsächlich selbst zu belohnen. Das kann der leckere Proteinshake sein, den zu nehmen direkt nach dem Training ohnehin sehr viel Sinn macht. Wenn man sich uneingeschränkt an die selbsterstellte Regel hält, dass es den ausschließlich nach dem Sport gibt, führt der Weg zu dessen Genuss eben nur über die Jogging- oder Walking-Runde. (Ungeeignet als Belohnung sind natürlich Süßigkeiten). Man kann sich auch mit nicht-materiellen Dingen belohnen. Zum Beispiel mit Anerkennung der eigenen Leistung. Menschen, die eine Trainingsübersicht pflegen und jede Aktivität schriftlich erfassen, profitieren von dem sichtbaren Fortschritt, den sie machen.

Auch ein sehr gutes Argument, gegen das Günter wenig einwenden kann, ist, sich mit jemand anderem zum Sport zu verabreden. So eine Verbindlichkeit wird in der Regel höher bewertet als die Wärme der Kuscheldecke auf dem Sofa. Am besten man trifft sich immer zur gleichen Zeit mit dem Sportpartner. So entsteht schnell eine positive Routine, der Günter allenfalls noch ein müdes Maulen entgegensetzen kann.

Die ausgetretenen Pfade der Gewohnheit im Gehirn sind der Grund dafür, dass es manchem schwerfällt, von heute auf morgen Sport die erforderliche Bedeutung zukommen zu lassen. Veränderungen fallen uns nun einmal schwer. Wer Zweifel hat, im Alltagstrott genügend Zeit für ein bewegteres Leben zu finden, kann sich die Initialzündung bei einem Wander- oder Wellness-Urlaub holen. Immer mehr Menschen ziehen mittlerweile Aktivurlaub zum Stressabbau dem faulen Strandurlaub vor[261]. Wenn dadurch ein neuer Pfad im Gehirn erst einmal angelegt ist, muss man diesen noch regelmäßig gehen, damit sich das neue Muster etabliert. Der Vergleich mit dem verschneiten Park macht es klar: Im tiefen Schnee einen neuen Weg zu bahnen ist viel beschwerlicher, als einer vorhandenen Spur zu folgen.

Hat man es erst einmal geschafft, Bewegung zu einem festen Bestandteil des eigenen Lebensstils zu machen, werden die Kämpfe mit Günter immer seltener. Eingeschliffene Automatismen bringen ihn gewissermaßen zum Schweigen[262]. Denn das Training selbst belohnt dann das Gehirn. Das Runner's High aktiviert das Belohnungszentrum mehr als jede Schokolade. Anderen reicht die Aussicht auf frische Luft in den Lungen und sattes Grün für die Augen, um den Hintern hochzubekommen. Wieder andere freuen sich, Freunde und Bekannte im Fitness-Center zu sehen. Günter gehen in solchen Fällen schlicht die Argumente aus, weil der Sport genau die kurzfristigen Belohnungen verspricht, die Günter so wichtig sind. Der Antrieb sich zu bewegen, resultiert dann mehr aus intrinsischen als aus extrinsischen Motiven, was letztlich sehr viel wirksamer ist.

Wichtig ist zu verstehen, dass sich bei jedem Menschen kognitive und emotionale Prozesse abwechseln. Der Schlüssel zum Sieg über den inneren Schweinehund liegt darin, dass man es schafft, rationale Argumente mit den eigenen Emotionen in Einklang zu bringen[263]. "Vernünftige" Argumente bringen die notwendige Ernsthaftigkeit in die Sache, Spaß oder Unlust dürfen mit ihnen aber nicht überstimmt werden. Den inneren Schweinehund zu personalisieren und Günter (oder sonstwie) zu nennen, hilft dabei. So kann man mit ihm Deals aushandeln und mal die eine, mal die andere Seite dominieren lassen. Mit dieser Betrachtungsweise bekommt man die Zügel in die Hand. Man wird der Verantwortung über seine Gesundheit gerecht, lässt aber seinen schwachen Seiten auch genügend Raum.

Sport ist Mord?

Couch-Potatoes verweisen oft auf Churchills "no sports!", wenn sie vor sich selber rechtfertigen wollen, dass sie sich nicht zu sportlichen Aktivitäten aufraffen können.

Erstaunlich, dass sich dieses Zitat laut einer Recherche von der ZEIT, weder auf einer englischen Website noch im Oxford Dictionary of Quotations findet[264]. Betrachtet man stattdessen Churchills Lebenslauf, stellt man fest, dass er in seinen jungen Jahren viel ritt, focht, schwamm und sogar boxte. Und dass auch folgendes Zitat ihm zugeschrieben wird: "Keine Stunde, die man mit Sport verbringt, ist verloren!" All das lässt darauf schließen, dass er dem Sport grundsätzlich zugetan war. Allerdings scheinen ihm Stress und irdische Genüsse für die Umsetzung zu wenig Zeit gelassen zu haben[265].

Churchill wurde zwar neunzig Jahre alt. Mit achtzig hatte er aber bereits einen Herzinfarkt, drei Lungenentzündungen und zwei Schlaganfälle. Die letzten Jahre seines Lebens sprach er nur noch selten, musste das Lesen aufgeben und verbrachte Stunden in depressiver Benommenheit vor dem Kamin. Wahrscheinlich waren dies die Folgen seiner Arterienverkalkung und der Schlaganfälle. Sein großer Whisky- und Zigarrenkonsum zeigte dann seine Wirkung[266].

Vielleicht denken Sie beim nächsten Kampf mit Ihrem inneren Schweinehund an Churchills wahre Biografie.

Sportler werden

Sind Sie ein Sportler? Was soll die Frage – klar sind Sie Sportler! Sie fahren Ski und bei einem Volkslauf haben Sie auch schon einmal mitgemacht.

Ich gebe zu, die Frage ist provokant. Aber viele Menschen behaupten gerne, sie seien aktive Sportler und leiten daraus ab, dass sie ja auch mehr Energie verbrauchen und essen entsprechend zu viel. Das Problem: Sportler im eigentlich Sinn ist man erst, wenn man sich mindestens dreimal die Woche 30 Minuten oder mehr intensiv bewegt. Denn Muskeln haben kein Gedächtnis oder nur ein sehr kurzes.

Die Zeit rast einfach viel zu schnell. Schon wieder ist eine Woche vorbei und man kam nicht zum Trainieren. Aber ohne regelmäßige (!) Bewegung stellen sich die positiven Effekte auch nicht ein. Damit sich unsere Muskeln entwickeln, brauchen sie den sogenannten Trainingsreiz in stetigen Dosen. (Wir werden noch sehen, wie diese Reize die Leistungssteigerung beeinflussen). Eine Woche Skiurlaub ist gut, aber zum Sportler macht sie einen noch nicht.

Doch keine Sorge. Wenn Sie bisher völliger Sportignorant oder schon viele Jahre nicht mehr aktiv waren, müssen Sie anfangs nicht gleich eine halbe Stunde joggen. Es reicht, wenn Sie mit längeren Spaziergängen starten. Finden Sie erst einmal Freude an der Bewegung. Machen Sie dann mit Nordic Walking weiter und joggen Sie erst, wenn Ihre Knochen und Gelenke das verkraften. Oder fahren Sie Fahrrad oder gehen Sie in die Muckibude.

Als Joschka Fischer begann, auf seinen Marathon zu trainieren, brachte er 110 Kilogramm auf die Waage und startete mit 500 Meter-Runden um den Bundestag. Aber er blieb dran und absolvierte ein Jahr später erfolgreich die 42-Kilometer-Strecke. Das müssen Sie nicht schaffen, aber konsequent sollten Sie sein – Ihrer Gesundheit zuliebe.

Die gute Nachricht lautet übrigens: Auch bei Menschen, die noch nie in ihrem Leben wirklich sportlich aktiv waren, wirkt die Medizin Bewegung vom ersten Tag an!

Vermeiden Sie bitte den Fehler, den die allermeisten machen: Sie laufen viel zu schnell oder powern sich bei anderen Aktivitäten aus. Moderates Training ist sehr viel gesünder und verbrennt mehr Fett als qualvolles Überanstrengen. Auch die besten Leichtathleten, wie der vielfache Marathon-Sieger Herbert Steffny oder der Olympiasieger über 5.000 Meter, Dieter Baumann, trainierten zu ihren besten Zeiten überwiegend in niederfrequenten Pulsregionen. Und waren gerade deswegen erfolgreich[267].

Halten Sie es mit der Häufigkeit beim Sport wie beim Sex. Gar nie: Ganz schön unbefriedigend. Mehrmals täglich: Schaffen die wenigsten. Drei bis vier Mal die Woche: Voilà! Und noch eine Gemeinsamkeit von Sport und Sex: Es soll Spaß machen.

Spaß mit Bewegung und Sport

Es ist nur allzu normal, wenn einem etwas mulmig wird bei dem Gedanken, endlich auch Sport zu machen. Allein der Gang durch die Sportwarenabteilung eines Kaufhauses kann einem die Schweißperlen auf die Stirn treiben. Die Funktionsbekleidung, die einem dort präsentiert wird, ist offensichtlich für Hochleistungssportler gemacht. Oder zumindest für Leute, die dafür gehalten werden wollen. Den Schweißperlen folgt der Sturz ins Dilemma: Entweder man zwängt seinen untrainierten Körper in die von durchtrainierten Verkäufern angepriesene Konfektion und fühlt sich – vorsichtig formuliert – etwas eingeengt. Oder man verlässt unter Ausflüchten das Geschäft und macht die ersten Sportversuche im alten Jogginganzug, der seine beste Zeit auf dem Sofa verbracht hat.

Wenn der Wille, die Lebensfreude zu erhöhen und die Waagenanzeige zu verringern, durch solche modischen Nebensächlichkeiten noch nicht gebrochen ist, folgt der nächste Angriff auf das Selbstbewusstsein nicht selten beim Aufschlagen eines Lauf- oder Fitness-Ratgebers in Buch- oder Magazinform. Ein schlankes, durchtrainiertes Model nach dem anderen grinst einen von den Hochglanzseiten an. Vor dem inneren Auge ziehen ganz andere Bilder vorbei. Bilder von einem hechelnden Selbst. Ängste vor Atemnot. Phantom-Seitenstechen setzt ein. Bis ein Licht auftaucht und Heilung verspricht. Nicht selten ist es das Licht des Kühlschranks. Stop! Kühlschranktüre zu und dreimal tief durchatmen!

Gehen Sie es ganz locker an. Ziehen Sie erst einmal ganz normale Klamotten an und gehen Sie eine Stunde spazieren. Durch die Siedlung, im Park oder in den Wald. Nein, nicht durch die Fußgängerzone. Gehen Sie ruhig flott. Es ist gut, wenn Sie ins Schwitzen kommen. Und lassen Sie sich noch einmal durch den Kopf gehen, worauf es ankommt, wenn Sie Ihre Sportlerkarriere (neu) starten.

Schauen Sie in die Gärten der Nachbarn, beobachten Sie die anderen Leute im Park oder suchen Sie nach auffälligen Gewächsen im Wald. Entdecken Sie Ihre Umwelt, erleben Sie die Natur. Hören Sie auf die zwitschernden Vögel, horchen Sie, ob Sie einen Specht klopfen hören oder versuchen Sie unter allen blühenden Blumen die leuchtendste herauszufinden.

Mal ehrlich: Ist Ihnen manchmal "Frauentausch" auf RTL2 wichtiger als Ihre Gesundheit? Ich glaube ein Waldspaziergang würde Ihnen sehr guttun! Wenn

Ihnen die Schönheiten der Natur tatsächlich nicht so sehr am Herzen liegen, dann versuchen Sie es zumindest mit einem Probetraining im Fitness-Center. Vielleicht motivieren Sie ja die weiblichen und männlichen Helden und Durchschnittsmenschen dort eher.

Wenn Sie die letzten Absätze gelangweilt haben, weil Sie gegen solche Sinnlichkeitsanwandlungen immun sind, wird es hoffentlich jetzt wieder interessanter für Sie.

Ganz wichtig ist, dass Sie Freude an der Bewegung finden. Überlegen Sie sich bei Ihrem langen Spaziergang, was Sie am liebsten machen. Solange es Ihnen Spaß macht, ist alles gleich gut. Viele legen sich auf eine Sportart fest, andere lieben die Abwechslung und gehen mal joggen, mal Rad fahren, mal schwimmen. Oder Sie raffen sich auf und kicken bei den Alten Herren mit oder greifen mal wieder zum Badminton- oder Squash-Schläger. Andere springen über ihren Schatten und stemmen erstmalig Gewichte oder probieren es mit Bauch-Beine-Po. Oder sie schulen gleichzeitig Fitness und Koordination bei Karate, Kung-Fu, Tai-Chi oder Qi-Gong.

Ob Sie lieber in der Gruppe oder ganz für sich aktiv werden, liegt allein bei Ihnen. Lauf-, Nordic Walking-, oder Radsportgruppen finden Sie ganz einfach übers Internet. Zum Joggen reichen Laufschuhe (die sollten allerdings sehr gut sein, sonst verleiden Ihnen kaputte Sehnen oder Gelenke ganz schnell den Spaß) und ein MP3-Player. Die Schuhe brauchen Sie zum Laufen. Den MP3-Player zum Abschalten.

Viele Leute beklagen, dass Laufen eine langweilige Sache sei. Ich sehe das anders. Wann sonst können Sie mal wieder Pink Floyd oder Supertramp hören, ohne dass die Nachbarn mit dem Besen an die Decke klopfen – oder Ihr Partner Sie für einen Rückfall in die Pubertät rügt. Wo sonst können Sie Ihren geheimen Wünschen freien Lauf lassen. Kein Mensch bekommt mit, ob Sie beim Laufen klassische Musik hören oder Schlager. Laufeinsteigende Manager nutzen die Zeit während des Joggens natürlich sinnvoll. Sie hören die abonnierten Podcasts von Wirtschaftsmagazinen. Oder sie lernen customer centric selling. Oder, wenn das Niveau sinkt, italienisch. Woher ich das weiß? Aus eigener Erfahrung.

Die höchste Stufe der Entspannung ist erreicht, wenn man die Kopfhörer nur noch zum Schein im Ohr hat und auf die Geräusche der Natur achtet. Dann hört man plötzlich Dinge, die es auf keiner CD gibt. Und man beginnt sein Riechorgan zu nutzen. Und die Glubschaugen gehen einem auf, wenn man die Schönheiten der Natur endlich wieder wahrnimmt.

Wenn Sie diesen Zustand erreicht haben, dient Sport der Entspannung und nicht mehr irgendeinem anderen Zweck. Dann gibt es keinen Schweinehund mehr, der zunächst bezwungen werden will. Dann freuen Sie sich, wenn Sie sich bewegen dürfen und ob Sie den Tatort auf dem Festplattenrecorder programmiert haben oder nicht, ist Ihnen egal. Denn dann haben Sie die regelmäßige Bewegung verinnerlicht und genießen sie drei- bis viermal, vielleicht sogar fünfmal die Woche.

Richtig trainieren

Männer können das besonders gut: Sie wecken ihre archaischen Fähigkeiten, die einst auf der Jagd nach wilden Tieren gefragt waren. Entsprechend gehetzt hecheln sie durch die Landschaft oder die unendlichen Weiten des Squash-Courts. Hinterher fühlen sie sich mindestens so gut wie einst der Sippenführer nach Erlegen eines Mammuts. Man(n) hat sich endlich mal wieder so richtig verausgabt. Aber hilft das, die Fitness zu steigern oder abzunehmen?

Nein! Sehr viele Hobbysportler trainieren viel zu intensiv. Und damit falsch. Um beurteilen zu können wie man seine Trainingsziele am besten erreicht, ist es wichtig, den Energiestoffwechsel bei Belastung zu verstehen.

In unseren Zellen, speziell unseren Muskelzellen, wird die Energie, die wir über die Nahrung zugeführt haben, verbrannt. Zum Erhalt der Körpertemperatur und als Treibstoff für die spezifische Aufgabe der Zelle. Wenn wir uns nicht bewegen, verbrennt die Zelle mithilfe von Sauerstoff Fettsäuren im Glucose-Feuer. Das heißt, der Zucker heizt das Feuer gewissermaßen an. Die Scheite auf dem Feuer sind die Fette. Wenn wir uns nun bewegen, brauchen die Muskeln mehr Energie. So wie eine Dampflok, die beschleunigt. Der benötigte Sauer-stoff, die Glucose und die Fettsäuren werden übers Blut zu den Zellen transportiert. Und weil der Bedarf bei zunehmender Bewegung immer größer wird, muss das Herz immer schneller pumpen, um die Versorgung sicher-zustellen. Der Puls geht hoch.

Diesem simplen Mechanismus ist es zu verdanken, dass der Puls ein ebenso einfacher wie genialer Indikator für die optimale Trainingsintensität ist. Solange wir uns in einem Pulsbereich bewegen, in dem das Herz den Nachschub relativ problemlos bewerkstelligen kann, funktionieren die kleinen Kraftwerke in unseren Zellen wunderbar. Wir sind im aeroben Bereich, in dem immer genügend Sauerstoff zur Verfügung steht. Dieser Bereich ist optimal, um den Fettstoffwechsel zu trainieren. Was passiert, wenn wir diesen Bereich verlassen, sehen wir auf den nächsten Seiten.

Da jeder Mensch einzigartig ist, ist es natürlich nicht ganz korrekt, einen allgemein gültigen Pulsbereich zu nennen, in dem man trainieren sollte. Faust-regeln liefern aber schon sehr gute Anhaltspunkte. Mit folgender Formel erhält man eine gute Obergrenze für den aeroben Bereich:

Maximaler Trainingspuls = 180 minus Lebensalter

Für einen Vierzigjährigen sollte die maximale Pulsfrequenz demnach bei 140 Schlägen pro Minute liegen.

Wer es genauer wissen will, legt seinen Trainingspuls zwischen 65 und 75 Prozent seiner maximalen Herzfrequenz fest. Die kann man mit einem professionellen Leistungstest bestimmen oder wieder über eine Näherung berechnen. In dem Fall lautet die Formel:

Maximale Herzfrequenz = 220 - Lebensalter

Für unseren Vierzigjährigen ergibt sich somit ein optimaler Trainingspuls von 117-135 Schlägen pro Minute.

Deutlich besser bestimmen kann man die optimale Trainingsfrequenz mittels einer leistungsdiagnostischen Untersuchung, sprich eines Laktattests. Dazu gleich mehr. Wichtig aber schon mal: Wer seinen Fettstoffwechsel optimieren und seine Leistungsfähigkeit verbessern möchte, sollte unbedingt zunächst die Dauer seiner Trainingseinheiten steigern und erst später die Intensität.

Unabhängig davon, wie man auf seinen optimalen Trainingspuls kommt, ist es äußerst ratsam, sich eine Pulsuhr zuzulegen, mit der man während des Trainings den jeweils aktuellen Puls vom digitalen Ziffernblatt ablesen kann. Die Preise für solche Uhren beginnen bei etwa 30 Euro für die einfachsten Modelle und gehen bis über 300 Euro für Profiversionen. Für den Einsteiger genügt ein einfaches Modell mit Basisfunktionen.

Energiequellen für Bewegung

Erinnern Sie sich noch an das ATP? Wir sind dem Adenosintriphosphat schon bei den Vitaminen und Mineralstoffen begegnet und haben erfahren, dass die Millionen von Natrium-Kalium-Pumpen diesen Stoff in die Muskelzellen transportieren, damit seine Energie dort verwendet werden kann. Erst dadurch können zum Beispiel Muskeln ihre Arbeit verrichten, nämlich sich zusammenziehen.

Der Körper stellt das ATP aus Kohlenhydraten und Fett selbst her. Diese Makronährstoffe müssen also zunächst umgewandelt werden, bevor sie in den Zellen verbrannt werden können.

Insgesamt hat unser Organismus vier Möglichkeiten, ATP zu produzieren:

1. Verbrennung von Fett mit Sauerstoff
2. Verbrennung von Glucose mit Sauerstoff
3. Aufspaltung von Glucose ohne Sauerstoff
4. Synthese von ADP (Adenosindiphosphat) mit Kreatinphosphat

In der Zeit, in der Sie allein diese Seite lesen, wird in unzähligen Zellen in Ihrem Körper Fett verbrannt. Dazu wird Sauerstoff benötigt, den Sie über die Lungen einatmen und der über das Blut zu den Zellen transportiert wird. Auf Ihre Zellen können Sie stolz sein, die sind nämlich ganz schön flexibel. Denn anders als ein Dieselmotor, der nur mit Diesel fährt oder ein Benziner, der nur mit bleifreiem Benzin zurechtkommt, können Ihre Zellen neben Fettsäuren auch Glucose verbrennen. Wenn möglich machen sie das unter der Zuhilfenahme von Sauerstoff.

So können Sie Ihre Augen bewegen, ab und zu blinzeln und die Seiten umblättern. Wenn Sie zwischendurch aufstehen, um sich etwas zu trinken zu holen, bewegen Sie zahlreiche weitere Muskeln, die dann nach dem genau gleichen Prinzip Sprit (also Glucose oder Fettsäuren) verbrennen und in Bewegungsenergie umwandeln.

Es kann jetzt aber natürlich sein, dass Sie schon soviel über körperliche Ertüchtigung gelesen haben, dass Sie nun hoch motiviert beschließen, eine Runde laufen zu gehen. Sie ziehen sich um und springen vor lauter Begeisterung über den Gartenzaun. Mal abgesehen davon, dass Sie sich vorher hoffentlich gedehnt haben, überlegen Sie direkt nach dem Absprung, ob Sie die Schnellkraft jetzt mittels Glucose oder Fettsäuren entwickelt haben. Und weil Sie dieses Buch gelesen haben, wissen Sie noch vor der Landung, dass weder das eine noch das andere zutrifft. Für schnelle, kraftvolle Bewegungen wären die aeroben Verbrennungsprozesse (also die Verbrennung mit Sauerstoff) viel zu träge und Sie würden jämmerlich am Gartenzaun hängen bleiben. Damit Ihre Joggingrunde – und bei unseren Vorfahren mitunter das Leben – nicht jäh beendet wird, hat sich im Laufe der Evolution ein kleiner aber wichtiger Energiespeicher entwickelt: das Kreatinphosphat im Muskel. In einer sehr schnell ablaufenden Reaktion kann mit seiner Hilfe sofort verfügbares ATP hergestellt werden. Wer sich durch einen Sprung auf einen Baum vor einem Raubtier retten konnte, hatte später Gelegenheit seine Gene zu vererben. Ein bedauernswerter Kollege, der die Energie für solche Sprünge nicht hatte, hat sein Erbgut mit ins Grab, beziehungsweise in den Magen des Raubtiers mitgenommen. Leider reichen die Kreatinphosphatspeicher in unseren Muskeln nur für wenige Sekunden.

Auf Ihrer Joggingrunde feuern beim gemütlichen Einlaufen also weiterhin Ihre Zellen vor sich hin wie ein gut eingefahrener Motor. Großteils verbrennt dabei Fett im Feuer der Kohlenhydrate. Bei geringer Anstrengung ist das Verhältnis von Fett zu Kohlenhydraten am größten. Wenn Sie die Belastung steigern, wird immer mehr Glykogen verbrannt.

Solange Sie während des Laufens noch ruhig sprechen können, reicht der Sauerstoff, den Sie einatmen, aus, um die Zellen damit zu versorgen. Wenn Sie das Tempo steigern, müssen Sie immer schneller atmen und Ihr Herz muss immer häufiger pumpen, um den Sauerstoff noch transportieren zu können. Ab einer bestimmten Grenze, der sogenannten aeroben Schwelle, reicht die Sauerstoffzufuhr dann nicht mehr ganz aus und die Zellen greifen auf eine letzte Möglichkeit der Energieumwandlung zurück: Sie verwerten die Glucose ohne Sauerstoff. Diese wird nun nicht mehr verbrannt, sondern aufgespalten. Auch so lässt sich ATP gewinnen. Allerdings entsteht dabei ein Nebenprodukt, die Milchsäure und deren Salz, das Laktat. Das ist nicht weiter schlimm, weil der Körper diese aus den Muskeln abtransportieren kann, während Sie vor sich hin rennen. Steigern Sie Ihre Anstrengung aber noch weiter, reichen die internen Kapazitäten nicht mehr aus, die Milchsäure komplett abzutransportieren und das Laktat sammelt sich in den Muskeln an. Diese übersäuern dann. Parallel stellen die Körperzellen die Verbrennung von Fett ein. Sie befinden sich jetzt im anaeroben Bereich. Den halten Sie auch eine ganze Weile durch. Denn in Ihren

Muskeln sind etwa 1.400 Kilokalorien in Form von Glucose gespeichert. Dazu hat Ihre Leber noch einen Vorrat von circa 360 Kalorien. Je nach Geschwindigkeit und Trainingszustand können Sie damit 90 bis 240 Minuten joggen.

Zum Vergleich: Würden Sie komplett im aeroben Bereich traben, reichten die etwa 80.000 bis 200.000 Kilokalorien, die Sie als Fettsäuren im Fettgewebe und in den Muskeln gespeichert haben, für ein paar Dutzend Marathons.

Unsere Energiereserven sind also für verschiedene Anforderungen optimal angelegt. Das hat die Evolution mal richtig gut hinbekommen, oder?

Laktat, aerobe und anaerobe Schwelle

Die Menge des Laktats im Blut wird in Millimol pro Liter (mmol/l) gemessen[268]. Im Ruhezustand beträgt der Laktatspiegel im Blut etwa 1,5 bis 2 mmol/l.

Für die Leistungsdiagnostik ist der Punkt interessant, an dem sich der Laktatspiegel im Blut erhöht. Denn in dem Moment entsteht zusätzliches Laktat, weil der Sauerstoff nicht mehr ausreicht, um die Energieumwandlung komplett mit seiner Hilfe zu bewerkstelligen. Dieser Punkt wird aerobe Schwelle genannt. In der Praxis wird die aerobe Schwelle meist mit dem Wert von 2 mmol/l gleichgesetzt (Vgl. "B" in Abbildung 10).

Die anaerobe Schwelle ist definiert als der Wert, an dem die Kapazität des Körpers nicht mehr ausreicht, um die neu entstehende Milchsäure vollständig abzutransportieren. Ab diesem Punkt reichert sich das Laktat bei einer geringfügigen Leistungssteigerung stark an ("D" in Abb. 10). Die Energiegewinnung in den Körperzellen findet nun weitestgehend ohne Sauerstoff statt. Die Fettverbrennung kommt zum Erliegen. Zwar variiert der Wert von Mensch zu Mensch, es hat sich jedoch als praktikabel erwiesen, ihn auf 4 mmol/l festzulegen. Wer es genau nimmt, spricht von der individuellen anaeroben Schwelle (IAS) und misst diese exakt aus.

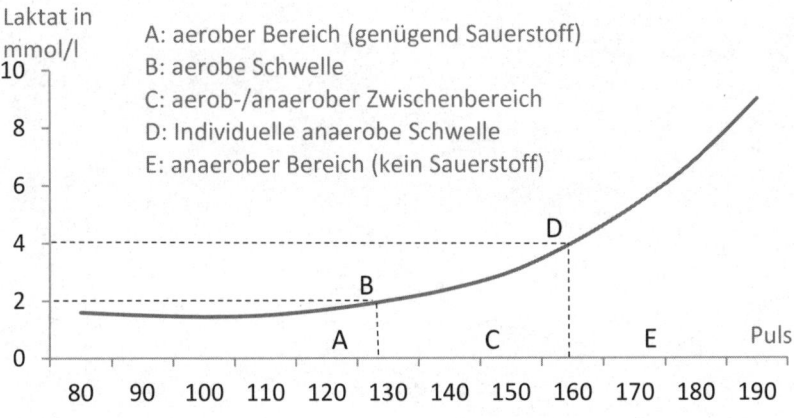

Abbildung 10: Bestimmung der aeroben und anaeroben Schwelle

Wozu das alles wichtig ist? Sportler, die ihre Leistung steigern wollen, führen regelmäßig Leistungstests durch, bei denen die Laktatkonzentration im Blut bei stetiger Leistungssteigerung gemessen wird. Am einfachsten lässt sich so ein Test auf dem Fahrrad-Ergometer durchführen. Man beginnt dort mit lockerem Treten und einer Leistung von z.B. 50 oder 100 Watt. Alle drei Minuten wird dann die Leistung um 30 Watt erhöht. Zu diesen Zeitpunkten wird aus dem Ohrläppchen Blut entnommen, aus dem danach die Laktatkonzentrationen bestimmt werden. Am Anfang macht man die Leistungserhöhungen locker mit, im Laufe der Zeit treten Schweißperlen auf die Stirn und die Pulsfrequenz steigt an. Unerbittlich steigert man die Leistung so lange, bis man nicht mehr kann und abbrechen muss. An dem Punkt erreicht man auch seine maximale Herzfrequenz.

Interessant wird es dann bei der Auswertung der Laktatwerte. Diese bringt man nämlich nun ins Verhältnis zur jeweiligen Leistung und dem dabei gemessenen Puls. Insbesondere kann man so ablesen, bei welcher Pulsfrequenz die aerobe Schwelle und bei welcher die anaerobe Schwelle erreicht wurde. Für den Trainingsalltag hat das einen riesigen Nutzen. Man kann so nun nämlich mit einem Blick auf die Pulsuhr erkennen, ob man im aeroben Bereich, im anaeroben Bereich oder in dem aerob/anaeroben Zwischenbereich trainiert. Will man seine Ausdauerleistung steigern, ist das ungemein wichtig. Diese Messung ist also eine genaue Bestimmung der optimalen Pulswerte, für deren Näherung wir bereits Formeln kennengelernt haben.

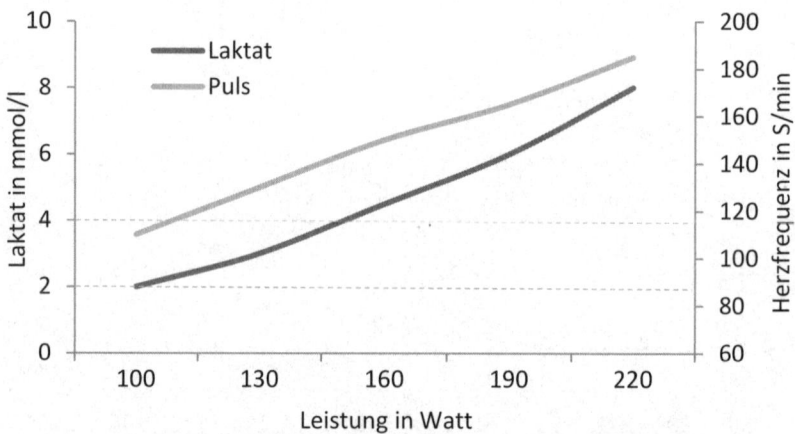

Abbildung 11: Laktat- und Pulskurve einer untrainierten Person

Abbildung 11 zeigt die typische Laktatkurve eines untrainierten Sportlers. Die Laktatkurve eines trainierten Athleten sieht dagegen folgendermaßen aus:

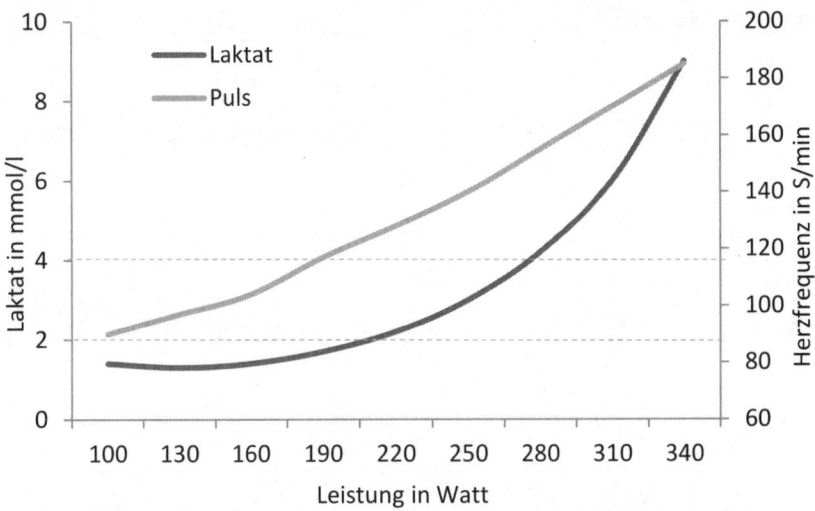

Abbildung 12: Laktat- und Pulskurve eines gut trainierten Sportlers

Abgesehen davon, dass ein trainierter Sportler viel leistungsfähiger ist, hat eine solche Laktatkurve diverse Vorteile: Man bleibt bei höherer Leistung länger im aeroben Bereich. D.h. man gerät nicht so schnell außer Atem. Denn – und jetzt wird es für viele sehr spannend – im aeroben Bereich ist der Anteil des Fetts an der Energiegewinnung relativ am größten. Wie man die Fettverbrennung mit diesem Wissen maximiert, werden wir noch sehen.

Für Ausdauersportler ist eine möglichst weit nach rechts verlagerte Kurve entscheidend, um erfolgreich zu sein. Während die Fettreserven des Körpers für viele Tage ausreichen, sind seine Glykogenreserven nach wenigen Stunden verbraucht. Also muss er damit haushalten. Für Bergwanderer und Radtouristen ist das genauso relevant wie für Langstreckenläufer. Der "eiserne Hammer", der Marathonläufer gerne um den Kilometer 30 herum trifft, ist nichts anderes, als dass die Glykogenvorräte in den Muskeln und in der Leber aufgezehrt sind. Dann muss der Körper auf völlige Fettverwertung umschalten und verliert dabei sehr viel seiner Leistungsfähigkeit. Oft bleibt dann nichts anderes übrig als einem Auto mit leerem Tank: rechts ran und fertig.

Mit diesem Wissen kann man seine Leistungsfähigkeit verlässlich trainieren[269]. Aber wie funktioniert das eigentlich genau, dass man durch Training seine Leistung verbessert?

Trainingseffekte und Superkompensation

Es klingt paradox, ist aber so: Die Steigerung der Leistungsfähigkeit des Körpers erfolgt nicht während des Trainings, sondern in den Ruhephasen! Die Natur hat das wieder einmal ganz schön geschickt gelöst.

Während wir unseren Körper im Training strapazieren, geht da so einiges im Kleinen kaputt. Feine Fasern unserer Muskeln reißen und in den Sehnen und Bändern entstehen Haarrisse und kleinste Schäden.

Direkt nach dem Training fängt der Körper an, sich zu regenerieren. Er repariert die Schäden, der Wasserhaushalt wird reguliert und die Energiespeicher werden wieder aufgefüllt. Der Trainingseffekt entsteht jetzt durch einen Trick, den sich Ihr Organismus im Laufe der Zeit hat einfallen lassen. Er "denkt" sich, dass Sie ja wieder auf die Idee kommen könnten, Ihren Körper einer solchen Belastung auszusetzen und stellt die belasteten Systeme sogar in etwas besserer Qualität als zuvor wieder her. Vor allem die Muskeln bereitet er darauf vor, indem er sie ausbaut und stärkt. Ihr Körper bildet sogar etwas mehr Blut, um beim nächsten Mal die Sauerstoffzufuhr noch besser bewältigen zu können. Diesen Effekt nennt man Superkompensation[270].

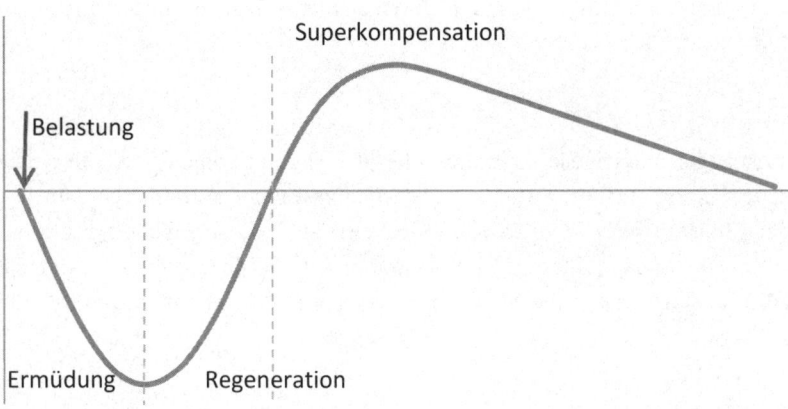

Abbildung 13: Der Effekt der Superkompensation

Sie können sich diesen Effekt zunutze machen, wenn Sie ihn in Ihre Trainings-
pläne einbauen. Was passiert wohl, wenn Sie Ihren Körper drei Tage am Stück
triezen? Er stellt sich darauf ein, dass Sie ihn noch drei weitere Tage kräftig
arbeiten lassen und überkompensiert die Schäden, die Sie ihm durch Ihr
Training zugefügt haben. Ein oder zwei Tage Ruhe nach drei Tagen Training
und der Körper ist auf neue Herausforderungen vorbereitet. Wenn Sie Ihren
Körper genau dann wieder belasten, wenn er auf seinem nächsten Leistungshoch
ist und wieder drei Tage trainieren und einen Tag pausieren, schwingt sich Ihr
Körper schnell zu bisher ungeahnten Leistungsniveaus auf.

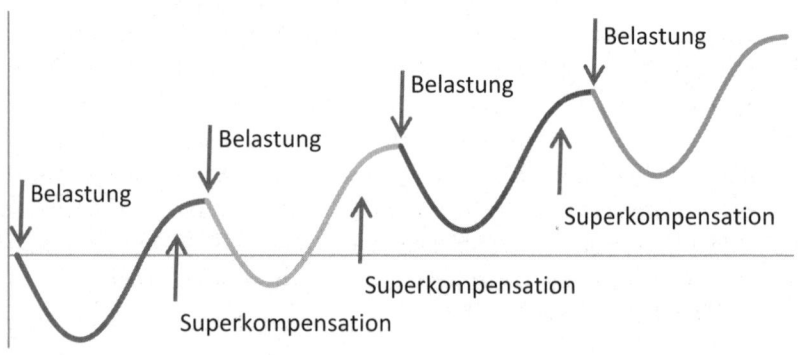

Abbildung 14: Leistungssteigerung durch richtiges Training unter Ausnutzung
des Effekts der Superkompensation

Als Anfänger müssen Sie nicht drei oder vier Tage in Folge Sport treiben. Den
gleichen Effekt erzielen Sie, wenn Sie jeden zweiten Tag trainieren. Nur dranbleiben müssen Sie. Denn Ihr Körper reagiert auch darauf, wenn Sie ihn nicht
fordern. Dann haushaltet er ganz ökonomisch und baut Muskelkapazitäten
wieder ab. Wozu soll er die auch halten, wenn sie nicht gebraucht werden?

Abnehmen durch Sport

Es ist völlig richtig, dass Sport treiben eine sehr gute Möglichkeit ist, lästige Pfunde loszuwerden. Es ist allerdings nur bedingt richtig, dass es den viel zitierten "Fettverbrennungspuls" gibt[271].

Egal wie trainiert man ist, am Ende nimmt man ab, wenn die Energiebilanz über einen längeren Zeitraum negativ ist. Das heißt, wenn man mehr Energie verbraucht als man über Essen und Getränke zu sich nimmt. Ob man dieses Energiedefizit mit langsamem oder schnellem Joggen, durch Krafttraining oder durch schweißtreibende Freizeitaktivitäten erreicht, ist grundsätzlich egal. Der Körper gleicht das Defizit durch Anzapfen der Fettreserven aus. (Von Ausnahmen, in denen er Eiweißreserven verstoffwechselt, einmal abgesehen).

Wieso also dann die ganze Theorie mit aerober und anaerober Energiegewinnung? Weil diese Erläuterungen dabei helfen, den Fettstoffwechsel zu trainieren. Wer das schafft, erhöht seinen Grundumsatz erheblich und verbrennt dabei deutlich mehr Fettsäuren. Das ist nicht nur der beste Weg abzunehmen, sondern bringt auch noch jede Menge positiver Effekte für das Herz-Kreislauf-System, den Bewegungsapparat, die Blutfette, die Seele und vieles mehr[272].

Stellen wir uns einmal einen übergewichtigen und völlig untrainierten Menschen vor. Nennen wir ihn hier einfach mal Jupp. (Wenn Sie Jupp heißen, sind alle eventuellen Ähnlichkeiten reiner Zufall). Jupp hat sich vorgenommen, seine Fettpolster zu reduzieren und rennt deswegen zweimal in der Woche 30 Minuten durch den Stadtpark. Länger schafft er nicht. Immerhin verbraucht er so etwa 700 Kalorien in der Woche. Wenn seine Energiebilanz ansonsten ausgeglichen ist, hat er nach zehn Wochen ein Kilo Fett abgebaut. Denn ein Kilogramm Körperfett entsprechen 7.000 Kalorien.

Jetzt stellen wir uns eine schlanke, durchtrainierte Sportlerin vor. Die nennen wir Verena. Verena treibt fünfmal in der Woche Ausdauersport. Insgesamt kommt sie auf fünf Stunden pro Woche. Sie verbrennt auch 700 Kalorien pro Stunde und kommt so auf 3.500 Kalorien in der Woche. Bei ansonsten ausgeglichener Energiebilanz nimmt sie in der Woche ein halbes Kilo ab. In zehn Wochen sind es bei ihr sogar fünf Kilo, also fünfmal so viel wie bei Jupp.

Weil Verenas Fettstoffwechsel bestens in Form ist, profitiert sie im Gegensatz zu Jupp noch von einem ganz anderen Vorteil: Ihr Grundumsatz ist deutlich höher. Sie verbraucht also im Vergleich zu Jupp den ganzen Tag über mehr Kalorien.

Der erhöhte Grundumsatz ist für Verena die Basis für etwas sehr Wichtiges im Leben: Genuss! Während Jupp permanent aufpassen muss, nicht wieder zuzunehmen, kann Verena quasi essen was sie möchte ohne zuzulegen. Ihr gut trainierter Stoffwechsel ermöglicht ihr also einen schlanken Lebensstil voller Genuss und Gesundheit!

Den Fettstoffwechsel trainieren

Die eigene Ausdauer zu optimieren, ist eines der besten Mittel, um nachhaltig gesund abzunehmen und sein Gewicht zu halten. Der Schlüssel dazu ist die Optimierung des Fettstoffwechsels.

Gut und schlecht trainierte Sportler verbrennen unterhalb der anaeroben Schwelle sowohl Kohlenhydrate als auch Fett. Es gibt jedoch einen großen Unterschied, was den Anteil von Fettsäuren an der Energiegewinnung betrifft. Ein gut trainierter Ausdauersportler schafft es, einen großen Teil seines Energiebedarfs durch die Verbrennung von Fett zu decken. Beim schlecht trainierten Sportler ist es nicht einmal die Hälfte.

So sehen die typischen Energieverbräuche von Fettsäuren und Kohlenhydraten bei einem gut trainierten Ausdauersportler aus[273]:

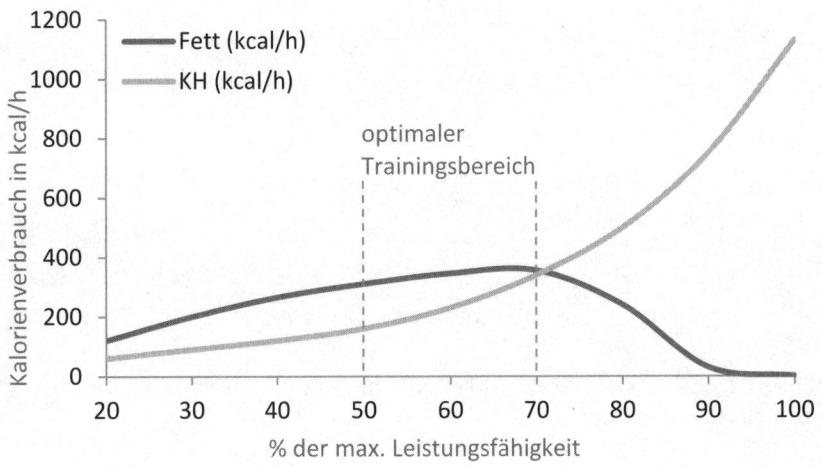

Abbildung 15: Fettsäuren- und Kohlenhydratverbrauch bei einem gut trainierten Sportler

Der Sportler deckt seinen Energiebedarf unterhalb seiner anaeroben Schwelle großenteils durch die Verbrennung von Fettsäuren (dunkle Linie). Steigt seine Leistung so stark an, dass er die anaerobe Schwelle überschreitet (wo kein

Sauerstoff mehr zur Fettverbrennung zur Verfügung steht), sinkt der Anteil des verwerteten Fettes schnell auf Null ab, während der Verbrauch an Kohlenhydraten stark ansteigt (helle Linie). Die maximale Fettverbrennung erreicht der Sportler knapp unterhalb der individuellen anaeroben Schwelle (ca. 70 Prozent der maximalen Ausdauerleistungsfähigkeit bzw. ca. 80 Prozent der maximalen Herzfrequenz). Um seine Grundlagenausdauer zu verbessern, trainiert der Sportler mit etwa halber maximaler Leistung. Das entspricht etwa 65 Prozent seiner maximalen Herzfrequenz. Beträgt diese beispielsweise 185 Schläge pro Minute, ist sein optimaler Ausdauer-Trainingspuls etwa 120. Das ist etwas unterhalb seiner aeroben Schwelle.

Bei einem untrainierten Menschen sieht das Diagramm anders aus[274]:

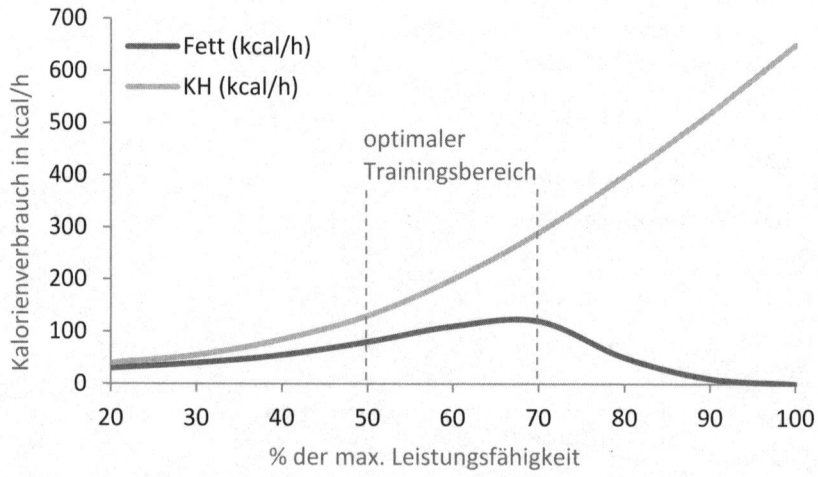

Abbildung 16: Fettsäuren- und Kohlenhydratverbrennung bei einem untrainierten Menschen

Der Untrainierte muss seinen Energiebedarf auch bei niedriger Leistung schon überwiegend mit Kohlenhydraten decken (helle Linie). Mit zunehmender Leistung nimmt bei ihm die Fettverbrennung zwar zu, sinkt allerdings auch bald wieder auf Null ab, wenn er in den anaeroben Bereich gerät.

Beim Vergleich der beiden Diagramme ist zu beachten, dass sich der absolute Kalorienverbrauch und die absolute Leistungsfähigkeit stark unterscheiden. Der trainierte Sportler erreicht eine deutlich größere Leistung, für die er erheblich mehr Kalorien verwerten muss. Diese benötigte Energie kann er dann zu einem erheblich größeren Anteil aus Fettreserven decken.

Wer seinen Fettstoffwechsel trainiert, hat also gleich einen doppelten Vorteil:

1. Er kann (unterhalb der anaeroben Schwelle) mehr Energie umsetzen.

2. Die benötigte Energie kann er viel besser durch das Verbrennen von Fett bereitstellen.

Wir können aus diesen Diagrammen noch etwas anderes sehr Wichtiges ablesen: Sich untrainiert auszupowern mit dem Ziel, Fettkilos zu verlieren, bringt wenig[275]. Denn wer sich stark anstrengt, gerät schnell außer Atem und damit in den anaeroben Bereich. Dort verbraucht er zwar Kalorien, verbrennt dazu aber kein Fett[276]. Die Kalorien stammen dort komplett aus den Kohlenhydratreserven, die in den Muskeln und in der Leber gespeichert sind. Diese Reserven reichen für ein bis drei Stunden und werden vom Körper bei nächster Gelegenheit wieder aufgefüllt. Die gefüllten Fettzellen schlummern bei der Anstrengung und bei der anschließenden Regeneration ungestört vor sich hin.

Neben der Intensität des Trainings spielt dessen Dauer eine wichtige Rolle bei der Fettverbrennung. Lange moderate Trainingseinheiten sind dabei effektiver als kurze intensive[277]. Die Vorgabe für ein im Sinne der Fettverbrennung effizientes Training liegt jetzt auf der Hand: Das Training sollte in Pulsbereichen unterhalb der aeroben Schwelle erfolgen[278].

Bestimmt man nun die Trainingsbereiche noch genauer, ist es ratsam, den größten Teil (70-90%) des Trainings mit Pulsfrequenzen um die aerobe Schwelle herum durchzuführen. Das sind typischerweise Pulsfrequenzen zwischen 110 und 130 Schlägen pro Minute. Zwar ist der Kalorienbedarf bei der entsprechend niedrigen Leistung geringer als knapp unterhalb der anaeroben Schwelle, der Fettstoffwechsel wird im niedrigen Bereich aber sehr viel besser trainiert.

Der durch das Training verbesserte Fettstoffwechsel wird deutlich, wenn man die Laktatkurven einer Person vergleicht, die zunächst völlig untrainiert war (vgl. Abbildung 11) und dann ein Jahr konsequent trainiert hat (vgl. Abbildung 12)[279].

Die Laktatkurve hat sich im Laufe der Monate immer weiter nach rechts und nach unten verschoben. Was das bedeutet? Ganz einfach: Der Sportler kann nun viel länger und intensiver laufen, Rad fahren oder Fußball spielen, bis er seine anaerobe Schwelle erreicht[280]. Die dazu erforderliche Energie kann sein Körper durch die Verbrennung von Fett generieren. Er nimmt ab oder hält seine trainierte Figur. Im Alltag bedeutet das, dass er die paar Stockwerke zu Hause oder im Büro locker nehmen kann, ohne außer Atem zu geraten. Zudem haben Ausdauersportler im Vergleich zu inaktiven Personen mehr Fettsäuren in den Muskeln eingelagert, aber sehr viel weniger im Fettgewebe[281]. Für die Figur macht das einen riesigen Unterschied.

Den größten Vorteil hat der Trainierte, wenn es ums Essen und Genießen geht: Für ihn gibt es quasi keine Einschränkungen. Er kann beinahe futtern so viel er will und kann sich allen gesunden Genüssen hingeben. Was für ein Leben!

Gezielt abnehmen geht nicht

Der Wunsch gezielt am Bauch oder Po abzunehmen, ist zwar verständlich, nur Wünsche allein machen weder fit noch schlank. Sich pulsierende Elektroden auf den Bauch zu spannen und dabei fernzuschauen, hilft beim Abnehmen ähnlich viel wie auf dem Sofa Fußball zu schauen.

Auch wenn von mittelmäßigen Produkterfindern immer wieder neue Geräte ausgetüftelt werden, die von Werbetreibenden des gleichen Niveaus mit mehr oder weniger hübschen Blondinen und Bodybuildern präsentiert werden – an den Naturgesetzen führt kein Weg vorbei. Eine bessere Figur gibt's nur durch Training. Fettpolster schwinden nicht durch Magie, sondern nur durch eine negative Energiebilanz über längere Zeit.

Nichts einzuwenden ist gegen das wohlige Gefühl, das einem vibrierende Platten vermitteln. Und wenn es Phlegmatikern hilft, sich aufzuraffen und ins Fitness Studio zu gehen, gibt es an solchen Geräten nichts auszusetzen[282].

Weniger angenehm ist das Schwitzen unter Plastikgürteln, die man sich um den Bauch schnallen soll, um angeblich genau dort abzunehmen. Das Einzige, was man dadurch verlieren kann, ist Wasser, das man unter dem Plastik ausschwitzt. Positive Effekte lassen sich nur erzielen, wenn man sich mit dem Gürtel ausreichend bewegt. Dann klappt es aber auch ohne Gürtel.

Gezielt abnehmen kann man also leider nicht. Jeder Körper legt seine Fettreserven individuell an und baut sie bei Bedarf auch wieder ab. Dreinreden lässt er sich dabei nicht.

Sport und Ernährung

Über Jahrzehnte hinweg war unumstritten, dass Sportler große Mengen Kohlenhydrate essen sollten. Heute predigen manche Ernährungsexperten das Ende der Pasta-Partys[283]. Die sinnvolle Wahrheit liegt mal wieder in der Mitte. Denn insgesamt betrachtet man das Thema mittlerweile differenzierter.

Man muss unterscheiden, ob man Sport treibt, um abzunehmen oder um in Wettkämpfen Höchstleistungen zu erbringen. Freizeitsportler, für die die Freude an der Bewegung, der Natur oder der Gemeinschaft im Vordergrund steht, brauchen keine Tipps oder Spezialnahrung, mit der sie die letzten fünf Prozent ihrer Leistungsfähigkeit mobilisieren können. Für sie stehen Gesundheit, eine gute Figur und das persönliche Wohlbefinden im Vordergrund.

Generell hat bei Experten ein Umdenken stattgefunden. Zum Beispiel hat der renommierte Sportarzt Dr. Wolfgang Feil noch 2007 in seinem Buch "Ernährung und Training" plädiert: "Der Anteil der Kohlenhydrate an der gesamten Energieaufnahme sollte ca. 60% betragen"[284]. In einem Interview 2010 antwortet er auf die Frage nach Ernährungsirrtümern: "Nach wie vor glauben viele Freizeitsportler, dass sie viele Kohlenhydrate essen müssen. Wir empfehlen, Kohlenhydrate nur noch in moderaten Mengen aufzunehmen."[285] Sind die Kohlenhydratspeicher während der Trainingsphasen nicht immer prall gefüllt, ist das kein Problem für den Körper. Im Gegenteil, das führt zur Steigerung der Aktivität von Hormonen und Enzymen, die am Fett- und Eiweißstoffwechsel beteiligt sind[286]. Allerdings darf man das nicht übertreiben, da auch das Gehirn Glucose benötigt. Unsere geistige Leistungsfähigkeit sinkt schnell, wenn das Gehirn nicht ausreichend versorgt wird. Der Körper hat für den Fall natürlich Mechanismen entwickelt. Er wandelt dann Eiweiß in Zucker um und versorgt damit das Gehirn[287]. Die benötigten Proteine zieht er aus den Muskeln, was nicht im Interesse des Athleten liegt. Um diesem Effekt vorzubeugen, nehmen viele Sportler, auch Freizeitsportler, hochwertige Eiweißdrinks zu sich.

Zu einem gesunden Lebensstil mit drei- bis viermal Sport pro Woche gehört also eine ausgewogene Ernährung, die sich aus reichlich Eiweiß, einem vernünftigen Maß an gesunden Fetten aber auch Kohlenhydraten zusammensetzt. "Mediterran" ist für viele Menschen die beste Umschreibung für solch eine Ernährung. Es hilft dabei, an Italien und seine kulinarischen Köstlichkeiten zu denken. Dazu gehören Fleisch und Fisch genauso wie Gerichte mit Pasta aus Hartweizengrieß. Vor allem aber immer viel frisches Obst und Gemüse. Die vorrangige Fettquelle ist gutes Olivenöl.

Bei Leistungssportlern lautet das Prinzip "optimale Energie für maximale Leistung"[288]. Damit sie ihre Leistungspotenziale voll ausschöpfen können, ist essenziell, dass die Glykogenspeicher des Körpers prall gefüllt sind. Radrennfahrer müssen auch bei fortgeschrittenem Rennen noch in der Lage sein, auf Attacken von Gegnern zu reagieren, wenn sie um den Sieg mitfahren wollen[289]. Beim Fußball fallen statistisch die meisten Tore in den letzten 15 Minuten. Es entscheiden offensichtlich oft die Energiereserven der Spieler über Sieg oder Niederlage[290]. Diese Beispiele zeigen, wie wichtig es im Wettkampf ist, den Verbrauch an Kohlenhydraten ständig zu kompensieren.

Leider lassen sich viele Freizeitsportler dadurch irreführen und ahmen Profis in ihrem Verhalten nach. Die Konsequenz ist, dass viele Menschen vor, während und nach dem Training mehr Kalorien zuführen als sie verbrauchen. Die negative Energiebilanz ist dann beim Teufel und man wundert sich, wieso die Pfunde nicht weniger werden. Dabei ist man wahrscheinlich nur ein Opfer der Werbung geworden, die suggeriert, dass es dazu gehört, Müsliriegel und Hydrolytgetränke zu konsumieren.

Das führt uns zur wichtigen Frage, wann man denn eigentlich wie essen soll. Kurz vor dem Training zu essen verringert den Spaß an der anschließenden Bewegung erheblich – wenn man sich dann überhaupt noch aufraffen kann. Daher lautet die Empfehlung, dass zwischen der letzten Mahlzeit und dem Training mindestens zwei bis drei Stunden liegen sollen[291]. Hat man vor dem Training sehr kohlenhydratlastig gegessen, verringert das die Fettverbrennung nachweislich[292]. Das Gleiche gilt für die Zeit des Trainings: Nimmt man dann Kohlenhydrate zu sich, z.B. über Getränke, nutzt der Körper diese schnell verfügbaren Zucker freudig und verwertet sie zu Lasten der Fettverbrennung.

Am meisten richtig bzw. falsch machen kann man in der Zeit direkt nach dem Training. Entleerte Muskelfasern freuen sich dann über Kohlenhydrate zur akuten Regeneration, die man am besten mit einem Apfelsaftschorle zuführt[293]. Wer durch den Sport abnehmen möchte, kann auf diesen Kalorienschub aber auch getrost verzichten. Idealerweise trinkt man noch vor dem Duschen hochwertige Eiweiße, die die Muskeln zur Reparatur überlasteter Fasern ebenfalls benötigen. Die Zufuhr in flüssiger Form ist besser, weil die Versorgung mittels

Bananen oder Kuchen zu langsam wäre, um das dann "offene Fenster" noch zu treffen[294].

Vorsicht ist beim Konsum von Alkohol nach dem Training geboten, da dieser die Regeneration stark verzögert[295]. Da Sport aber oft auch mit Geselligkeit zu tun hat, gibt es durchaus akzeptable Argumente, die den gemäßigten Konsum von Alkohol rechtfertigen[296]. Denn die Lebensfreude darf bei allen guten Absichten nicht zu kurz kommen.

Auch nicht-alkoholische Getränke sind teilweise böse Fallen. Was für die "normale" Ernährung gilt, gilt natürlich auch hier. Zuckerhaltige Getränke sind keine Durstlöscher, sondern nur unnötige Lieferanten schneller Kohlenhydrate. Der Gewichtseffekt des Trainings ist durch sie mit wenigen Schlucken verpufft. Isotonische Getränke sind vom Prinzip her dazu geeignet den Wasserhaushalt schnell wieder auszugleichen. Viele sogenannte Energydrinks haben jedoch einen sehr hohen Kohlenhydratgehalt und mitunter auch zu viel Koffein[297]. Das ideale Trainingsgetränk ist und bleibt daher reines Wasser. Zum Mineralstoffausgleich trinkt man es am besten mit Apfelsaft gemischt. Wer's mag, kann auch noch ein halbes Glas Brottrunk dazumischen[298]. Möglichst viel zu trinken ist aus zwei Gründen sinnvoll: zum Ausgleich der Wasserverluste durchs Schwitzen und zur Unterstützung einer eiweißreichen Basisernährung. Die Empfehlung liegt bei mindestens 1,5 Litern pro Tag plus 1,5 Liter pro Stunde Training[299].

Ein wichtiger Punkt bei der Sportler-Ernährung ist die Versorgung mit Mikronährstoffen. Durch die Anstrengung verliert der Körper wichtige Vitamine, Mineralstoffe und Spurenelemente. Besonders Zink, Magnesium, Calcium, Kalium, Eisen, Kupfer und Chrom gehen über den Schweiß verloren und müssen wieder zugeführt werden. Das Gleiche gilt für die antioxidativen Vitamine C und E sowie den B-Komplex[300]. Die größte Gefahr bei mangelnder Versorgung droht dem durch die Anstrengung geschwächten Immunsystem. Sportler, die viel und intensiv trainieren, sind anfälliger für Infekte. Eine optimale Nährstoffversorgung ist deswegen zur Stärkung der Abwehrkräfte sehr wichtig[301].

Viele Sportärzte vertreten die Meinung, dass es schwierig ist, die Nährstoffverluste durch Sport mit normaler Ernährung auszugleichen und empfehlen daher Supplemente. Der Vereinsarzt des FC Bayern München, Dr. Müller-Wohlfahrt, verweist explizit darauf, dass beispielsweise die Empfehlungen der

Deutschen Gesellschaft für Ernährung den erhöhten Umsatz bei jeder Art von Sport nicht berücksichtigen[302].

Als Fazit lässt sich folgende Regel als Empfehlung geben: Mehr Eiweiß in Trainingsphasen, mehr Kohlenhydrate ab drei bis vier Tage vor und während des Wettkampfs. Dieser Rat hilft Abnehmwilligen ihre Kohlenhydratzufuhr zu beschränken und gibt leistungsorientierten Sportlern ausreichend Kohlenhydrate, um Höchstleistungen erzielen zu können[303].

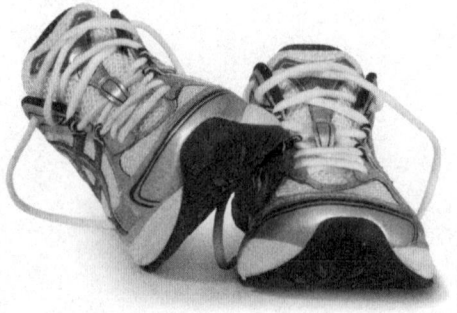

Achte Etappe

Im Alltag selbstverständlich abnehmen

Wie so oft tauchten auch bei mir kurz vor dem schon in Sicht geglaubten Ziel noch einmal Schwierigkeiten auf. In der Theorie hatte ich jetzt alles verstanden. Im ganz normalen Alltag wurde so manches jedoch auf eine harte Probe gestellt.

Doch das war gut so. Denn so musste ich mir klar machen, wie man sich auch im stressigen Büro-Alltag abnehmtauglich ernähren kann. Und wie man mit wenig Zeit zum Kochen trotzdem leckere, abnehmtaugliche Gerichte zaubern kann. Herausgekommen sind lange Listen mit Tricks und Rezepten.

Ich habe gelernt, wie man zu ausreichend Bewegung kommt. Und zwar auch dann, wenn die Zeit knapp ist und man allerlei Verpflichtungen hat.

Mit guter Planung, konsequenter Organisation, klaren Prioritäten und ein paar Kniffen aus der Hirnforschung hat auch das letztlich sehr gut funktioniert. Eine wichtige Rolle haben dabei drei einfache Protokolle gespielt: Das Gewichtsprotokoll, um den Überblick über den Gewichtsverlauf zu bekommen. Ein Bewegungsprotokoll, das den Sportsgeist bei Laune hält. Und das Ernährungsprotokoll, wenn man mal wieder nicht glauben will, dass die Energiebilanz positiv war.

Klingt bürokratisch? Das Gegenteil ist der Fall: Die Protokolle machen Spaß und erhalten die Motivation!

Alltagstaugliches Konzept

Es wäre ja eigentlich so einfach: Man muss sich nur gesund ernähren und ausreichend bewegen. Und schon klappt's mit dem gesunden Lebensstil. Gut, das Belohnungssystem macht einem noch ab und zu einen Strich durch die Rechnung, aber das – wir haben's gesehen – kann man überlisten.

In der Theorie mag das ja alles gut funktionieren. Aber im Alltag haben plötzlich andere Dinge eine höhere Priorität und es fehlt die Zeit oder die Ruhe, die guten Vorsätze und das Gelernte umzusetzen. Was man dann braucht sind ein paar Tipps, auf die man zurückgreifen kann.

Fast zwei Jahrzehnte als Unternehmer (viele Jahre davon als Vorstandsvorsitzender einer Aktiengesellschaft) haben mich mit sehr vielen Menschen zusammengebracht. Ein paar wenige waren hervorragend organisiert. Sehr viele hatten aber gerade hier Defizite. Weil das Problem, eine gesunde Ernährung und ausreichend Sport in den Alltag zu integrieren, vor allem Berufstätige trifft, möchte ich gerade diesen Personen aufzeigen, wie man sich Entlastung verschaffen kann.

Die Abverkaufszahlen von Ratgebern fürs Zeitmanagement zeigen, dass es auch im Privaten jede Menge Potenzial gibt, sich besser zu organisieren. Viele Anregungen lassen sich daher nicht nur bei der Arbeit, sondern auch zu Hause anwenden.

Oft lässt sich mit ein paar grundsätzlichen Entscheidungen der richtige Rahmen abstecken. Einmal getroffen müssen sie nicht immer wieder diskutiert werden. So schafft man sich Freiräume. Das kann zum Beispiel die Vereinbarung der Eltern sein, dass jeder Partner am Wochenende einen Vormittag freibekommt – für Sport, Freunde oder Freundinnen oder einfach zur "freien Verfügung".

Der Schlüssel zu einem gesunden Lebensstil ohne gefährlichen Stress ist ein alltagstaugliches Konzept, mit dem man sich genügend Zeit für die wichtigen Dinge verschafft und sich ein umfangreiches Repertoire an Ideen für gesundes Essen aneignet.

Die folgenden vier Leitsätze helfen dabei:

- **Priorisieren Sie konsequent!**
  Wichtiges von Unwichtigem und von nur Dringendem unterscheiden.

- **Organisieren Sie sich bei der Arbeit und im Privaten gut!**
  Mit dem notwendigen Wissen und den richtigen "Werkzeugen" fällt das deutlich leichter.

- **Sorgen Sie für eine ständig wachsende Rezeptsammlung!**
  Sich gut zu ernähren ist kinderleicht, wenn man ein paar einfache Rezepte für den Alltag kennt, die man beliebig variieren kann.

- **Finden Sie Ihre Sportarten!**
  Zwischen Laufen und Muckibude gibt es Tausend Möglichkeiten sich zu bewegen. Für jeden gibt es Sportarten, die Spaß machen.

Mit dem nötigen Wissen und ein paar Anregungen wird es auch Ihnen gelingen, Ihr Leben erfolgreich umzustellen!

Zeit – knapp und kostbar

Bei der Recherche für dieses Buch habe ich viele interessante Aussagen gehört und gelesen. Oft musste ich allerdings dazu sagen: "In der Theorie stimmt das ja, aber in der Praxis ist das nicht so einfach".

Wenn Ernährungsexperten erläutern, wie wichtig es ist, frische Lebensmittel zu verwenden – "die kauft man am besten auf dem Wochenmarkt" – frage ich mich, wie das das Gros der Menschen hinbekommen soll. Die meisten haben keinen Wochenmarkt um die Ecke oder können während der Arbeitszeit nicht eben mal zum Gemüsebauer schlendern. Ein gesundes Mittagessen kochen? Kein Problem, wenn die Kinder im Kindergarten sind oder die Großmutter auf sie aufpasst und man nicht berufstätig ist. Abends mit Freude kochen, am besten Slow Food – absolut! Nichts lieber. Einmal die Woche bekommt man das ja vielleicht sogar noch hin. Aber täglich? Vieles, was empfohlen wird, ist einfach realitätsfern.

Das Gleiche gilt beim Durchforsten von Sportratgebern. Für ein Buch mit Trainingsplänen für Berufstätige gibt's noch eine Marktlücke. Denn die meisten Autoren scheinen in einer stressfreien Welt zu leben als die meisten von uns. Oder sie stecken die Erwartungen sehr hoch. Man könnte den Eindruck bekommen, man sei ziemlich lasch, wenn man sich nicht zum Ziel setzt, einen Marathon zu laufen.

Vor allem wer beruflich viel unterwegs ist, tut sich oft schwer, die Zeit zum gesunden Essen und für ausreichend Bewegung zu finden. Oder wer zur Arbeit pendeln muss oder Schicht arbeitet. Oder von dem erwartet wird, dass er einfach mehr leistet, in Zeiten, in denen viele Firmen kämpfen müssen.

Zeit ist zum knappen, zum kostbaren Gut geworden. Weil man zu wenig von ihr hat, scheitern oft die besten Vorsätze. Weil man auch mit viel Geld aus den 24 Stunden des Tages keine 48 machen kann, kommt es darauf an, sie so aufzuteilen, dass für alle wichtigen Dinge des Lebens genügend Zeit vorhanden ist.

Mindestens fünf Interessensgruppen streiten sich um die meist viel zu knappe Zeit:

- Der Beruf beansprucht bei Berufstätigen den größten Teil vom Zeitkuchen.

- Familie, Partner etc. stehen für die meisten Menschen ganz oben in der Rangliste.

- Freunde und soziales Umfeld – wichtig für die Psyche.

- Externe Faktoren, die man kaum beeinflussen kann, wie das Finanzamt, das die Steuerklärung einfordert, etc.

Und last but not least:

- Man selbst! Inklusive der Zeit für eigene Hobbies, für erholsamen Schlaf, aber auch für Gesundheit und Fitness.

Als wäre es nicht schon schwer genug, das alles unter einen Hut zu bekommen – diese Gruppen haben noch unterschiedliche Dringlichkeiten und Flexibilitäten. Wenn das Kind schreit oder krank ist, verschieben sich die Prioritäten schnell. Dummerweise sind die Arbeitszeiten in der Regel ziemlich starr. Um das Gerüst, das der Job meist vorgibt, muss man alle Bedürfnisse sortieren. Auf der Strecke bleiben meist Dinge, die nicht unbedingt sein müssen. Leider ist das oft die eigene Gesundheit oder auch nur die Zeit, sich über das eigene Leben Gedanken zu machen.

Da ist Planen angesagt. Und man muss sich einfach einmal "Zeit nehmen", sich darüber Gedanken zu machen, was wirklich wichtig ist. Haben Sie sich schon einmal Gedanken gemacht, welchen Titel Ihre Memoiren tragen würden? Tun Sie das doch mal! Und überlegen Sie, welche Kapitel Sie schon erlebt haben. Und träumen Sie, welche Abenteuer Sie noch erleben wollen! Sind es berufliche Herausforderungen oder Reisen mit der Familie? Wollen Sie sportlich noch etwas reißen oder sich sozial engagieren? Toben Sie sich gedanklich aus! Schließlich wollen Sie Ihren Enkeln doch eines Tages etwas Spannendes erzählen können. Ach ja, und vergegenwärtigen Sie sich, welches Foto von Ihnen auf dem Umschlag zu sehen sein soll. Wie soll die Nachwelt Sie einmal in Erinnerung behalten? Rank, schlank und fit oder blass, krank und dick?

Essen im Arbeitsalltag

Wer den ganzen Tag in der Arbeit oder viel unterwegs ist, tut sich oft schwer, gesund zu essen. Doch auch dann ist es möglich. Man muss nur die offensichtlichen Fehler vermeiden und etwas Fantasie walten lassen.

Die gute Nachricht vorneweg: Wenn man erst aus der Insulinschaukel raus ist, hat man die übelste Falle im Arbeitsalltag schon ausgeschaltet: die kalorienreichen Zwischenmahlzeiten. Denn das Absinken des Blutzuckerspiegels, der dringend mit einem Schokoriegel wieder in die Höhe getrieben werden will, ist passé. Anstatt mit Hungersymptomen zu kämpfen, hat man sich mit zwei Umstellungstagen erst einmal aus der akuten Problemzone manövriert.

Mit den folgenden zehn Tipps macht die Arbeit dann keinen Strich mehr durch den Abnehmplan[304].

Tipp 1: Alles eine Frage der Organisation

Man ernährt sich unterwegs schlecht, weil abnehmtaugliche Alternativen rar sind. Also muss man diese schaffen. Das fällt sehr viel leichter, wenn man sich darauf vorbereitet. Z.B. in dem man sich geeignete Essensbehälter besorgt und am Arbeitsplatz die Rahmenbedingungen schafft. So stellt sich schnell die notwendige Routine ein.

Tipp 2: Ein gutes Frühstück als Grundlage

Das Frühstück ist die Grundlage für einen vernünftigen Essenstag. Eiweiß, komplexe Kohlenhydrate und Ballaststoffe sorgen dafür, dass das Sättigungsgefühl bis zur Mittagspause anhält. Wer morgens nichts runterbringt, nimmt sein Müsli o.ä. einfach mit und isst es später.

Tipp 3: Die Mahlzeiten planen

Hunger ist glücklicherweise gut kalkulierbar. Sie können sich daher schon am Vortrag überlegen, was Sie am nächsten Tag zu Mittag essen wollen. Dadurch vermeiden Sie, dass Sie sich hungrig auf die Suche nach Essen machen müssen. Denn dann begeht man die schlimmsten Sünden.

Tipp 4: Immer eine Option: Eiweißshakes

Manchmal kommt etwas dazwischen und die beste Planung ist Makulatur. Für diesen Fall ist man gewappnet, wenn man eine Dose Eiweißpulver und ein Glas Flohsamenschalen im Schrank deponiert hat. Denn daraus lässt sich in zwei Minuten ein kalorienarmer, aber sättigender Shake mixen.

Tipp 5: Mitdenken in der Kantine

In fast jeder Kantine gibt es kalorienarme Optionen: z.b. Salate, Suppen oder Gemüsegerichte. Bei Fleischgerichten kann man an den Beilagen sparen. Bei Nudelgerichten vermeidet man Kalorien, wenn man statt der Sahnesoße die Tomatensoße nimmt. Statt des Desserts gönnt man sich besser einen Kaffee.

Tipp 6: Etwas von zuhause mitbringen

Mit den richtigen Behältern (vgl. Tipp 1) kann man Reste vom Vortag gut in die Arbeit mitnehmen. Vieles kann man auch kalt essen, wenn man keine Gelegenheit zum Aufwärmen hat. Salate gibt es schon vorgeschnitten, wenig Dressing macht man erst vor dem Essen dran. Vollkornbrot, Kräuterquark, Schinken und Tomaten sind morgens ruckzuck in die Dosen gepackt.

Tipp 7: Einen Vorrat im Büro halten

Wer die Möglichkeit zur Lagerung hat, füllt seine Vorräte am Montag auf und hat dann z.B. Brot, hartgekochte Eier, Paprika, Obst u.v.m. für den Großteil der Woche. Gibt es sogar einen Kühlschrank verstaut man dort Milch, Hüttenkäse, Magerquark und Naturjoghurt.

Tipp 8: Keine Verführungen im Büro lagern

Verbannen Sie alle Süßigkeiten und Kekse aus dem Büro. Essen Sie nie vor dem Computer. Und kompensieren Sie Ärger nicht mit dem Griff in die Süßigkeitenbox, sondern atmen Sie tief durch und holen Sie sich einen Kaffee.

Tipp 9: Routine für Geschäftsreisen schaffen

Proviantpakete für unterwegs beugen vor, wieder mal Fast Food oder Süßigkeiten zu essen. Äpfel, belegte Vollkornbrote, Gemüsesticks, Nüsse und hartgekochte Eier sind morgens schnell eingedost. Wenn man länger unterwegs ist, immer dran denken: Eine Energiedichte von unter 1,5 kcal/g ist ok.

Tipp 10: Bewegung einbauen

Steigen Sie z.B. eine Station früher aus dem Bus oder der U-Bahn. Parken Sie 500 Meter vom Büro entfernt. Oder nehmen Sie gleich das Fahrrad. Und wo es einen Aufzug gibt, gibt es auch immer eine Treppe. Und bei Kollegen kann man vorbeischauen anstatt sie anzurufen. Jeder Schritt zählt.

Generell gilt, dass man schon sehr viel richtig macht, wenn man die gröbsten Fehler vermeidet und darauf achtet, sich durch gute Organisation unnötigen Stress vom Leib zu halten.

Energiedichte-Beispiele

Die Energiedichte, die wir auf der dritten Etappe kennengelernt haben, lässt sich für einzelne Lebensmittel sehr leicht errechnen. So bekommt man schnell ein Gefühl, was unter dem angestrebten Durchschnitt von 1,5 kcal/g liegt – und damit beim Abnehmen hilft. Natürlich lässt sich die Energiedichte aber auch für komplette Gerichte anwenden.

Das Schöne am Konzept der Energiedichte ist, dass man durchaus "verbotene" Dinge essen und genießen darf. Man kann die vielen Kalorien eines Lebensmittels nämlich gewissermaßen "verdünnen" mit Lebensmitteln, die eine deutlich geringere Energiedichte haben. Denn am Ende ist nur die durchschnittliche Energiedichte einer Mahlzeit relevant.

Betrachten wir das einmal an verschiedenen Beilagen zu einem Rindersteak oder Gemüsetaler. Nehmen wir der Einfachheit halber an, beides habe eine Energiedichte von 1,5 kcal/g. Wenn wir als Beilage Nudeln wählen, die gekocht eine Energiedichte von 1,4 kcal/g haben, dann hat unser einfaches Gericht eine durchschnittliche Energiedichte von 1,5 kcal/g (linke Spalte) und kann daher guten Gewissens gegessen werden.

Steak mit Nudeln	kcal/g	g	kcal
Steak/Gemüsetaler	1,5	200	300
Nudeln	1,4	200	280
Energiedichte / Summen	**1,5**	400	580

Kritischer wird es allerdings, wenn man zu den Nudeln eine fettige Soße (3,0 kcal/g) isst. Dann erhöht sich die Energiedichte der Mahlzeit auf 1,7 kcal/g. Zur Berechnung teilt man einfach die Summe der Kalorien (rechte Spalte) durch das gesamte Gewicht der Mahlzeit (mittlere Spalte).

Steak mit Nudeln u. Soße	kcal/g	g	kcal
Steak/Gemüsetaler	1,5	200	300
Nudeln	1,4	200	280
Soße	3,0	60	180
Energiedichte / Summen	**1,7**	460	760

Verzichtet man auf die Soße, gönnt sich aber zum Nachtisch eine Portion Tiramisu (4,1 kcal/g), schnellt die gesamte Energiedichte auf 2,3 kcal/g hoch.

Steak, Nudeln, Tiramisu	kcal/g	g	kcal
Steak/Gemüsetaler	1,5	200	300
Nudeln	1,4	200	280
Tiramisu	4,1	200	820
Energiedichte / Summen	2,3	600	1400

Den gegenteiligen Effekt kann man erzielen, wenn man als Beilage statt Nudeln Gemüse wählt. Zum Beispiel Brokkoli. Dessen geringe Energiedichte von 0,3 kcal/g senkt den Wert für die gesamte Mahlzeit (ohne Nachtisch) auf 0,9 kcal/g.

Steak mit Brokkoli	kcal/g	g	kcal
Steak/Gemüsetaler	1,5	200	300
Brokkoli	0,3	200	60
Energiedichte / Summen	0,9	400	360

Da liegt dann auch noch ein kleiner Nachtisch drin, wenn der eine vernünftige Energiedichte hat. Z.B. Schokoladenpudding mit 1,9 kcal/g.

Steak, Brokkoli, Pudding	kcal/g	g	kcal
Steak/Gemüsetaler	1,5	200	300
Brokkoli	0,3	200	60
Schokoladenpudding	1,9	100	190
Energiedichte / Summen	1,1	500	550

Kommt man allerdings auf die Idee, das Steak bzw. den Gemüsetaler durch ein paniertes Schnitzel zu ersetzen, ist es mit der freundlichen Energiedichte wieder dahin. Denn die Panade des Schnitzels saugt das Bratfett auf wie ein Schwamm und führt deswegen zur hohen Energiedichte von 3,2 kcal/g. Oder in absoluten Kalorien ausgedrückt: Die Mahlzeit hat dann 890 statt 550 kcal. Da kann auch der Brokkoli die durchschnittliche Energiedichte nicht mehr ausreichend drücken.

Pan. Schnitzel, Brokkoli, Pudding	kcal/g	g	kcal
Paniertes Schnitzel	3,2	200	640
Brokkoli	0,3	200	60
Schokoladenpudding	1,9	100	190
Energiedichte / Summen	**1,8**	500	890

Entsprechende Überlegungen kann man natürlich auch fürs Frühstück anstellen. Wer gerne Brot isst, hat besonders viele Möglichkeiten, die Energiedichte zu beeinflussen. Leider gibt es keine Brotsorten mit niedriger Energiedichte. Bei Vollkornbrot beträgt sie 2,0 kcal/g, bei Weißbrot 2,5 kcal/g, bei einer Semmel 2,7 kcal/g. Der Unterschied wird aber noch vergrößert, wenn Butter oder Margarine darauf gestrichen werden. Aufgrund ihrer dichten Struktur streichen Sie auf eine Scheibe Vollkornbrot etwa drei Gramm Butter. Das sind 22 Kalorien. Auf einer Scheibe warmem Toastbrot sind es schnell zehn Gramm, weil der poröse Toast das Fett geradezu aufsaugt. Das sind dann 74 Kalorien. Streichen Sie auf Ihr Toastbrot noch 15 Gramm Nuss-Nougat-Creme, liefert diese eine ballaststoffarme Scheibe 215 Kalorien. Bei gerade einmal 50 Gramm. Satt werden Sie davon nicht. Also brauchen Sie mindestens zwei Scheiben davon. Die durchschnittliche Energiedichte dieser Scheiben ist mit 4,3 kcal/g ein wahrer Fettzellenerfreuer.

Toast mit Nuss-Nougat-Creme	kcal/g	g	kcal
2 Scheiben Toastbrot	2,5	50	125
2x 10 g Butter	7,4	20	148
2x 15 g Nuss-Nougat-Creme	5,2	30	156
Energiedichte / Summen	**4,3**	100	429

Weil wichtig ist, dass man sich immer satt isst, sind dieses und die folgenden Beispiele mit zwei Scheiben Brot gerechnet. Ansonsten kann man zu falschen Schlüssen kommen. Etwas freundlicher sieht die Rechnung zwar aus, wenn man statt des Toastbrots Vollkornbrot mit weniger Butter isst. Aber in den grünen Bereich von unter 1,5 kcal/g kommt man auch mit dieser Kombination noch bei Weitem nicht.

Vollkornbrot mit Nuss-Nougat-C.	kcal/g	g	kcal
2 Scheiben Vollkornbrot	2,0	50	100
2x 3 g Butter	7,4	6	44
2x 15 g Nuss-Nougat-Creme	5,2	30	156
Energiedichte / Summen	**3,5**	86	300

Ganz anders sieht die Bilanz aus, wenn Sie das Vollkornbrot mit Schinken essen. Die Energiedichte liegt nun bei 2,0 kcal/g. Auch das ist nicht optimal, aber man kann zwei Scheiben des Schinkenbrots essen und hat immer noch weniger Kalorien verspeist als mit einer Scheibe Toastbrot mit Nuss-Nougat-Creme.

Vollkornbrot mit Schinken	kcal/g	g	kcal
2 Scheiben Vollkornbrot	2,0	50	100
2x 3 g Butter	7,4	6	44
2x Schinken	1,3	50	65
Energiedichte / Summen	**2,0**	106	209

Es gibt jedoch einen Trick, die Energiedichte unter die 1,5 kcal/g zu senken. Nämlich, indem man statt der zweiten Scheibe Schinkenbrot einen Naturjoghurt isst. Dessen Energiedichte von 0,6 kcal/g drückt den Schnitt sogar auf die tolle Energiedichte von 1,0 kcal/g. Statt des Joghurts funktioniert der Trick natürlich auch mit Quark, Obst oder anderen Lebensmitteln, die eine entsprechend niedrige Energiedichte haben.

V.-brot mit Schinken u. Joghurt	kcal/g	g	kcal
1 Scheibe Vollkornbrot	2,0	25	50
3 g Butter	7,4	3	22
Schinken	1,3	25	33
Joghurt	0,6	125	75
Energiedichte / Summen	**1,0**	178	180

Eine wunderbare, sehr leckere, hochgradig gesunde Alternative ist ein Müsli aus selbst geschroteten Körnern. Entweder Sie nehmen eine bereits geschrotete Getreidemischung, die Sie im Bioladen erhalten, oder Sie mahlen das Getreide mit einer Getreidemühle selbst. Egal welche Variante Sie wählen, nehmen Sie eine gute Handvoll davon, und lassen Sie es mit etwas Wasser quellen. Dazu geben

Sie einen halben geriebenen Apfel und 100 Gramm Quark der Halbfettstufe. (Magerquark hat zwar noch etwas weniger Kalorien, schmeckt aber langweiliger). Das vermischen Sie und geben noch einen Spritzer Zitronensaft dazu. Dieses Müsli bringt es auf fast genau die gleiche Kalorienzahl wie eine Scheibe Nuss-Nougat-Creme-Toastbrot, füllt Ihren Magen aber mit der vielfachen Menge an Frühstücksleckerei, die vor komplexen Kohlenhydraten, Eiweiß und Ballaststoffen nur so strotzt. Es macht Sie so satt, dass Sie locker bis zum Mittagessen durchhalten. Dabei hat es eine Energiedichte von 0,9 kcal/g, lässt Ihnen im Tagesverlauf also Raum für die eine oder andere Mahlzeit mit größerer Energiedichte. Bei dem süßen Toast dagegen haben Sie wegen der einfachen Kohlenhydrate spätestens nach ein bis zwei Stunden wieder Hunger. Weil Ihr Blutzucker jedoch mal eben nach oben geschossen ist und vom Insulin wieder ebenso schnell gesenkt wurde, kommen Sie bis zur Mittagspause ohne Zwischenmahlzeit allenfalls unter Hungerqualen durch.

Selbstgeschrotetes Müsli	kcal/g	g	kcal
Geschrotete Körner	3,1	30	93
Wasser	0,0	30	0
1/2 Apfel	0,5	100	50
Quark (Halbfettstufe)	0,8	100	80
Energiedichte / Summen	0,9	260	223

Wenn die Zeit einmal knapp ist, ist die Versuchung groß, sich unterwegs eine belegte Semmel zu holen. Fällt die Wahl dann auf eine Leberkäs'-Semmel, erahnen viele nicht, welche Mengen an Kalorien sie in sich reinstopfen. Die Energiedichte macht das sehr deutlich.

Leberkäse-Semmel	kcal/g	g	kcal
Semmel	2,7	70	189
Leberkäse	3,0	150	450
Energiedichte / Summen	2,9	220	639

Die Leberkäs'-Semmel liefert über 400 Kalorien mehr als das Müsli.

Wenn die Zeit knapp ist, ist ein Eiweißdrink immer eine gute Alternative. Mit Milch angerührt hat eine Portion die tolle Energiedichte von 0,7 kcal/g. Dank des konzentrierten Eiweißes und der eingerührten Flohsamenschalen sättigt der Shake so gut wie eine komplette Mahlzeit.

Eiweißshake mit Milch	kcal/g	g	kcal
Fettarme Milch	0,47	250	118
Eiweißpulver	3,8	23	87
Flohsamenschalen	0,2	5	1
Energiedichte / Summen	0,7	278	206

Wer die Energiedichte noch deutlich senken möchte, rührt das Eiweißpulver mit Wasser an. Dann beträgt die Energiedichte nur 0,3 kcal/g.

Eiweißshake mit Wasser	kcal/g	g	kcal
Wasser	0,0	250	0
Eiweißpulver	3,8	23	87
Flohsamenschalen	0,2	5	1
Energiedichte / Summen	0,3	278	88

Der Vorteil der Flohsamenschalen besteht darin, dass sie einen großen Teil der Milch oder des Wassers binden, weil sie mit der Flüssigkeit aufquellen und diese speichern. Der "Getränke-Effekt", den man bei der Energiedichte immer beachten sollte, wird damit ausgeschaltet.

Sie erkennen das Prinzip: Mit Gemüse, Obst, Fleisch, Schinken, Milchprodukten etc. können Sie die durchschnittliche Energiedichte senken. So können Sie die Energiedichte Ihrer Hackfleischsoße zum Beispiel nahezu halbieren, in dem Sie das Hackfleisch zur Hälfte durch Karotten ersetzen. Oder Sie können komplett auf kalorienreiche Beilagen verzichten, weil Sie vor dem Hauptgericht einen Salat essen und trotzdem satt werden. Sie müssen sich jetzt nur noch an den Herd wagen.

In der Praxis ist es natürlich mühsam, jedes Mal die Energiedichte zu berechnen. Das ist aber auch gar nicht notwendig. Denn Sie werden schnell ein Gespür dafür bekommen, wie das Prinzip funktioniert. Alle Lebensmittel mit weniger als 1,5 kcal/g sind völlig o.k. Produkte mit 1,5 bis 2,5 kcal/g können Sie noch recht gut "verdünnen", sind also in Maßen akzeptabel. Weil das bei Lebensmitteln mit einer Energiedichte von 2,5 kcal/g oder mehr nur schwer möglich ist, sollten Sie darauf entweder verzichten oder nur geringe Mengen davon verzehren.

Die gleichen Überlegungen, die für einzelne Gerichte gelten, sind auch für die Gesamtheit der Mahlzeiten eines Tages anwendbar. Ein üppiges Mittagessen mit zu hoher Energiedichte lässt sich zum Beispiel durch ein Abendessen mit geringer Energiedichte ausgleichen. So ist sogar das Stück Torte bei Tante Erna o.k., wenn man zum Mittagessen einen großen Salatteller gegessen hat und zum Abendessen eine Gemüsepfanne verspeist. Zwar hat das Tortenstück vielleicht 800 Kalorien. Wenn Frühstück, Mittagessen und Abendessen an dem Tag zusammen 1.000 Kalorien haben, sind das in der Summe 1.800 Kalorien – bei einem Verbrauch von 2.000 Kalorien steht die Energiebilanz am Ende des Tages trotz Ernas Torte mit 200 Kalorien im Minus. Und das bedeutet Fettabbau.

Negativen Stress vermeiden

Viele Menschen erleben herausfordernde Arbeit als motivierend. Auch wenn sie sehr anstrengend ist. Sie sprechen dann gerne von Eustress, dem positiven Stress. Er aktiviert und regt an, wirkt leistungsfördernd. Im Gegensatz dazu ist Distress negativer Stress, der das Denken behindert, auf die Stimmung drückt und den Körper belastet. Schon der Biochemiker Hans Selye, der den Begriff "Stress" 1936 definierte, unterschied die zwei Stressarten. Ob etwas Eustress oder Distress verursacht, hängt entscheidend davon ab, wie man die persönliche Kontrolle über die Situation beurteilt[305]. Ist man von der eigenen Fähigkeit, die Herausforderung zu meistern, überzeugt, wird sie als Eustress empfunden. Je machtloser man sich einschätzt, desto negativer wirkt der Stress. Das erklärt auch, wieso Herzinfarkte bei sozial Schwachen doppelt so häufig vorkommen wie bei oberen sozialen Schichten. Erstere leiden häufig darunter (vermeintlich) nichts ändern zu können. Herzinfarkt als Managerkrankheit zu bezeichnen ist daher eigentlich unpassend.

Stressige Situationen lassen sich natürlich "managen". Psychologen sprechen dann auch von "Coping", wobei sich zwei Funktionen unterscheiden lassen: problembezogenes Coping und emotionales Coping. Die erste Art der Bewältigung setzt beim Problem an und versucht dieses zu beseitigen oder zu mindern. Bei der zweiten Methode steht der Umgang mit der Situation im Fokus[306]. An zwei Beispielen lassen sich die unterschiedlichen Optionen verdeutlichen. Bei großer Belastung durch eine Vielzahl von Aufgaben, neudeutsch "To-do's"(= zu tun), hilft es, das Problem durch direktes Handeln anzugehen. Da das menschliche Gehirn nicht für Multitasking gemacht ist, kommt man am schnellsten zum Ziel, wenn man die Aufgaben priorisiert und konsequent abarbeitet. Schätzt man dabei ab, was in welcher Zeit realisiert werden kann, gewinnt man Klarheit über die Handlungsoptionen und kann bewusste Entscheidungen treffen. Trauert man dagegen um einen geliebten Menschen, lässt sich an der Situation nichts ändern. Man kann nur an der Bewältigung der verbundenen Emotionen ansetzen. Gespräche und Unterstützung durch andere Menschen helfen in solchen Situationen, während konkrete Problemlösungen keinen Ansatzpunkt finden. Natürlich gibt es Situationen, die zwischen diesen Extremen liegen. Der eigene Handlungsspielraum ist beispielsweise begrenzt, wenn man den Druck auf den Chef oder Kollegen zurückführt. Gerne neigt der Deutsche in solchen Situationen zum Jammern, anstatt die Problemlösungsoptionen auszuschöpfen. Schade eigentlich. Denn positives Denken stärkt die körpereigenen Abwehrkräfte. Kein Wunder also, dass Optimisten gesünder sind als Pessimisten[307]. Denn Optimisten glauben stärker an die eigenen Stärken und daran, dass Situationen sich zum Besseren wenden. Davon profitieren sie dann im Genesungsprozess, der bei ihnen besser verläuft als bei Pessimisten[308].

Bewegung im Alltag

Haben Sie Ihrem inneren Schweinehund schon einen Namen gegeben? Oder heißt er bei Ihnen auch Günter? Ich habe meinen umgetauft. Er heißt jetzt Erik. Und das kam so:

Meine Begegnung mit Erik war eher – sagen wir – zufällig. Es war beim Joggen. Dieser schräge Typ erzählte mir, dass Kaffee mit Zucker so ziemlich das Beste sei, was er kennt. Da ist er natürlich bei mir an den richtigen geraten. Den Kaffee trinke ich doch schon seit Jahren ohne Zucker. Ganz einfach, weil raffinierter Zucker ungesund ist. Jedem der abnehmen will, drücke ich deswegen meine Meinung aufs Auge, auf Zucker zu verzichten. Sie mussten sich das ja auch schon anhören.

Erik war das ziemlich wurscht. Vielmehr erzählte er mir etwas von einem Kerl, der ihn auf die bittere Bohne gebracht hat. Der war ein Globetrotter, der einen Haifisch mit bloßer Hand gefangen habe, einen Löwen erlegt habe und zu Fuß um die Sahara gelaufen sei. So ein Schmarrn, habe ich mir gedacht und wollte meine Argumente nochmal vorbringen. Aber Erik hat mir gar nicht zugehört.

Vielmehr hat er geschwärmt, Zucker im Kaffee sei so toll wie Zitrone oder Sahne im Tee. Oder wie Pfeffer im Salat. Seine Mutter muss Italienerin sein. Denn er meinte, er habe jeden Tag Amor im Herzen und Musik im roten Vino. Bei soviel Gesülze wollte ich ihm natürlich einfach davonjoggen. Aber er ließ sich nicht abhängen.

Irgendwann war er dann fertig. Doch ich hatte mich zu früh gefreut. Denn da war schon der nächste Typ und der wollte mir was von griechischem Wein vorträllern. Da habe ich den Shuffle Mode am iPod ausgeschaltet.

Dieser Erik, von dem hier die Rede war, heißt mit Nachnamen Silvester und ist Schlagersänger. Das Lied, das ich zufällig (ganz ehrlich!) beim Joggen auf den Ohren hatte heißt – Sie wissen es bereits – "Zucker im Kaffee". Mein Schweinehund Erik meint's ja eigentlich gut mit mir, am fittesten bin ich aber, wenn ich nicht auf ihn höre. Deswegen höre ich ihm eine Weile zu, mache dann aber doch, was ich für richtig halte. Und zwar nicht kurzfristig gedacht wie Erik, sondern längerfristig.

Da nehme ich schon mal die Treppe statt des Aufzugs, weil ich weiß, dass diese vielen "kleinen" Bewegungen auch zu einer ausgeglichenen Energiebilanz beitragen. Manchmal kann ich meinem Erik dann sogar nachgeben und verzichte auf den Sport. Wenn ich zum Beispiel zehn Kilometer mit dem Kinderwagen unterwegs war. Oder weil ich mit dem Fahrrad beim Einkaufen in meinem Lieblingssupermarkt war und noch mein Lieblingsvollkornbrot bei meinem Lieblingsbäcker geholt habe. O.k., die liegen etwa 15 Kilometer auseinander.

Im Winter mache ich das nachvollziehbarerweise selten. Da hatte Erik früher bessere Karten. Er hatte einfach die frühe Dunkelheit auf seiner Seite. Aber dann habe ich ihm ein Schnippchen geschlagen. Ich habe mir einen Ergometer gekauft. Also so einen Heimtrainer. Jetzt sieht Erik mit seinen Argumenten ganz schön alt aus. Zumal ich jetzt sogar gefahrlos Musik hören kann beim Radeln. Diese Fitness-Fahrräder für zu Hause gibt es schon ab etwa 200 Euro. Für 300 Euro bekommt man ein Gerät, das bei der Stiftung Warentest hinter zwei deutlich teureren Geräten 2008 auf dem dritten Platz gelandet ist[309]. Für ähnliches Geld bekommt man auch einen Crosstrainer. Im Vergleich zu dem Nutzen, den regelmäßige Bewegung auf solchen Geräten bietet, ist das gut investiertes Geld.

Oft jogge ich aber auch. Da kann ich nämlich abschalten. Vor allem, weil ich dann in der Natur bin. Wie positiv sich das auf den Stressabbau auswirkt, haben wir ja gesehen. Ich lass mir die Sonne auf die Haut scheinen und freue mich, dass die ganz ohne bewusstes Zutun meinerseits gerade Vitamin D produziert. Ich atme literweise frische Luft und lasse mir das Gehirn durchpusten. Manchmal höre ich Podcasts oder Hörbücher. Das Angebot im Internet ist mittlerweile riesig. Es finden sich tolle Beiträge, die einen beruflich oder privat weiterbringen. Viele davon sind kostenlos. Ab und zu lohnt es sich, ein paar Euro dafür auszugeben. Manchmal höre ich auch einfach Musik und lerne dann nette Menschen wie Erik Silvester kennen.

Gesunder Genuss

Waren Sie schon einmal bei einem Weinseminar? Wenn ja, haben Sie sicher erlebt, dass sich Ihnen die Welt des Weines mit etwas mehr Wissen sehr viel besser erschließt. Wein kann nach Vanille oder schwarzer Johannisbeere schmecken, aber auch nach Tabak oder Petroleum. Die verschiedenen Aromen herauszuschmecken, begeistert die Sinne und aktiviert das Belohnungssystem. Deswegen macht Wein verkosten Spaß.

Wenn Ihnen das Bouquet des Weines in die Nase steigt, schließen viele Weinkenner die Augen und konzentrieren sich auf ihre Geruchsknospen. Die "erste Nase" signalisiert einen ersten Eindruck des Weines. Riecht er fruchtig oder hat er womöglich einen Fehler? Um die Aromen bestmöglich wahrnehmen zu können, schwenkt der Kenner jetzt sein Glas leicht im Kreis. So lösen sich Geruchsmoleküle. Was für manchen etwas aufgesetzt wirkt, hat also durchaus seinen Sinn. Denn mit der "zweiten Nase" versucht man den Wein olfaktorisch zu beurteilen[310]. Wenn man sich darauf einlässt und es etwas beherrscht, entstehen Bilder vor dem inneren Auge. Bilder von Früchten und Weinbergen, von Winzern und Weinkellern, von gutem Essen und erlebtem Ambiente. Ein Pinot Grigio weckt die Erinnerung an einen heißen italienischen Nachmittag auf der Piazza. Ein Amarone an das Knistern des Kaminfeuers im letzten Skiurlaub. So entsteht Entspannung. Die Aufmerksamkeit liegt komplett auf den eigenen Sinnen. Der Stress des Alltags ist in solchen Momenten vergessen.

Ob sich die Aromen und Eindrücke des Geruchs im Geschmack des Weines wiederfinden, ist häufig eine sehr spannende Frage. Das eine Aroma verflüchtigt sich, das andere verstärkt sich, ein neues tritt plötzlich hervor. Es ist das Überraschende, was das Belohnungssystem erfreut. Wenn Sie mit der Zunge und dem Gaumen die geschmackliche Vielfalt eines edlen Tropfens entdecken, füttern Sie Ihren Nucleus accumbens mit Input. Und mit jedem Glas erweitern Sie Ihr Weinwissen.

Wenn Ihnen der Zugang zu diesem Teil der Weinwelt noch fehlt, stellen Aromaräder eine sehr gute Einstiegshilfe dar[311]. Sie gliedern die Vielfalt der Aromen und dienen als unterhaltsame Anleitung. Egal ob man sie für sich alleine nutzt oder in der Gruppe. In jedem Fall werden Sie mehr auf das achten, was Sie riechen und schmecken. Genau das steigert Ihren Genuss. Und so wird es nicht lange dauern, bis auch Sie zur Einsicht kommen: Das Leben ist zu kurz, um schlechten Wein zu trinken!

Eine weitere Dimension erschließen Sie sich, wenn Sie Wein und Essen kombinieren. Haben Sie schon versucht, herauszufinden, welcher Wein zu Ihrem Pilzrisotto am besten passt? Oder mit welchem Weißwein die geräucherte Forelle noch köstlicher mundet? Oder welcher Rote den Kalbsrücken zum vollendeten Gedicht werden lässt? Zum Feuerwerk der Geschmacksknospen kann ein "Käse-und-Wein-Abend" werden. Kaufen Sie einmal vier bis acht verschiedene qualitativ hochwertige Käsesorten und laden Sie ebenso viele Freunde ein. Bitten Sie jeden, eine Flasche seines Lieblingsweines mitzubringen. Egal ob rot oder weiß. Besorgen Sie noch gutes Brot dazu und schon kann die private Weinverkostung losgehen. Zeichnen Sie auf einem großen Bogen Papier eine Tabelle, und tragen Sie die Weine in die Zeilenköpfe und die Käsesorten in die Spaltenköpfe ein. Sie probieren dann zusammen mit Ihren Gästen zu jedem Käse drei bis vier Weine. Für jede Wein-Käse-Kombination vergeben Sie null, einen, zwei oder drei Punkte. Je mehr Punkte, desto besser die Kombination. Sie werden sehen, dass die Geschmacksempfindungen zwar zum Teil auseinanderliegen, dass sich am Ende aber ein paar Favoriten unter den Kombinationen herauskristallisieren. Ihr Belohnungssystem wird Sie nach einem solchen Abend mit einem Lächeln auf dem Gesicht ins Land der Träume schicken.

Mit dem Essen ist es genau dasselbe. Je mehr Sie über das, was Sie essen, wissen, desto genussreicher wird Ihr Leben. Denken Sie nur an die Vielzahl der Gewürze und Kräuter, die Ihren Gaumen zum Jubeln bringen. Oder an die unzähligen Würzoptionen mit Sojasoßen, Essig, Ölen, Senfsorten oder Zitronensaft. Wie am Beispiel Wein gezeigt, können Sie die Welt der Kräuter und Gewürze erforschen. Kaufen Sie sich ein kleines Kräuter-Lexikon und testen Sie jede Woche ein neues Gewächs. Können Sie den Geschmack von Kümmel und von Kreuzkümmel unterscheiden? Erkennen Sie Oreganopflanzen, wenn Sie sie im Garten sehen oder kennen Sie Oregano nur von der Pizza beim Italiener? Machen Sie ein Spiel daraus. Fragen Sie sich gegenseitig ab. Finden Sie einen spielerischen Zugang zu dem Thema. Sie werden sehen, Ihr Geschmacksempfinden blüht auf und Sie verschaffen sich Lust auf völlig andere Geschmacksdimensionen als sie das Standardeinerlei der industriellen Lebensmittel bietet.

Beachten Sie aber, dass noch kein Meister vom Himmel gefallen ist. Und geben Sie Ihrem Geschmackssinn die erforderliche Zeit, um sich für neue Aromen zu begeistern. Es ist völlig normal, dass die Begeisterung nicht beim ersten Mal kommt. Aber sie ist umso nachhaltiger und reicht für den Rest des Lebens, wenn Sie geduldig sind.

Einen nicht zu unterschätzenden Nebeneffekt bringt die Beschäftigung mit neuen Genüssen allemal: Je mehr man von einer Sache versteht, desto besser kann man mit Freunden und Bekannten darüber fachsimpeln. Das ist beim Wein nicht anders als beim Fußball.

Die Kraft von Bildern nutzen

Die Werbung nutzt emotionale Bilder, um uns ungesunde Nahrungsmittel schmackhaft zu machen. Wer für sich einen gesunden Lebensstil entdecken möchte, sollte sich erstens darüber im Klaren sein und zweitens die Kraft der Bilder für sich selbst nutzen.

Im Groben ist eine Metapher nützlich, die der Amerikanische Psychologe Jonathan Haidt geprägt hat: Unser Unterbewusstsein ist wie ein Elefant. Unser bewusstes Entscheiden und Handeln ist wie ein Jockey, der auf dem Elefanten reitet. Er kann ihn nicht besonders filigran lenken, sondern nur ab und zu in die richtige Richtung bugsieren[312]. Haidt will damit sagen, dass wir uns nicht einbilden sollen, mit unseren Vorsätzen immer Herr der Situation zu sein. Oder wie Manfred Spitzer es formuliert: "Wir können uns umgewöhnen, aber nicht im Hauruckverfahren, sondern nur mit viel Geduld".[313] Und ich sage dazu: "Wenn ich schon Geduld haben muss, dann will ich die Zeit wenigstens genießen!".

Im Detail kann man Bilder nutzen, um sich zum Beispiel gegen die Verlockung von Schokolade zu wappnen. Menschen, die verstanden haben, dass das Gehirn kurzfristigen Zuckererhalt deutlich höher bewertet als langfristige Gesundheit (das Diskontierungsdilemma), begegnen der spontanen Versuchung mit imaginären Szenen, in denen sie selbst die zentrale Rolle spielen: Das Ärgern über sich selbst bei der nächsten Begegnung mit der Waage. Die mitleidigen Blicke der Freunde am Baggersee, weil die Fettringe über die Badehose hängen. Die drohende Gefahr, sich täglich Insulin spritzen zu müssen. Bilder dieser negativen Folgen können die Vorfreude so stark dämpfen, dass das Belohnungssystem verstummt. Mehr noch: Weil unser Gehirn lernt zu automatisieren, kann es diese Erkenntnisse visuell auf ein Bild reduzieren: Zum Beispiel ein Bild, in dem die Tafel Schokolade einen roten Rahmen besitzt.

Das ist der defensive Teil der Strategie zu einem gesunden Lebensstil. Man versucht, den Verlockungen zu widerstehen. Getreu dem Motto: "Ich muss nicht jeden Blödsinn machen, den mein Hirn mir vorschlägt". Dem Diskontierungsdilemma schlägt man damit ein Schnippchen. Der offensive Part beschäftigt sich damit, gesunde Lebensmittel mit positiven Bildern zu assoziieren. Gesunder Brokkoli erhält beispielsweise einen grünen Rahmen. Dies ist möglich, weil unsere Geschmackspräferenzen keineswegs in Stein gemeißelt sind. Wir essen eben nicht, was uns schmeckt, sondern uns schmeckt, was wir essen. Wer diesen Ansatz ernsthaft verfolgt, muss sich selbst etwas Geduld einräumen, so wie man Kindern unbekannte Lebensmittel bis zu zwanzigmal zwanglos anbieten muss, bis sie sie akzeptieren. Diese Zeit des Lernens ist glücklicherweise eine sehr genussvolle Zeit, wenn man sie nutzt, um in Gesellschaft netter Leute zu kochen und zu genießen. Oder, wenn man sich einen Kochkurs gönnt oder zumindest in schön bebilderten Kochbüchern schmökert. Denn je emotionaler man Eindrücke erlebt, desto besser ist deren Zugang zum episodischen Gedächtnis, in dem Bilder gespeichert werden[314].

Wenn man selbst erlebt hat, wie die rohe Aubergine köstlicher Teil einer traumhaften Caponata[315] wird, legt man die dunkel-violette Frucht beim nächsten Einkauf mit größter Vorfreude in den Einkaufskorb. Wer dieses einfache Gericht schon mal in Sizilien genossen hat, wird bei Auberginen ohnehin an die Sonne und Gastfreundschaft Süditaliens denken. Sie denken bei Äpfeln immer daran, dass man da "kraftvoll zubeißen" muss? Wer sagt, dass sie einen Apfel nur so essen dürfen? Reiben Sie doch einmal einen – so wie sie ihn als Kind vielleicht von Ihrer Mutter bekamen – und rühren ihn in Ihr Müsli. Bei Karotten denken viele an Rohkost. Dabei werden die in etwas Butter gedünstet und mit einem Schuss Sahne verfeinert erst richtig lecker. Das macht dick? I wo! Relevant ist nur die Energiedichte. Und die bleibt deutlich unter 1 kcal/g, wenn Sie mit Butter und Sahne nicht verschwenderisch umgehen. Mit Karotten können Sie auch die Energiedichte Ihrer Hackfleischsoße senken, wenn Sie Karotten reinhobeln[316]. Wenn Sie die gelben Rüben auf diese Weise ein paarmal verspeist haben, werden Sie beim Anblick einer Karotte nicht mehr in erster Linie an Rohkost denken. Sie haben dann Ihr Belohnungssystem geschult – und zwar äußerst genussvoll!

Und sollte die Verlockung eines Marshmallows oder anderen süßen Teilchens beinahe übermächtig werden, denken Sie daran, wie sich vierjährige clevere Kinder über die Zeit des ersten und ärgsten Verlangens hinweggerettet haben: Professor Mischel hat bei seinem Marshmallow-Experiment herausgefunden, dass Kinder ihre Impulse besser kontrollieren konnten, wenn sie die Süßigkeit vor ihnen in möglichst abstrakter Weise visualisierten. Sie hielten länger durch, wenn sie sich die Marshmallows eingerahmt in ein Gemälde oder als Wölkchen vorstellten[317]. Wenn kleine Kinder mit solchen Tricks Erfolg haben, werden Sie das ja wohl auch schaffen.

Gibt es den Nachbrenneffekt?

Nach dem Training ist die Sauerstoffaufnahme noch deutlich erhöht. Unter anderem braucht der Körper den Sauerstoff zur Verbrennung von Fettsäuren. Deren Anteil an der Energiegewinnung ist dann signifikant erhöht[318]. Man spricht deswegen vom sogenannten Nachbrenneffekt. Manche Studien belegen, dass dieser Effekt bis zu 24 Stunden andauern kann[319].

Aus mehreren solcher Studien[320] wurde daher abgeleitet, dass es einen anhaltenden Effekt zur Gewichtsverringerung nach sportlicher Aktivität gibt. Bei geringer Dauer und Intensität des Trainings ist dieser Effekt allerdings sehr gering[321]. Nennenswert ist er nur nach längeren und intensiveren Trainingseinheiten[322].

Der Nachbrenneffekt verdeutlicht einen sehr wichtigen Effekt körperlicher Aktivität: Bewegung trainiert den Fettstoffwechsel! Wie wichtig das ist, haben wir schon gesehen. Von Nuancen und Interpretationsungenauigkeiten abgesehen spielt es diesbezüglich keine Rolle, ob man seine Ausdauer oder seine Kraft trainiert[323].

Abgeschwächt wird der Nachbrenneffekt, wenn man Kohlenhydrate zu sich nimmt. Allerdings macht es wenig Sinn, das Essen oder Trinken nach dem Training vom Nachbrenneffekt abhängig zu machen. Denn entweder ist der Effekt vernachlässigbar gering oder man schadet der Muskelregeneration durch mangelnde Nahrungszufuhr deutlich mehr.

Da am Ende ohnehin nur die Energiebilanz entscheidend ist, spielt es auf der Waage keine Rolle, ob man sich kasteit und mit dem Essen und Trinken wartet oder seinem Körper das gibt, was er zur Regeneration braucht.

Nüchtern trainieren

Man hört und liest immer wieder, dass ein Training mit nüchternem Magen hilft, Fett zu verbrennen. Hier gilt im Wesentlichen das Gleiche wie für den Nachbrenneffekt: Es trainiert zwar den Fettstoffwechsel[324] – was sehr gut und lobenswert ist – am Ende entscheidet über die Gewichtsabnahme jedoch nur die Energiebilanz[325].

Solange nach einer Mahlzeit noch freie Fettsäuren oder Glucose im Blut unterwegs sind, verbraucht der Körper diese bevorzugt zur Energie-verbrennung[326]. Ohne Frühstück fehlen diese Brennstoffe und der Körper ist auf die gespeicherten Fette und Kohlenhydrate angewiesen. Insbesondere greift er nun auf Fettreserven im Unterhautfettgewebe zurück. Vom Glykogen, das nötig ist, um in dessen Feuer die Fettsäuren zu verbrennen, hat er in den Muskeln und der Leber zunächst genügend gespeichert. Wenn diese jedoch aufgezehrt sind, schlägt "der Mann mit dem Hammer" zu[327]. Das Phänomen, das auch als "vor die Wand laufen" bezeichnet wird. Radrennfahrer nennen es den Hungerast. Die Leistung fällt in diesem Moment stark ab, weil der Körper nun die benötigte Energie nur noch mittels der Fettverbrennung zur Versorgung stellen kann. Dazu benötigt er sehr viel mehr Sauerstoff als zur Verbrennung der Kohlen-hydrate. Die Folge ist ein starker Leistungsabfall und eine starke Belastung des Organismus[328]. Parallel kann es zu Effekten kommen, die mit der dann eingeschränkten Versorgung des Gehirns mit Blutzucker zusammenhängen: Müdigkeit, Schwindel, Schwarzwerden vor den Augen oder sogar Bewusstlosigkeit.

Wer sich bewusst und sorgfältig auf diese Nebenwirkungen vorbereitet, kann beim Training auf nüchternen Magen diese Effekte selbst austesten, um seinen Körper besser verstehen zu lernen. Wenn Sie das vorhaben, sollten Sie Ihre Trainingsausfahrt oder Ihre Joggingrunde gut planen und schnell verfügbare Kohlenhydrate bei sich haben (Traubenzucker, Kohlenhydratgels oder Ähnliches). Kein Fehler ist auch ein Handy mitzunehmen, damit Sie ggf. ein Taxi oder Ihren Partner anrufen können. Eine interessante Erfahrung ist ein solches Leeren der Glykogenspeicher in jedem Fall. Und eine gute Vorbereitung auf die Strapazen eines Marathonlaufs.

Runner's High

Wer der Fresssucht verfallen ist, kann sich meist nur schwerlich vorstellen, dass es Menschen gibt, die der Sucht verfallen sind zu rennen. Doch dieses Phänomen gibt es und es hat sogar einen Namen: Runner's High – des Läufers Hochgefühl.

Wer dieses Gefühl, ewig weiterlaufen zu können, schon erlebt hat, will es immer wieder erfahren. Es ist ein euphorischer Gemütszustand, bei dem man die körperliche Anstrengung nicht spürt. Es ist mal wieder unser Gehirn, das in solchen Momenten stimuliert wird. Die Glücksgefühle werden durch die Ausschüttung von Endorphinen bewirkt, also vom Körper selbst produzierten sogenannten Opioiden, die auch unser Hungerempfinden regeln[329].

Allerdings muss man schon etwa eine Stunde mit mindestens achtzig Prozent seiner Leistungsfähigkeit rennen, um die Chance zu haben, in den Genuss dieses Hochgefühls zu kommen. Erst wenn man seine Schmerzgrenze überwunden hat und seinen Körper gezwungen hat, über das erträgliche Maß hinaus Leistung zu zeigen, schüttet er die Endorphine aus, um die Schmerzen zu lindern[330].

Mit dem von Mihaly Csikszentmihalyi geprägten Begriff des Flows beschreiben Sportler das Gefühl des mühelosen Laufens[331]. Der Zustand einer optimalen Synchronisation von Herzschlag, Atmung und Blutdruck führt in solchen Momenten zu einem harmonischen Zustand des limbischen Systems (das unsere Emotionen steuert) und des kortikalen Systems (das für Bewusstsein und Verstand verantwortlich ist)[332]. Das Flow-Prinzip funktioniert im Allgemeinen wie im Sport, wenn die eigenen Fähigkeiten und die Anforderungen in einem ausgewogenen Verhältnis zueinander stehen und das Handeln und das Bewusstsein verschmelzen[333]. Auch wenn nur wenige dieses Gefühl so schön formulieren können wie Csikszentmihalyi, erlebt hat es wohl jeder Sportler schon. Kein Wunder also, dass sich das Laufen zu einer Massenbewegung entwickelt hat[334].

Ausdauersport oder Kraftsport?

Wenn Sie einen erfolgreichen Marathonläufer oder Triathleten fragen, was die beste Sportart ist, um sich fit zu halten, wird er Ihnen eine Ausdauersportart ans Herz legen. Fragen Sie einen Trainer im Fitness-Center, geht nichts über den regelmäßigen Besuch in der Muckibude.

Was Ihnen besser behagt, hängt allein von Ihren Präferenzen ab. Naturliebhaber oder Einzelkämpfer rennen womöglich lieber alleine durch den Wald. Gesellige oder Hedonisten fühlen sich eventuell im Fitnessclub viel wohler. Auch Ihre Veranlagung spielt eine Rolle. Wenn Sie über mehr "schnelle" Muskelfasern verfügen, werden Sie eher zum Sprinter oder Gewichtheber neigen. Sind Sie von der Natur mehrheitlich mit "langsamen" Muskelfasern ausgestattet, tendieren Sie wahrscheinlich zum Läufer oder Radfahrer[335].

Wenn Sie beim Lauftreff Ihren Joggingpartnern allerdings nach drei Kilometern außer Atem erläutern, dass Sie eigentlich eher ein Sprintertyp sind, sollten Sie zu Hause einmal in sich gehen. Diese Ausrede hören Laufcoaches nämlich regelmäßig. Sprinttests enden in solchen Fällen oft ziemlich peinlich[336].

Wenn Sie abnehmen möchten, ist die Sportart egal – sofern Sie es schaffen, eine negative Energiebilanz zu erreichen. Bei gleicher Zeitdauer und vergleichbarer Belastung ist ein Ausdauertraining allerdings der größere Kalorienverbrenner[337].

Bezüglich der gesundheitlichen Aspekte des Herz-Kreislauf-Systems werden Ausdauersportarten in der Regel bessere Noten ausgestellt. Was die Stärkung der Muskulatur betrifft, zum Beispiel bei Rückenbeschwerden, gilt Krafttraining unter professioneller Anleitung meist als die bessere Option.

Hinsichtlich der Formung des eigenen Körpers muss ohnehin jeder selbst entscheiden, ob er sich lieber als eleganten Läufer, muskelbepackten Gewichtestemmer oder rundum wohlgebauten Triathleten sieht.

Motivation bewahren mit Protokollen

Viele Menschen raffen sich für eine Weile auf, verlieren dann aber im Laufe der Zeit die Motivation. Sie verfallen in alte Essensgewohnheiten oder frühere Lethargie. Man kann dem entgegenwirken, indem man zwei Protokolle führt: Eines mit der persönlichen Gewichtsentwicklung und eines mit den sportlichen Aktivitäten. Etwas schriftlich festzuhalten, macht Dinge erstens verbindlicher – auch gegenüber sich selbst – und zweitens besser sichtbar. Wenn man zum Beispiel seinen Gewichtsverlust grafisch darstellt, motiviert das mehr, als wenn man sich einfach nur Tag für Tag auf die Waage stellt. Man verliert da schnell den Überblick, was man in welchem Zeitraum erreicht hat.

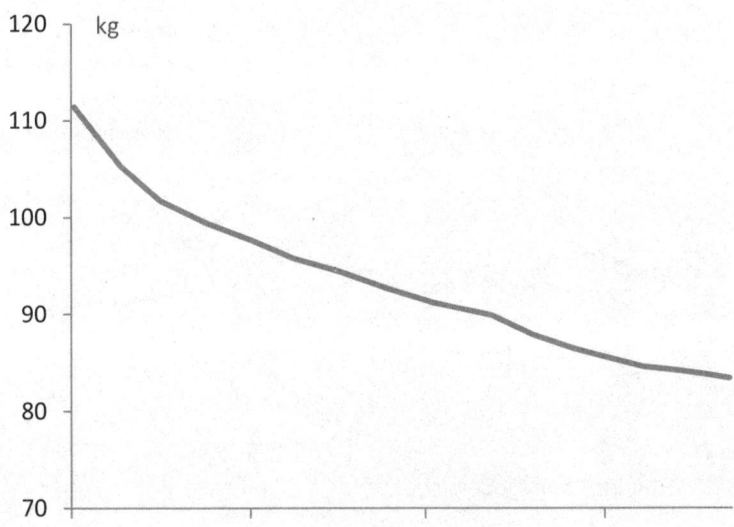

Abbildung 17: Visualisierter Gewichtsverlust

Die meisten Ausdauersportler lassen sich besser motivieren, wenn Sie ihre Trainingskilometer erfassen und grafisch auswerten. Es macht stolz, wenn man am Sonntag Abend sieht, dass man sich an vier Tagen der Woche ausgiebig bewegt hat. Eine einfache Liste am Küchenschrank oder eine Excel-Tabelle auf dem Computer sind einfache aber sehr gut funktionierende Motivationshelfer. Als besonders effizient hat sich ein Punktemodell erwiesen, bei dem verschiedenste Aktivitäten in Punkten bewertet werden. Diese Abstraktion bewirkt Erstaunliches, wenn man sich noch zweimal zehn Punkte erjoggen muss, um auf das selbst gesteckte Monatsziel zu kommen[338].

Sie können so über das ganze Jahr hinweg verfolgen, wie sie ihr Trainingspensum gesteigert oder reduziert haben. Vergleicht man die tatsächlichen Pensen mit den zuvor ausgearbeiteten Trainingsplänen, bekommt man zudem eine kontinuierliche Kontrolle. Auch Hobbysportler profitieren von Trainingsübersichten, weil sie diese, wenn nötig, ihrem inneren Schweinehund vorlegen können.

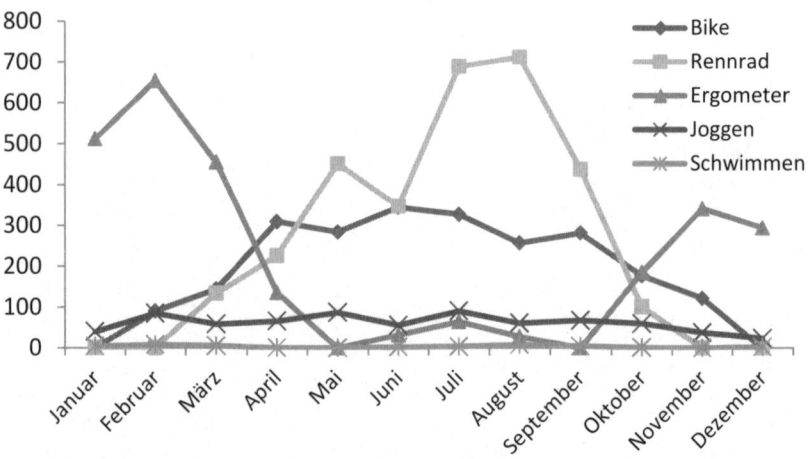

Abbildung 18: Trainings-Jahresübersicht

Internetaffine Zeitgenossen präsentieren die eigenen Erfolge im eigenen Blog und motivieren so Freunde und Bekannte, dem eigenen Erfolg nachzueifern. Wenn so etwas Schule macht, spricht man von einem viralen Effekt. Mit einer Erkältung hat der nichts zu tun, sondern ist in diesem Fall definitiv gesund.

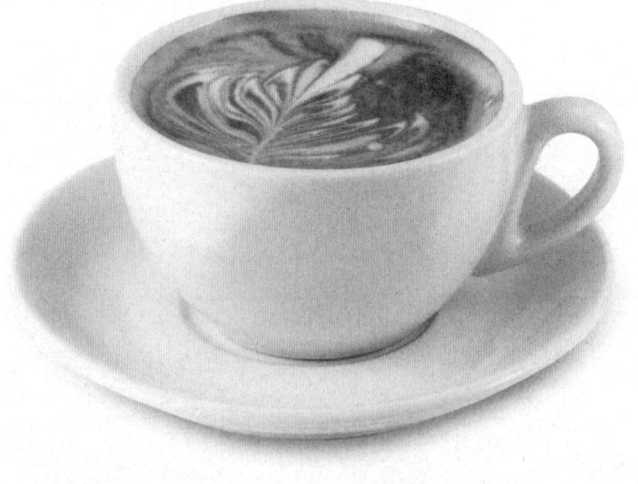

Glücklich am Ziel

Wenn man in wenigen Monaten 20 Kilo verliert und sein Gewicht dann über Jahre konstant hält, wird man häufig gefragt, wie man das geschafft hat.

Mir ging es sehr oft so und ich habe gerne darauf geantwortet. Dabei wurde mir zweierlei klar. Erstens macht es mir riesigen Spaß von meiner Lebensstil-Philosophie zu erzählen. Und zweitens war das Feedback sensationell. Denn mit meinen Tipps haben es viele Menschen geschafft, ihr Wunschgewicht zu erreichen und zu halten.

Also habe ich beschlossen, mein Wissen aufzuschreiben, und es im Rahmen eines kostenlosen "Abnehm-Coachings" weiterzugeben. Als Plattform habe ich facebook gewählt, weil sich dort ein weiterer wichtiger Aspekt des Abnehmens sehr gut umsetzen ließ: Der Austausch mit Gleichgesinnten. In einer geschlossenen Gruppe motivieren sich die Coaching-Teilnehmer gegenseitig. Sie reißen andere mit, wenn es läuft und raten zum Durchhalten, wenn die Waage wie festgenagelt erscheint. Sie tauschen Rezepte und Tipps aus. Sie stellen und beantworten Fragen. Und vor allem sorgen sie für jede Menge Spaß untereinander.

Ich selbst habe von dem Austausch mit den Coaching-Teilnehmern noch einmal sehr viel dazugelernt. Zum Beispiel, dass das größte Problem beim Abnehmen die eigene Ungeduld ist. Oder dass einfache Rezepte extrem gefragt sind. Und nicht zuletzt, dass gut geführte Protokolle fast immer die Antwort geben, wenn die Waage den eigenen Erwartungen nicht gerecht wird.

Tausende von Menschen sind bereits an meinen Blogbeiträgen, Rezepten, Tipps und Tricks interessiert. Und weil Sie bis zu dieser Seite durchgehalten haben, interessiert Sie ja vielleicht, wo auch Sie diese finden können. Ganz einfach: auf www.vibono.de.

Anmerkungen und Quellen

[1] Gregor Peter Schmitz: Baldwin Park hat ausgefressen. In: Spiegel online. 09.10.2010. http://www.spiegel.de/panorama/gesellschaft/0,1518,722120,00.html

[2] Anonymus: Neurobiologische Grundlagen von Stress: Wie Ihr Gehirn Stress erkennt und darauf antwortet: Warum Stress Ihrem Gehirn schadet. The European Dana Alliance for the Brain. http://www.dana.org/uploadedFiles/The_Dana_Alliances/European_Dana_Alliance_for_the_Brain/o therpublications-stress_de.pdf

[3] Der Terminus wurde von dem Amerikanischen Physiologen Walter Cannon 1915 geprägt

[4] Jörg Blech: Die Heilkraft der Mönche. In: Der Spiegel 48/2008, S. 154-156

[5] Joseph E. LeDoux: Emotion, memory and the brain. In: Scientific American, 6/1994, S. 32-39

[6] Anneliese A. Pontius: Fastest fight/flight reaction via amygdalar visual pathway implicates simple face drawing as its marker: Neuroscientific data consistent with neuropsychological findings. In: Aggression and Violent Behavior, 3/2005, S. 363-373

[7] Wulf Bertram: Wo geht es hier zum Hippocampus? Ein Rundgang durch die Hirnlandschaft. In: Manfred Spitzer, Wulf Bertram (Hrsg.): Braintertainment. 2008. S. 13- 28

[8] Tarani Chandola et al.: Chronic stress at work and the metabolic syndrome: prospective study. In: British Medical Journal, doi:10.1136/bmj.38693.435301.80

[9] Rüdiger Braun: Wenn die Seele Futter will. In: Stern, 21/2008. http://www.stern.de/ernaehrung/aktuelles/abnehmen-wenn-die-seele-futter-will-621069.html

[10] Manfred Spitzer: Kann, darf, soll oder muss man Glück wissenschaftlich untersuchen? In: Manfred Spitzer, Wulf Bertram (Hrsg.): Braintertainment – Expeditionen in die Welt von Geist & Gehirn. 2008, S. 149

[11] Johann Caspar Rüegg, Wulf Bertram: Hirnlandschaften. Eine funktionell-neuroanatomische Tour d'Horizon. In: Manfred Spitzer, Wulf Bertram (Hrsg.): Hirnforschung für Neu(ro)gierige – Braintertainment 2.0, 2010, S. 9

[12] Knut K. W. Kampe et al.: Psychology: Reward value of attractiveness and gaze. In: Nature, 11.10.2001, S. 589

[13] S. Hamann, H. Mao: Positive and negative emotional verbal stimuli elicit activity in the left amygdala. Neuroreport 13/2002, S. 15–19

[14] Susanne Erk et al.: Cultural objects modulate reward circuitry. In Neuroreport 13/2002, S. 2499–2503

[15] Itzhak Aharon et al.: Beautiful Faces Have Variable Reward Value: fMRI and Behavioral Evidence. In: Neuron, 08.11.2001, S. 537–551

[16] M. J. Koepp et al.: Evidence for striatal dopamine release during a video game. In: Nature, Vol. 393, 21.05.1998, S. 266-268

[17] Anne J. Blood, Robert J. Zatorre: Intensely pleasurable responses to music correlate with activity in brain regions implicated in reward and emotion. In: Proceedings of the National Academy of Sciences of the United States of America, 20/2001, S. 11818-11823

[18] Wulf Bertram: Wo geht es hier zum Hippocampus? In: Manfred Spitzer, Wulf Bertram (Hrsg.): Braintertainment, 2008, S. 25

[19] Norbert Schwarz, Fritz Strack: Reports of subjective well-being: Judgmental Process and Their Methodological Implications. In: Daniel Kahnemann et al. (Hrsg.): Well-Being - The Foundations of Hedonic Psychology, S. 61-84

[20] Manfred Spitzer: Frontalhirn an Mandelkern. In: Nervenheilkunde 7/2004, S. 431-434

[21] Manfred Spitzer: Frontalhirn an Belohnungssystem. In: Nervenheilkunde 9/2008, S. 785-788

[22] Hans-Rudolph Berthoud: Psyche versus Metabolismus. Die Kontrolle von Appetit und Körpergewicht. In: Schweizer Zeitschrift für Ernährungsmedizin, 2/2010, S. 15-21

[23] Hans-Rudolf Berthoud, Christopher Morrison: The Brain, Appetite, and Obesity. In: Annual Review of Psychology. Januar 2008, S. 55-92

[24] Wolfgang Langhans: Essen und Genuss. In: Schweizer Zeitschrift für Ernährungsmedizin, 2/2010, S. 1-2

[25] Sigmund Freud: Abriss der Psychoanalyse. 1940

[26] Ilse Skokan: Zum Einfluss von künstlichem Süßstoff auf den Blutzuckerspiegel. Thesis zur Erlangung des Grades Master of Science am Interuniversitären Kolleg für Gesundheit und Entwicklung Graz, Juni 2005, S. 6

[27] Justus V. Verhagen: The neurocognitive bases of human multimodal food perception: Consciousness. In: Brain Research Reviews, 2/2007, S. 271-286

[28] www.zuckerverbaende.de/2_1_3.html, Zugriff am 08.07.2010

[29] http://www.praxis-umweltbildung.de/dwnl/gesundheit/spielanleitung_wuerfelzuckerquiz.pdf

[30] http://www.zeit.de/2004/41/M-Kinderlebensmittel

[31] http://www.abgespeist.de/e9047/e9076/e9116

[32] Vgl. M.O. Bruker, Ilse Gutjahr: Zucker, Zucker - Krank durch Fabrikzucker, 2008, S. 70ff

[33] Clifford Opoku-Afari: Das Kohlenhydratkartell, S. 41ff

[34] Dagmar Hauner, Hans Hauner: Übergewicht. Endlich gesund abnehmen. 2006. S. 31

[35] Angelika Görtzen, Rüdiger W. Veh: Adipositas – Eine Einführung in molekulare Mechanismen. In: Deutsches Ärzteblatt 17/2007, S. 1166-1171

[36] Dieser unablässig ablaufende Prozess wird vom Hormon Leptin gesteuert, das von Fettzellen in die Blutbahn abgegeben wird. Nach der Entdeckung von Leptin hatte man geglaubt, den Stoff in eine Abnehmpille packen zu können. Doch diese Hoffnung hat sich nicht erfüllt. Julia Bidder: Vom Hoffnungsträger zum Flop. In: Focus Online. 25.11.2008. http://www.focus.de/gesundheit/ernaehrung/abnehmen/tid-12593/hunger-vom-hoffnungstraeger-zum-flop_aid_349445.html

[37] Man hat sogar herausgefunden, dass übergewichtige Menschen einen höheren Leptinspiegel im Blut aufweisen, darauf aber kaum noch mit einer Drosselung der Nahrungsaufnahme reagieren. Bettina Sauer: Der Lockruf des Essens. In: Pharmazeutische Zeitung, 22/2008. http://www.pharmazeutische-zeitung.de/index.php?id=5799

[38] Volker Schusdziarra, Margit Hausmann: Satt essen und abnehmen. 2009. S. 9

[39] Susanne Klaus: Regulation von Hunger und Sättigung. In: Ernährungsinformation der CMA 03/2005, S. 9-10

[40] Anonymus: Das Sättigungssystem wird zu oft überlistet. Interview mit Prof. Michael Stumvoll. http://www.uniklinikum-leipzig.de/tipp_db/tipp.php?action=show_entry&kat_id=2&entry_id=102

[41] Dagmar Hauner, Hans Hauner: Übergewicht. Endlich gesund abnehmen. 2006. S. 34

[42] Z.B. auf www.vibono.de/kalorienrechner

[43] Deutsche Gesellschaft für Ernährung, Österreichische Gesellschaft für Ernährung, Schweizerische Gesellschaft für Ernährungsforschung, Schweizerische Vereinigung für Ernährung (Hrsg.): Referenzwerte für die Nährstoffzufuhr. Umschau Verlag,Frankfurt/Main 2000

[44] Barbara Ainsworth: The Compendium of Physical Activities Tracking Guide. Prevention Research Center, Norman J. Arnold School of Public Health, University of South Carolina, Januar 2002

[45] Barbara Ainsworth: The Compendium of Physical Activities Tracking Guide. Prevention Research Center, Norman J. Arnold School of Public Health, University of South Carolina, Januar 2002. aid infodienst Ernährung, Landwirtschaft, Verbraucherschutz e.V.: Rund um fit - mit Sport und Ernährung, 2002. Monica Zehnder, Urs Boutellier: Fatburner oder Fettverbrennung durch Sport – Mythos und Wahrheit in PAX Forum 1/02, S. 26-36

[46] Volker Schusdziarra, Margit Hausmann: Satt essen und abnehmen. 2009. S. 13f

[47] Volker Schusdziarra et al.: Satt essen und abnehmen. In: MMW-Fortschritte der Medizin, 28-31/2008, S. 55-58

[48] Volker Schusdziarra, Margit Hausmann: Satt essen und abnehmen. 2009. S. 18f

[49] z.B. Clifford Opoku-Afari: Das Kohlenhydratkartell, S. 73 und Nicolai Worm: Glücklich und schlank, S. 29

[50] Dagmar Hauner, Hans Hauner: Übergewicht. Endlich gesund abnehmen. 2006. S. 36

[51] David S. Ludwig et al.: High Glycemic Index Foods, Overeating, and Obesity. In: Pediatrics 3/1999, e26

[52] Susanne Klaus: Was reguliert die Nahrungsaufnahme? Über Energiegleichgewicht, Hunger- und Sättigungs-Mechanismen. In: Moderne Ernährung heute 4/2001, S. 8-13

[53] Anonymus: Gegen Heißhunger ausgewogen essen. In: sueddeutsche.de, 27.10.2010. http://newsticker.sueddeutsche.de/list/id/1059963

[54] Thomas Weiss: Häufig: Heisshunger nach dem Essen. http://www.weiss.de/krankheiten/heisshunger/haeufig-heisshunger-nach-dem-essen/

[55] Prof. Volker Schusdziarra in "Fett macht fett". http://www.fitness-rissen.de/index.php?option=com_content&task=view&id=94&Itemid=53

[56] J. McMillan-Price, J. Brand-Miller: Low-glycaemic index diets and body weight regulation. In: International Journal of Obesity 30/2006, S. 40-46

[57] Bernhard Watzl, Claus Leitzmann: Bioaktive Substanzen in Lebensmitteln, S. 15

[58] H. Ohigashi et al.: An approach to functional food: cancer preventive potential of vegetables and fruits and their active constituents. In: Nutrition Reviews, 54/1996, S. 24-28

[59] Bernhard Watzl,Claus Leitzmann: Bioaktive Substanzen in Lebensmitteln, S. 18

[60] Manfred Spitzer, "Wir dürfen nicht weiter zuschauen!", in Forschung & Lehre 10/2005, S. 530-532

[61] z.B. http://www.lehrer-online.de/731136.php oder http://www.hdm-stuttgart.de/ifak/medienwissenschaft/medienkritik_medienwirkung/neue_protagonisten_der_medien kritik/medienkritik_lutz oder http://www.amazon.de/product-reviews/3120101702/ref=cm_cr_dp_hist_1?ie=UTF8&showViewpoints=0&filterBy=addOneStar

[62] Bundesministerium für Gesundheit, Bewegung und Gesundheit, 2007, S. 12

[63] Vortrag als Video: http://video.google.com/videoplay?docid=5026271485979559338#, bei ca. Minute 5:30

[64] http://www.barmer-gek.de/barmer/web/Portale/Versichertenportal/Gesundheit_20und_20Krankheit/Kinder_20_26_20F amilie/Bewegung/Bewegungsbed_C3_BCrfnis/Bewegungsbed_C3_BCrfnisCID__53342.html?w-cm=CenterColumn_tdocid; http://www.familienhandbuch.de/cmain/f_aktuelles/a_kindliche_entwicklung/s_596.html

[65] Mechthild vom Büchel: Wer weniger fernsieht, wird schlauer! In: Bildungsklick, 24.05.2006. http://bildungsklick.de/a/28996/wer-weniger-fernsieht-wird-schlauer

[66] Ulrike Korsten-Reck: Sport zur Prävention und Therapie von Übergewicht bei Kindern. In: Deutsches Ärzteblatt, 1-2/2007, S. A35-A39

[67] Infobüro Prävention, Ein Service des Bundesministeriums für Gesundheit, Bewegung – wichtig für die Entwicklung von Kindern und Jugendlichen, ohne Datum: http://www.die-praevention.de/presse/themendossier/pdf/Themendossier_Kinder_Jugendliche.pdf

[68] Manfred Spitzer, Vortrag in Video: http://video.google.com/videoplay?docid=5026271485979559338#, ab Minute 32:50

[69] Manfred Spitzer, "Wir dürfen nicht weiter zuschauen!", in Forschung & Lehre 10/2005, S. 531

[70] Hans Hauner: Diabetesepidemie und Dunkelziffer. In: diabetesDE: Deutscher Gesundheitsbericht Diabetes 2011, S. 8-13

[71] Statistisches Bundesamt: Todesursachen - Herz-/Kreislauferkrankungen nach wie vor häufigste Todesursache. Pressemitteilung Nr. 371 vom 18.10.2010

[72] Bernhard Badura et al. (Hrsg.): Fehlzeiten-Report 2010 - Vielfalt managen: Gesundheit fördern – Potenziale nutzen; Berlin 2010

[73] Frank M. Sacks et al.: Comparison of Weight-Loss Diets with Different Compositions of Fat, Protein, and Carbohydrates. In: The New England Journal of Medicine, 9/2009, S. 859-873

[74] Die Studie von Sacks und Kollegen nennen zahlreiche dieser Studien.

[75] Martijn B. Katan: Weight-Loss Diets for the Prevention and Treatment of Obesity. In: The New England Journal of Medicine, 9/2009, S. 923-925

[76] Iris Shai et al.: Weight Loss with a Low-Carbohydrate, Mediterranean, or Low-Fat Diet. In: The New England Journal of Medicine, 3/2008, S. 229-241

[77] Uwe Tegtbur: Fettstoffwechsel, Gewichtsreduktion und körperliche Aktivität. In: Klinische Sportmedizin/Clinical Sports Medicine-Germany (KCS) 1/2000, S. 40-45

[78] Anonymus: Adipositas: Magere Langzeitwirkung von Diäten – positive Folgen auf den Stoffwechsel. In: aerzteblatt.de, 17.07.2008. http://www.aerzteblatt.de/v4/news/news.asp?id=33087

[79] Hans Hauner: Das Metabolische Syndrom - eine Herausforderung für die Ernährungsmedizin. In: Ernährungs Umschau 4/2009, S. 216—221

[80] Deutsches Institut für Ernährungsforschung Potsdam-Rehbrücke (DIfE): Wie kann man eine Gewichtszunahme stoppen? Pressemitteilung vom 02.06.2008

[81] Deutsche Gesellschaft für Ernährung: Stellungnahme des DGE-Arbeitskreises „Sport und Ernährung": Proteine und Kohlenhydrate im Breitensport. In: Forschung, Klinik und Praxis 05/2001. http://www.dge.de/modules.php?name=News&file=article&sid=283; Deutsche Gesellschaft für Ernährung: Low carb - high fat? In: DGE-aktuell 05/2004 vom 16.06.2004. http://www.dge.de/modules.php?name=News&file=article&sid=401

[82] Michael Mink et al.: Nutritional Imbalance Endorsed by Televised Food Advertisements. In: Journal of the American Dietetic Association 6/2010, S. 904-910

[83] Normann Herr: Television & Health. In: The scourcebook for teaching science, 2007. http://www.csun.edu/science/health/docs/tv&health.html

[84] Shin-Yi Chou et al.: Fast-Food Restaurant Advertising on Television and Its Influence on Childhood Obesity. In: Journal of Law and Economics, November 2008, S. 599-618

[85] Thomas N. Robinson et al.: Effects of Fast Food Branding on Young Children's Taste Preferences. In: Archives of pediatrics & adolescent medicine, 8/2007, S.792-797

[86] Gerd Marstedt: McDonald's Werbebotschaften beeinflussen schon 4-5jährige Vorschulkinder. In. Forum Gesundheitspolitik. http://www.forum-gesundheitspolitik.de/artikel/artikel.pl?artikel=0841

[87] Manfred Spitzer: Auswirkungen von an Kinder gerichtete TV-Werbung für ungesund Nahrungsmittel. In: Nervenheilkunde 29/2010, S. 419-422

[88] Matthis Morgenstein et al.: Jugendliche und Alkoholwerbung. Einfluss der Werbung auf Einstellung und Verhalten. März 2009. http://www.dak.de/content/files/aktionglasklar_studie_2009.pdf

[89] Rutger C. M. E. Engels et al.: Alcohol Portrayal on Television Affects Actual Drinking Behaviour. In: Oxford Journals, Alcohol and Alcoholism, 2009, doi: 10.1093/alcalc/agp003, S. 1-6

[90] Julie M. Donohue: A Decade of Direct-to-Consumer Advertising of Prescription Drugs. In: The New England Journal of Medicine, August 2007, S. 673-681

[91] Kristina Läsker: Werbung in Schulungen - Ärger für die Ärztekammern. In: sueddeutsche.de vom 02.07.2008. http://www.sueddeutsche.de/wirtschaft/werbung-in-schulungen-aerger-fuer-die-aerztekammern-1.216881

[92] Klaus Lieb, Simone Brandtönies: Eine Befragung niedergelassener Fachärzte zum Umgang mit Pharmavertretern. In: Deutsches Ärzteblatt 22/2010, S. 392-398

[93] http://www.forum-gesundheitspolitik.de/artikel/artikel.pl?artikel=1212

[94] Macarena Gonzalez Santiago et al.: Accuracy of drug advertisements in medical journals under new law regulating the marketing of pharmaceutical products in Switzerland. In: BMC Medical Informatics and Decision Making 8/2008, S. 1-9. http://www.biomedcentral.com/1472-6947/8/61

[95] Glen I. Spielmans et al.: The Accuracy of Psychiatric Medication Advertisements in Medical Journals. In: Journal of Nervous & Mental Disease, April 2008, S. 267-273

[96] Britta Verlinden: Medikamentenforschung - Bestellte Wahrheit. In sueddeutsche.de, 08.09.2010. http://www.sueddeutsche.de/wissen/medikamentenforschung-bestellte-wahrheit-1.996981

[97] Catherine D. DeAngelis, Phil B. Fontanarosa: Ensuring Integrity in Industry-Sponsored Research. In: The Journal of the American Medical Association, 2010;303(12), S. 1196-1198

[98] Im September empfahl die euroäische Arzneimittelbehörde EMA das Medikament vom Markt zu nehmen. http://www.spiegel.de/wissenschaft/medizin/0,1518,719246,00.html

[99] Bundesinstitut für Arzneimittel und Medizinprodukte (BfArM): 11/10 Rosiglitazon: Das BfArM ordnet Vertriebseinstellung an. http://www.bfarm.de/cln_103/DE/BfArM/Presse/mitteil2010/pm11-2010.html

[100] Eine bitterböse Abrechnung der ehemaligen Chefredakteurin des New England Journal of Medicine, Marcia Angell, kann man in ihrem Buch nachlesen: The Truth About the Drug

Companies: How They Deceive Us and What to Do About It, Random House Trade Paperbacks, 2005

[101] Wirtschaftsverband der forschenden Pharma-Unternehmen in Deutschland vfa: "Forschung ist die beste Medizin". http://www.vfa.www5.glamus.de/de/presse/patienten-aus-forschung-ist-die-beste-medizin

[102] Marc-André Gagnon, Joel Lexchin: The Cost of Pushing Pills: A New Estimate of Pharmaceutical Promotion Expenditures in the United States. In: PLoS Medicine, 1/2008, S. 29-33

[103] Michael Pollan: Food Rules: An Eater's Manual. Dezember 2009

[104] Anonymus: Nährwert-Ampel: Damit Lebensmittel Farbe bekennen, 24.06.2010. https://foodwatch.de/kampagnen_themen/ampelkennzeichnung/index_ger.html

[105] Anonymus: EU-Parlament lehnt "Ampel-Kennzeichnung" ab. tagesschau.de, 16.06.2010. http://www.tagesschau.de/ausland/lebensmittelkennzeichnung102.html

[106] Die Unterschiede in den Ländern der EU sind groß: Während 27% der Briten die Nährwertangaben beachten, sind es nur 8,8% der Franzosen. Klaus G. Grunert et al.: Use and understanding of nutrition information on food labels in six European countries. In: Journal of Public Health 18/2010, S. 268

[107] Laut einer Studie der Gesellschaft für Konsumforschung GfK tragen etwa 80% der Lebensmittel Nährwertangaben. Helmut Hübsch: GfK-Studie: Nährwertangaben auf verpackten Lebensmitteln Weit verbreitete Nährwertkennzeichnung. Herausgegeben vom Bund für Lebensmittelrecht und Lebensmittelkunde e. V. (BLL), 2010

[108] Umfassende Informationen gibt es auf der Internetseite des European Food Information Council (EUFIC): http://www.eufic.org/article/de/gesundheit-lebensstil/lebensmittelwahl/artid/Zur_Bedeutung_von_Guideline_Daily_Amounts/

[109] SGS Institut Fresenius GmbH: Jeder zweite Deutsche fürchtet Mogelpackung bei Lebensmitteln. Verbraucherstudie 2010. Juli 2010. http://www.qualitaetssiegel.net/filestore/180/pm_verbraucherstudie_ifqs_21072010.pdf

[110] Confédération des industries agro-alimentaires de l'UE: GDAs - The Facts. Your Choice. http://gda.ciaa.eu/asp2/guideline-daily-amounts.asp

[111] Anne Probst: Die "Guideline Daily Amounts (GDA)". aid infodienst 2008. http://www.aid.de/downloads/gda_kennzeichnung.pdf

[112] Anonymus: Stellungnahme der Deutschen Gesellschaft für Ernährung e. V. zur Anwendung von "Guideline Daily Amounts" (GDA) in der freiwilligen Kennzeichnung von verarbeiteten Lebensmitteln. Oktober 2007.

[113] Ausführliche Erläuterungen zu verschiedenen Ampelkonzepten bietet Kornelia Hagen: Nährwertkennzeichnung: Die Ampel erreicht die Verbraucher am besten. Wochenbericht des DIW Berlin Nr. 22/2010, S. 2-13

[114] Kornelia Hagen: Hintergrund: Nährwertkennzeichnung heute Was Verbraucher wollen – und was sie verstehen. Wochenbericht des DIW Berlin Nr. 22/2010, S. 14-20

[115] Andreas Schweinbenz: Für und wider die Lebensmittelampel: EU Parlament stimmt ab. In: germanblogs.de, 16.06.2010. http://politik.germanblogs.de/archive/2010/06/16/fuer-und-wider-die-lebensmittelampel-eu-parlament-stimmt-ab.htm

[116] SGS Institut Fresenius GmbH: Jeder zweite Deutsche fürchtet Mogelpackung bei Lebensmitteln. Verbraucherstudie 2010. Juli 2010. http://www.qualitaetssiegel.net/filestore/180/pm_verbraucherstudie_ifqs_21072010.pdf

[117] M. Bobak: Beer and Obesity: A cross-sectional Study, European Journal of Clinical Nutrition (2003)57, S. 1250-1253

[118] http://www.gesundheitstrends.de/ernaehrung/lexikon/bierbauch.php; http://www.gesundheit.com/gc_detail_4_gc29100417.html

[119] Daniele Fanelli: How Many Scientists Fabricate and Falsify Research? A Systematic Review and Meta-Analysis of Survey Data. In PLoS one May 5/2009, e5738, S. 1-11

[120] Ronald D. Gerste: Wissenschaftsbetrug: Pure Imagination. In: Deutsches Ärzteblatt 15/2009, S. 702

[121] Studien über Schmerzmittel waren frei erfunden.
http://www.welt.de/gesundheit/article3440036/Studien-ueber-Schmerzmittel-waren-frei-erfunden.html

[122] Die kritischen Journalisten Marita Vollborn und Vlad Georgescu halten diese Institution für die einzige Vertreterin der Medizin, die "eine kritische Distanz zu bestimmten Interessensgruppen wahren kann". M. Vollborn, V. Georgescu: Die Gesundheitsmafia. 2006, S. 7

[123] Gisela Schott et al.: Finanzierung von Arzneimittelstudien durch pharmazeutische Unternehmen und die Folgen. In: Deutsches Ärzteblatt 16/2010, S. 270- 285

[124] Monika Preuk: Studie wirft Pharmaindustrie Manipulation vor.
http://www.focus.de/gesundheit/ratgeber/medikamente/news/tid-17988/forschung-studie-wirft-pharmaindustrie-manipulation-vor_aid_500862.html

[125] Wenn Pillen krank machen. http://www.zeit.de/2007/45/Medikamente

[126] Heres S, et al.: Why olanzapine beats risperidone, risperidone beats quetiapine, and quetiapine beats olanzapine: an exploratory analysis of head-to-head comparison studies of second-generation antipsychotics. American Journal of Psychiatry 2/2006, S. 185–194

[127] David Klemperer: Arzneimittelforschung: Marketing vor Evidenz, Umsatz vor Sicherheit. In: Deutsches Ärzteblatt 16/2010, S. 277-278

[128] Spielmans G, Parry P: From evidence-based medicine to marketing-based medicine: evidence from internal industry documents. Journal of Bioethical Inquiry 7/2010, S. 13–29

[129] M.R. Sears et al: Long-term relation between breastfeeding and development of atopy and asthma in children and young adults: a longitudinal study. Lancet 2002, 360, S. 901-907

[130] Utta Reich-Schottky: Stillen und Asthma. Vorabdruck aus der AFS-Fachzeitschrift Heft 5/2002
http://www.geburtskanal.de/Wissen/Stillen/StillenUndAsthma_AFS_Reich-Schottky.pdf

[131] Hellmuth Nordwig: Die Macht der Pharmaindustrie - Wie Studien manipuliert werden. Radiosendung IQ - Wissenschaft und Forschung Bayern 2, 12.04.2010. http://www.br-online.de/bayern2/iq-wissenschaft-und-forschung/iq-magazin-ingeborg-hain-ID1270713952077.xml

[132] Harro Albrecht und Christoph Drösser: Fehler, Lügen, Schlampereien. Interview mit den Hamburger Medizinstatistikern Dubben und Beck-Bornholdt.
http://www.zeit.de/2002/01/200201_m-interview_medi_xml

[133] Monika Lelgemann: Falsche Gelassenheit. In: Zeitschrift für Evidenz, Fortbildung und Qualität im Gesundheitswesen. ZEFQ-256, 2010, S. 1-3

[134] Veronika Hackenbroch, Katrin Elger: Oberster Arzneimittelprüfer muss gehen. http://www.spiegel.de/wissenschaft/medizin/0,1518,673239,00.html. Lea Wolz et al.: Ein Opfer der Pharmalobby. http://www.stern.de/gesundheit/iqwig-chef-sawicki-ein-opfer-der-pharmalobby-1537740.html

[135] Berechnet mit Angaben von
http://fddb.info/db/de/lebensmittel/diverse_doener_haehnchenfleisch/

[136] Dietrich Baumgart, Mut zur Gesundheit, S. 199

[137] Charles J. Holahan et al.: Late-Life Alcohol Consumption and 20-Year Mortality. In: Alcoholism: Clinical & Experimental Research. 11/2010, S. 1961-1971

[138] Priya D. A. Issuree et al.: Resveratrol attenuates C5a-induced inflammatory responses in vitro and in vivo by inhibiting phospholipase D and sphingosine kinase activities. In: The FASEB Journal, 8/2009, S. 2412-2424

[139] Prevention First, Newsletter 04/2010, S. 3

[140] K. A. Arntzen et al.: Moderate wine consumption is associated with better cognitive test results: a 7 year follow up of 5033 subjects in the Tromsø Study. In: Acta Neurologica Scandinavica, 122/2010, Issue Supplement s190, S. 23-29

[141] Herbert Steffny, Ulrich Pramann, Perfektes Lauftraining, S. 187

[142] http://www.drkrishnan.de/alkohol.htm; http://www.wir-essen.de/forum/index.php/forum/showExpMessage/id/23789/page1/3/searchstring/+/forumId/13

[143] Wie gefährlich sie für Kinder sind, hat eine Studie gezeigt, in der nachgewiesen wurde, dass für fünfjährige Mädchen, die Wahrscheinlichkeit übergewichtig zu werden steigt, je mehr gesüßte Getränke sie trinken. Laura M Fiorito et al.: Beverage intake of girls at age 5 y predicts adiposity and weight

status in childhood and adolescence. In: The American Journal of Clinical Nutrition, 90/2009, S. 935-942

[144] http://www.abgespeist.de/abgespeist/content/e9147/e9148/Pfanner_Der_Gelbe_Kompaktinfo_20100 122.pdf

[145] http://www.abgespeist.de/der_gelbe_zitrone_physalis/index_ger.html

[146] http://www.bärenmarke.de/schuttelshake/page2.html

[147] http://foodwatch.de/kampagnen__themen/ernaehrungspolitik/zucker/softdrinks/index_ger.html

[148] http://www.zott.de/index.php/zott/dt/unsere_marken/monte__1/monte_drink/monte_drink

[149] Volker Schusdziarra, Margit Hausmann: Satt essen und abnehmen. 2009. S. 23f

[150] http://www.kaffeeseiten.de/site/dehydriert.php

[151] Jamie Oliver: jamie's kitchen, 2002, S. 8

[152] Oder hier: http://www.vibono.de/rezepte/original-vibono-musli/

[153] http://www.dge.de/modules.php?name=News&file=article&sid=720

[154] Z.B. Steven D. Stellman, Lawrence Garfinkel: Artificial sweetener use and one-year weight change among women. In: Preventive Medicine, 2/1986, S. 195-202

[155] Ilse Skokan: Zum Einfluss von künstlichem Süßstoff auf den Blutzuckerspiegel. Thesis zur Erlangung des Grades Master of Science am Interuniversitären Kolleg für Gesundheit und Entwicklung Graz, Juni 2005, S. 27

[156] Opoku-Affari, S. 78

[157] Bundesinstitut für Risikobewertung (BfR): Bewertung von Süßstoffen. Information des BfR vom 21. August 2003

[158] http://www.efsa.europa.eu/de/topics/topic/aspartame.htm

[159] http://www.krebsinformation.de/themen/risiken/lebensmittelzusatzstoffe.php

[160] http://de.wikipedia.org/wiki/Stevia_%28S%C3%BC%C3%9Fstoff%29

[161] http://www.curativo.eu/Gruenes-Licht-fuer-Stevia-i-d-EU/

[162] http://www.ftd.de/lifestyle/genuss/:neuer-suessstoff-der-kampf-um-das-zuckerwunder-stevia/50118787.html

[163] http://www.spiegel.de/wirtschaft/unternehmen/0,1518,687925,00.html

[164] Joachim Kronsbein, Hans-Jürgen Schlamp: Meine Waffe ist die Ironie. In: Der Spiegel 17/2002, S. 218-221

[165] http://de.wikipedia.org/wiki/Donostia-San_Sebasti%C3%A1n

[166] Andreas Weber: Das Kinderrecht auf Freiheit – Lasst sie raus! In: GEO – Die Welt mit anderen Augen sehen, 08/2010, S. 90-108

[167] Anonymus: "Iiiiii, eine Ameise!" – Anmerkung der Redaktion zu Leserbriefen. In: GEO – Die Welt mit anderen Augen sehen, 10/2010, S. 10

[168] http://www.geo.de/GEO/mensch/64781.html

[169] Anja Kirig, Ingrid Schick: Neo-Nature - Der große Sehnsuchtsmarkt Natur. Herausgeber: Zukunftsinstitut GmbH, 2008

[170] Anonymus: Zukunftsinstitut: Tourismus 2020. In: Mountain Manager 2/2006, S. 30-31

[171] Elke Birke: Neue Herausforderungen. In: Allgemeine Hotel- und Gaststätten-Zeitung, 26.08.2008, S. 15

[172] Harry Gatterer: Zukunftsmarkt Tourismus: Eine krisensichere Reise-Anleitung - Kreativität und Konzepte statt Traditionsfesseln und Ungeduld. In: Die Krise als Chance nutzen, Zukunftsinstitut GmbH, Januar 2009, S. 50ff

[173] Moritz Luft: Vorwort. In: Marketingplan 2009 bis 2011. Sylt MArketing GmbH, 2009

[174] Peter Hinze: Wer in ist, muss draußen sein. In: Focus Magazin, 13/2010, S. 100-103

[175] Joachim Hofer: Die Sonne strahlt über der Outdoor-Branche. In: Handelsblatt vom 03.06.2008

[176] Julia Kimmerle: Alles muss raus. In: Spiegel Online vom 12.08.2010. http://www.spiegel.de/wirtschaft/unternehmen/0,1518,710557,00.html

[177] Sarah Weik: Die Löwenzahn-Revolution. In: Frankfurter Allgemeine FAZ.Net, 30.09.2009. http://www.faz.net/-00mkn8

[178] Cornelia Wolter: Schrebergärten sind längst kein Spießer-Idyll mehr. In: Welt Online, 12.05.2010. http://www.welt.de/lifestyle/article7565941/Schrebergaerten-sind-laengst-kein-Spiesser-Idyll-mehr.html

[179] Katrin Püttmann: Grüner Trend Schrebergarten. In: Für Sie, 17/2010

[180] Peter Wensierski: Pilger-Boom in Deutschland - Es muss weh tun. In: Spiegel Online, 30.08.2008. http://www.spiegel.de/reise/europa/0,1518,573812,00.html

[181] Anonymus: Jakobsweg - Pilger-Boom ungebremst. In: Hamburger Abendblatt, 10.02.2009. http://www.abendblatt.de/vermischtes/article151847/Pilger-Boom-ungebremst.html

[182] Anja Kirig, Ingrid Schick: Neo-Nature - Der große Sehnsuchtsmarkt Natur. Herausgeber: Zukunftsinstitut GmbH, 2008, S. 6

[183] Matthias Horx: Blick nach vorn. In: Business People, 1/2005, S. 18-21

[184] z.B. Manfred Spitzer: Landschaft - Ästhetik von Petrarca bis zum Titan, über Darwin und den Tsunami. In: Nervenheilkunde 2/2005, S. 137–143

[185] Rainer Brämer: Grün tut uns gut - Daten und Fakten zur Renaturierung des Hightech-Menschen. Studien zur Natur-Beziehung in der Hightech-Welt, 5/2008, S. 17f

[186] Roger S. Ulrich: View through a window may influence recovery from surgery.In: Science, 224/1984, S. 420-421

[187] Elisabeth Oberzaucher: Phytophilie oder die Erhöhung der Gründichte am Arbeitsplatz als Instrument zur Steigerung kognitiver Leistungen. Master's thesis, Universität Wien, 2000

[188] Bernhart Ruso, Klaus Atzwanger: Measuring immediate behavioral responses to the environment. In: The Michigan Psychologist, 4/2003, S. 12

[189] Netta Weinstein et al.: Can Nature Make Us More Caring? Effects of Immersion in Nature on Intrinsic Aspirations and Generosity. In: Personality and Social Psychology Bulletin, 35/2009, S. 1315–1329

[190] Manfred Spitzer: Natur und Gemeinschaft - Auswirkungen des Naturerlebens auf prosoziale Motive. In: Nervenheilkunde 28/2009, S. 777. F. Stephan Mayer et al.: Why Is Nature Beneficial? - The Role of Connectedness to Nature. In: Environment and Behavior, 5/2009, S. 607-643

[191] Rainer Brämer: Naturpsychologie - Wirkungen von Naturkontakten. Texte zur Natur-Beziehung in der Hightech-Welt, 2/2009, S. 9

[192] Renate Cervinka: Natur und naturnahe Artefakte - Gesundheit, Wohlbefinden und Nachhaltige Entwicklung. In: Wissenschaft & Umwelt 2005 – Interdisziplinär Nr. 9, S. 29-36

[193] Andreas Steinle: Freeclimbing in vertikalen Schrebergärten. In: Manager Magazin, 28.08.2008. https://www.manager-magazin.de/lifestyle/freizeit/0,2828,574518,00.html

[194] Jane L. Harte, Georg H. Eifert: The effects of running, environment, an attentional focus on athletes' catecholamine and cortisol levels and mood. In: Psychophysiology January 1995, S. 49-54; Health Council of the Netherlands and Dutch Advisory Council for Research on Spatial Planning, Nature and Environment: Nature and Health. The influence of Nature on social, psycholobical an physical well-being. The Hague 2004

[195] J. Pretty et al.: The mental and physical health outcomes of green exercise. In: International Journal of Environmental Health Research 5/2005, S. 319-337

[196] Andreas Schweinbenz: Der Karottentest, 14.04.2010, www.vibono.de/blog/2010/04/der-karottentest

[197] Manfred Spitzer: Selbstbestimmen. Gehirnforschung und die Frage Was sollen wir tun?, 2008, S. 27ff

[198] Eva-Maria Schnurr: Lernen im Alter - Unser neues Körpergefühl. In: ZEIT Wissen 1/2011, S. 38-43

[199] Z.B. Anonymus: „Die modernen Umweltbedingungen sind für Menschen mit der Veranlagung zu Übergewicht eine Katastrophe". Interview mit Professor Dr. Johannes Hebebrand. In: Bundesministerium für Bildung und Forschung, Newsletter Nr. 11, Dezember 2003, S. 3

[200] A. Hamann, J. Tafel: Gen-Gen-Interaktionen bei der Regulation des Körpergewichts. In: Aktuelle Ernährungsmedizin, 3/2003, S. 137-142

[201] Christina Holzapfel, Hans Hauner: Gewichtsreduktion bei Adipositas: Welche Rolle spielen die Gene? In: Deutsche medizinische Wochenschrift, 13/2009, S. 644-649

[202] Anonymus: Liegt Diabetes in den Genen? Gespräch mit den Ernährungsexperten Professor Hans Hauner und Christina Holzapfel. In: Diabetiker Ratgeber, 13.01.2010. http://www.diabetes-ratgeber.net/Diabetes/Liegt-Diabetes-in-den-Genen-56720.html

[203] Manfred Spitzer, Wulf Bertram: Vorwort zu Manfred Spitzer, Wulf Bertram (Hrsg.): Braintertainment – Expeditionen in die Welt von Geist & Gehirn. 2008

[204] Z.B. http://vimeo.com/5239013

[205] Jonah Lehrer: Don't - The secret of self-control. In: The New Yorker, 18.05.2009. http://www.newyorker.com/reporting/2009/05/18/090518fa_fact_lehrer

[206] Manfred Spitzer: Entscheiden - Im Rahmen von Bernoulli zur Amygdala. In: Nervenheilkunde 11/2006, S. 969–973

[207] Daniel Kahnemann, Amos Tversky: Choices, Values, and Frames. In: Daniel Kahnemann, Amos Tversky (Hrsg.): Choices, Values, and Frames, 2000, S. 17-43

[208] BJ McNeil et al.: On the elicitation of preferences for alternative therapies. In: New England Journal of Medicine, 306, 1982, S. 1259-1262

[209] Gespräch: Eckart von Hirschhausen fragt: "Wie kann ich mein gefrässiges Hirn überlisten?". In: Stern gesund leben, 2/2010, S. 52-56

[210] Matthew T. Gailliot et al.: Self-Control Relies on Glucose as a Limited Energy Source: Willpower Is More Than a Metaphor. In: Journal of Personality and Social Psychology, 2/2007, S. 325-336

[211] Manfred Spitzer: Zucker und Zukunft - Leib und Seele. In: Nervenheilkunde 3/2010, S. 99–101

[212] X.T. Wang, Robert D. Dvorak: Sweet Future: Fluctuating Blood Glucose Levels Affect Future Discounting. In: Psychological Science 20/2010, S. 1–6

[213] Vergleiche Teil zwei dieses Buches

[214] Die Geschmacksprägung beginnt sogar schon im Mutterleib und über die Muttermilch. Das Kind kommt so mit den Aromastoffen aus der Nahrung der Mutter in Berührung. Julie A. Mennella et al.: Prenatal and Postnatal Flavor Learning by Human Infants. In: Pediatrics 2001, Vol. 107, S. 88-94

[215] Ingrid Kiefer: Soziale und psychologische Aspekte der Nahrungszufuhr. Vortrag auf der XII. Dreiländertagung 2008 der Schweizerischen, Deutschen und Österreichischen Gesellschaften für Ernährung.

[216] Bettina Ullmann: Geschmackssache!? In: Coop-Zeitung 35/2010, S. 14-16

[217] M.K. Fox et al.: Feeding infants and toddlers study: what foods are infants and toddlers eating? In: Journal of the American Dietetic Association 2004, Vol. 104, Supplement 1, S. 22-30

[218] J. S. Savage et al: Parental Influence on Eating Behavior: Conception to Adolescence. In: Journal of Law Medicine & Ethics, März 2007, S. 22-34

[219] Nori Geary: Neurophysiology des Genusses beim Essen. Vortrag auf der XII. Dreiländertagung 2008 der Schweizerischen, Deutschen und Österreichischen Gesellschaften für Ernährung.

[220] Wolfgang Stroebe: Dieting, Overweight, and Obesity: Self-Regulation in a Food-Rich Environment. In: American Psychological Association, 2008. S. 275ff

[221] Mit verbaler Ermunterung und Belohnungen konnten sogar Affen dazu gebracht werden, scharfes zu essen, obwohl sie eine angeborene Arversion dagegen haben. P. Rozin, K. Kennel: Acquired preferences for piquant foods by chimpanzees. In: Appetite 4/1983, S. 69–77

[222] Nori Geary: Neuronale Mechanismen der Schmackhaftigkeit. In: Schweizer Zeitschrift für Ernährungsmedizin, 2/2010, S. 10-14

[223] Jutta Hiereth: Essen als Sucht. GRVS Jahrestagung 2010, Abstracts, http://www.grvs.de/jahrestagung/abstracts/2010/hiereth-jutta.php

[224] Claus Peter Simon, Petra Thorbrietz: Bußgeld für Schweinefleisch? In: Geo Wissen. Ernährung, Gesundheit & Genuss, Nr. 28, 2001, S. 24-29

[225] Kerin O'Dea: The price of 'progress'? - Diabetes in Indigenous Australians. In: Diabetes Voice, 4/2005,S. 28-30

[226] Kerin O'Dea: Marked improvement in carbohydrate and lipid metabolism in diabetic Australian Aborigines after temporary reversion to traditional lifestyle. In: Diabetes, American Diabetes Association, 33/1984; 33: 596-603

[227] Michael Pollan: Lebensmittel - Eine Verteidigung gegen die industrielle Nahrung und den Diätenwahn, 2009, S. 99

[228] Gespräch: Eckart von Hirschhausen fragt: "Wie kann ich mein gefrässiges Hirn überlisten?". In: Stern gesund leben, 2/2010, S. 52-56

[229] Hans Joachim Markowitsch: Die Sache mit dem geblümten Kleid. In: Gehirn & Geist, 5/2005, S. 48-51

[230] Beatrice Wagner: Das episodische Gedächtnis von medizinischen Bildern. Dissertation an der Ludwig-Maximilians-Universität München, 2006

[231] Martina Pötschke-Langer, A. Schulze: Warnhinweise auf Zigarettenschachteln. Eine Übersicht. In: Bundesgesundheitsblatt - Gesundheitsforschung - Gesundheitsschutz, 5/2005, S. 464-468

[232] Anneke Bühler et al.: Literaturauswertung zur Wirksamkeit von Warnhinweisen auf Zigarettenpackungen. In: Reihe IFT Berichte, Band Nr. 166, September 2007

[233] Martina Pötschke-Langer, Ute Mons: Warnhinweise auf Zigarettenpackungen: Motivation zum Rauchstopp. In: Detusches Ärzteblatt, 7/2009, S. 300

[234] Christian Scheier, Dirk Held: Wie Werbung wirkt. Erkenntnisse des Neuromarketing. 2008, S. 49

[235] Claudia Thienel: Tiefkühlkost, Dosen, Frischware. Antwort auf Konsumentenfrage auf www.was-wir-essen.de. 20.02.2010. http://www.was-wir-essen.de/forum/index.php/forum/showExpMessage/id/28897/page1/11/searchstring/+/forumId/8

[236] Spannend ist auch zu verstehen, welchen evolutionären Zweck die verschiedenen Geschmacksqualitäten (süß, sauer, bitter, etc.) hatten. Einen humorvollen Überblick gibt Wulf Bertram: Neurogastronomie – Wie das Gehirn sein eigenes Süppchen kocht. In: Manfred Spitzer, Wulf Bertram (Hrsg.): Hirnforschung für Neu(ro)gierige – Braintertainment 2.0, 2010, S. 166-184

[237] http://de.wikipedia.org/wiki/Galenik

[238] http://www.prixgalien.com/en/01/introduction.htm

[239] Marie-Luise Kreuter, Kräuter & Gewürze aus dem eigenen Garten, S. 11f

[240] Wolfgang Feil, Herbert Steffny, Die Lauf-Diät – das E-Book, S. 5f

[241] Andrea Camilleri: Die Stimme der Violine, S. 118-119

[242] Peter S. Eriksson et al.: Neurogenesis in the adult human hippocampus. In: Nature Medicine 4/1988, S. 1313 - 1317

[243] Der Münchner Psychiater Professor Florian Holsboer verweist allerdings darauf, dass viele Kausalzusammenhänge im Kontext von Neurogenese und Depressionen noch nicht klar sind. Florian Holsboer: Biologie für die Seele. 2009. S. 86

[244] Tarique D. Perera et al.: Antidepressant-Induced Neurogenesis in the Hippocampus of Adult Nonhuman Primates. In: The Journal of Neuroscience, 18/2007, S. 4894-4901

[245] Fabienne Mackay: Stress and Immunity. From Starving Cavemen to Stressed-Out Scientists. In: The Dana Foundation. http://www.dana.org/news/cerebrum/detail.aspx?id=9364

[246] Manfred Spitzer: Natur und Gemeinschaft. Auswirkungen des Naturerlebens auf prosoziale Motive. In: Nervenheilkunde 11/2009, S. 773-777

[247] Henriette van Praag et al.: Running enhances neurogenesis, learning, and long-term potentiation in mice. Proceedings of the National Academy of Sciences of the United States of America, 23/1999, S. 13427-13431; Bogdan Draganski et al.: Neuroplasticity: Changes in grey matter induced by training. In: Nature, 427/2004, S. 311-312

[248] Anonymus: "Samstags gehe ich zum Yoga". Interview mit dem Neurowissenschaftler Bruce McEwen über die richtigen Strategien zur Bewältigung von chronischem Stress. In: Der Spiegel 48/2008, S. 152

[249] Antoine Lutz et al.: Long-term meditators self-induce high-amplitude gamma synchrony during mental practice. In: Proceedings of the National Academy of Sciences. 46/2004 :16369-16373

[250] Manfred Spitzer: Meditieren im Kopf. In: Nervenheilkunde 12/2007, S. 1079-1082

[251] Der Hippocampus ist eng mit der Großhirnrinde und der Amagdyla verschaltet. Yi-Yuan Tang et al.: Short-term meditation training improves attention and self-regulation. In: Proceedings of the National Academy of Sciences of the United States of America, 43/2007, S. 17152-17156

[252] Christina Bächle et al.: Pränatale Prägung des Stoffwechsels. Neue Erkenntnisse zur Beeinflussung des Metabolischen Syndroms. In: Ernährungsrundschau 7/2008, S. 428

[253] Mehr dazu im Kapitel "Soziale Unterschiede" im ersten Teil dieses Buches

[254] Jamie Oliver: "Wie kann man Kindern gesundes Essen nahebringen?". In: Zeit Wissen, 6/2010

[255] D.G. Liem et al.: Sweet preferences and sugar consumption of 4- and 5-year-old children: role of parents. In: Appetite 3/2004, S. 235–245

[256] http://www.stefan-fraedrich.de/dr-stefan-fraedrich/guenter-der-innere-schweinehund

[257] James D. Miles, Robert W. Proctor: Improving performance through implementation intentions: Are preexisting response biases replaced? In: Psychonomic Bulletin & Review, 15/2008, S. 1105-1110

[258] P. M. Gollwitzer, P. Sheeran: Implementation intentions and goal achievement: A meta-analysis of effects and processes. In M. P. Zanna (Hrsg.): Advances in experimental social psychology 38/2006, S. 69–119

[259] Esther K. Papies et al.: Planning is for doing: Implementation intentions go beyond the mere creation of goal-directed associations. In: Journal of Experimental Social Psychology 45/2009, S. 1148–1151

[260] Ralf Brand: Die affektive Einstellungskomponente und ihr Beitrag zur Erklärung von Sportpartizipation. In: Zeitschrift für Sportpsychologie, 4/2006, s. 147-155

[261] Anonym: Aktivurlaub: Entspannung oder Muskelkater? http://www.bild.de/BILD/infos/aktivurlaub/special/aktivurlaub.html

[262] Bluemke et al - Exercise might be good for me, but I don't feel good about it: Do automatic associations predict exercise behavior? In: Journal of sport and excercise psychology, 2/2010, s. 137-153

[263] Rainer Kiefer: Die Bedeutung von Emotionen bei der Aufrechterhaltung körperlicher Aktivität. Abschlussarbeit zur Erlangung des Bakkalaureus Artium an der Universität Konstanz. 2009, S. 33

[264] Christoph Drösser: Sportlicher Premier. In: Die Zeit, 25/2005

[265] Hans- Dieter Krebs: No Sports? Das missbrauchte Churchill-Zitat. In: DSB PRESSE Nr. 19/08.05.2001

[266] Ron Kurtus: Winston Churchill: Final Years (Ages 70 - 90). In: School for Champions. http://www.school-for-champions.com/biographies/churchill4.htm

[267] Herbert Steffny, Ulrich Pramann, Perfektes Lauftraining, S. 42-44

[268] Mit der Maßeinheit Mol werden Mengenangaben bei chemischen Reaktionen gemessen. Ein Mol sind 6 mal 10 hoch 23 Teilchen. Ein Millimol ist der Tausendste Teil davon. http://de.wikipedia.org/wiki/Mol

[269] Gute Erläuterungen bietet zum Beispiel: http://www.laufspass.com/training/leistungsverbesserung.htm

[270] http://de.wikipedia.org/wiki/Superkompensation

[271] Vgl. "Fettverbrennung" Sport: Mythos und Wahrheit: http://www.dr-moosburger.at/pub/pub031.pdf

[272] Vgl. H.-W. Müller-Wohlfahrt: Mensch, beweg dich! S. 29

[273] In Anlehnung an A.E. Jeukendrup, Fettverbrennung und körperliche Aktivität, in Deutsche Zeitschrift für Sportmedizin Nr. 9 (2005); Beat Knechtle, S. Bircher, Bestimmung der Intensität mit der höchsten Fettverbrennung – Theoretische Grundlagen und praktische Konsequenzen, in KCS 2005, 6(2): S. 39-45; Beat Knechtle, Ausdauertraining, Fettoxidation und Körpergewichtskontrolle, in Schweizerische Zeitschrift für Sportmedizin und Sporttraumatologie 50 (4), 2002, S. 169-173

[274] In Anlehnung an Martin Kusch, Stephan Nüsser, Training im Griff – Leistungsdiagnostik im Breitensport, S. 17. Vgl. auch Anne Bach Stisen et al.: Maximal fat oxidation rates in endurance trained and untrained women, in European Journal of Applied Physiology (2006) 98, S. 497-506

[275] Vgl. hierzu auch Sportmedizinischer Newsletter, http://www.sportmedinfo.de/ausdauertraining_und_fettverbren.htm

[276] Intensives Spinning führt beispielsweise oft zu diesem Effekt. http://www.menshealth.de/fitness/spinning-verbrennt-kaum-fett.18134.htm. http://www.sportklinik-hellersen.de/fileadmin/Sportmedizin/Presse/WirImSport8-2006s24.jpg

[277] Juul Achten, Asker E. Jeukendrup: Optimizing Fat Oxidation Through Exercise and Diet, in Nutrition 20 (2004), S. 716 –727

[278] Vgl. hierzu auch Monica Zehnder, Urs Boutellier: Fatburner oder Fettverbrennung durch Sport – Mythos und Wahrheit in PAX Forum 1/02, S. 26-36

[279] Weitere gute Diagramme mit realen Beispielen finden sich bei http://www.laufspass.com/training/leistungsverbesserung.htm. Ähnliche Diagramme bei http://www.praxis-adam.de/pdf/Spiroergometrie.pdf

[280] Vgl. hierzu auch: Stephan Ziefle: Maximale Fettoxidation bei Adipösen und Normalgewichtigen während Fahrradergometer-Dauerbelastungen unterschiedlicher Intensität, Dissertation, Universität Ulm 2005, S. 62

[281] Michael Hamm: Die richtige Ernährung für Sportler, 2009, S. 41 u. S. 43

[282] Louise Stein: Ruckeln und zuckeln für den perfekten Knackpo. http://www.focus.de/kultur/leben/mode/von-moden-und-menschen/power-plate-ruckeln-und-zuckeln-fuer-den-perfekten-knackpo_aid_440208.html

[283] Z.B. "Die Nudelparty ist out". Clifford Opoku-Afari: Mehr vom Sport!, S. 10

[284] Wolfgang Feil, Thomas Wessinghage: Ernährung und Training, 6. Auflage 2007, S. 8

[285] http://www.spiegel.de/sport/sonst/0,1518,692045,00.html

[286] Jan Prinzhausen et al.: Ernährung im Ausdauersport. Anpassung des Makronährstoffverhältnisses an die Belastungsintensität. In: Klinische Sportmedizin/Clinical Sports Medicine 11/2010, S. 1-17

[287] http://www.laufreport.de/ziegler/fett/index4.htm

[288] Michael Hamm: Die richtige Ernährung für Sportler, 2009, Titel

[289] Vgl. K. Hottenrott, M. Zülch: Ausdauertrainer Radsport, S. 25

[290] Michael Hamm: Die richtige Ernährung für Sportler, 2009, S. 25

[291] z.B. Herbert Steffny: Perfektes Lauftraining, S. 195

[292] Juul Achten, Asker E. Jeukendrup: Optimizing Fat Oxidation Through Exercise and Diet, in Nutrition 20 (2004), S. 722

[293] Michael Hamm: Die richtige Ernährung für Sportler, 2009, S. 76.

[294] Dr. Wolfgang Feil im Interview: http://achim-achilles.de/laufthemen/ernaehrungstipps-fuer-laeufer/1606-dr-feil-qrichtige-ernaehrung-bedeutet-weniger-trainingq.html

[295] Z.B. Herbert Steffny "Perfektes Lauftraining", S. 112

[296] Laufen & Alkohol – die wichtigsten Regeln: http://achim-achilles.de/laufthemen/ernaehrung/2660-laufen-a-alkohol-die-wichtigsten-regeln.html

[297] Michael Hamm: Die richtige Ernährung für Sportler, 2009, S. 76

[298] Der erfahrene Triathlet Hermann Aschwer schwört auf eine Mischung aus Apfelsaft und Brottrunk im Verhältnis 1:1. Hermann Aschwer, Triathlontraining, S. 258

[299] Matthias Marquardt et al.: Die Laufbibel, S. 451f

[300] Vgl. Wolfgang Feil et al.: Ernährungscoach – Mehr Leistung im Sport, S. 89ff; K. Hottenrott, M. Zülch: Ausdauertrainer Radsport, S. 176.

[301] Michael Hamm: Die richtige Ernährung für Sportler, 2009, S. 148

[302] H.-W. Müller-Wohlfahrt: Mensch, beweg dich! S. 194f

[303] vgl. http://www.sport-und-training.de/artikel/low-carb-fuer-sportler

[304] Diese zehn Tipps gibt es mit ausführlichen Erläuterungen zum Herunterladen auf www.vibono.de/coaching-briefe

[305] Andreas Henry: Stressforscher McEwen im Interview. "Permanente Überlastung". In: wiwo.de. Das Portal der WirtschafsWoche. 03.04.2007. http://www.wiwo.de/management-erfolg/permanente-ueberlastung-243937/

[306] Ralf Schwarzer: Psychologie des Gesundheitsverhaltens. Einführung in die Gesundheitspsychologie. 2004. S. 159

[307] Johann Caspar Rüegg: Mind & Body. Wie unser Gehirn die Gesundheit beeinflusst. 2010. S. 124

[308] Michael F. Scheier, Charles S. Carver: Goals and confidence as self-regulatory elements underlying health and illness behavior. In: Linda D. Cameron, Howard Leventhal (Hrsg.): The self-regulation of health and illness behaviour, 2003, S. 17-41

[309] Stiftung Warentest: Fit strampeln. In: test 12/2008, S. 76-81

[310] Guntram Fahrner, Ute Risché: Trinkst Du nur oder genießt Du schon? 2004, S. 18

[311] Aromaräder zum Download gibt es z.B. auf www.vibono.de

[312] Jonathan Haidt: The Happiness Hypothesis: Finding Modern Truth in Ancient Wisdom, 2006, S. 4

[313] Gespräch: Eckart von Hirschhausen fragt: "Wie kann ich mein gefrässiges Hirn überlisten?". In: Stern gesund leben, 2/2010, S. 52-56

[314] David P. McCabe, Alan D. Castel: Seeing is believing: The effect of brain images on judgments of scientific reasoning. In: Cognition 107/2008, S. 343-352

[315] Eines meiner Lieblingsgerichte aus Sizilien. Neben den Auberginen werden meist in mundgerechte Stücke geschnittene Tomaten, Paprikaschoten, Fenchel und Stangensellerie in Olivenöl angebraten. Man kann sie kalt und warm genießen.

[316] Rezepte zu der Hackfleischsoße, den Karotten und vielen weiteren Gerichten finden Sie auf www.vibono.de/rezepte

[317] Yuichi Shoda, Walter Mischel, Philip K. Peake: Predicting Adolescent Cognitive and Self-Regulatory Competencies From Preschool Delay of Gratification: Identifying Diagnostic Conditions. In: Developmental Psychology 6/1990, S. 978-986

[318] http://www.laufreport.de/ziegler/fett/index4.htm

[319] Maehlum S, Grandmontagne M, Newsholme EA, Sejersted OM. Magnitude and duration of excess postexercise oxygen consumption in healthy young subjects. In: Metabolism Nr. 35(5) (1986), S. 425-9

[320] Eine Übersicht bietet Giselle Foureaux, Kelerson Mauro de Castro Pinto and Ana Dâmaso: Effects of excess post-exercise oxygen consumption and resting metabolic rate in energetic cost. In: Revista Brasileira de Medicina do Esporte Nr. 6, 2006, S. 351-355

[321] K. Baum, S. Schuster: Der Energieumsatz in der Nachbelastungsphase: Ein wesentlicher Beitrag zur Gewichtsreduktion? In: Deutsche Zeitschrift für Sportmedizin Nr. 5 (2008), S. 10-14

[322] Børsheim, Elisabet; Bahr, Roald: Effect of Exercise Intensity, Duration and Mode on Post-Exercise Oxygen Consumption. In Sports Medicine, Nr. 14, 2003, S. 1037-1060. Gore CJ, Withers RT: The effect of exercise intensity and duration on the oxygen deficit and excess post-exercise oxygen consumption. In European Journal of Applied Physiology, Nr. 60/1990, S. 406

[323] Insbesondere spielt eine Rolle, wie lange das Training dauert: Marco Heibel: Was der Nachbrenneffekt wirklich bringt. Auf http://www.netzathleten.de/Sportmagazin/Richtig-trainieren/Was-der-Nachbrenneffekt-wirklich-bringt/1571470498530604793/head

[324] Vgl. Marco Heibel: Die Wahrheit über Sport vor dem Frühstück. http://www.netzathleten.de/Sportmagazin/Richtig-trainieren/Die-Wahrheit-ueber-Sport-vor-dem-Fruehstueck/1688503680873882011/head?referrer=5038668825775411588

[325] Verschiedene Expertenmeinungen und Studien erwähnt: Maria Cheng: Sport vor dem Frühstück fördert Fettabbau. http://www.spiegel.de/wissenschaft/medizin/0,1518,702807,00.html

[326] Monica Zehnder, Urs Boutellier: Fatburner oder Fettverbrennung durch Sport – Mythos und Wahrheit in PAX Forum 1/02, S. 29

[327] Vgl. Andreas Maisch: Wenn der Mann mit dem Hammer kommt. http://www.welt.de/wissenschaft/article1220010/Wenn_der_Mann_mit_dem_Hammer_kommt.html

[328] Herbert Steffny: Das große Laufbuch, 2004, S. 63

[329] Henning Boecker et al.: The Runner's High: Opioidergic Mechanisms in the Human Brain. In Cerebral Cortex, November 2008, S. 2523-2531

[330] Runner's High: Sechs Fakten. http://www.achim-achilles.de/laufthemen/motivation/1880-runners-high-sechs-fakten.html

[331] Z.B. Der Genussläufer. http://www.runnersworld.de/der_genusslaeufer.136012.htm

[332] Peter Findeisen: Die Qualitäten des Herzens in der Psychotherapie. 2006, S. 13

[333] Susan Jackson, Mihaly Csikszentmihalyi: Flow im Sport

[334] Diesem Phänomen nachgespürt hat Andreas Marlovits: Lauf-Psychologie: Dem Geheimnis des Laufens auf der Spur, 2008

[335] Vgl. http://www.novafeel.de/fitness/muskelfasern.htm

[336] Persönliches Gespräch mit Herbert Steffny am 28.04.2010

[337] Marco Heibel: Was der Nachbrenneffekt wirklich bringt. Auf http://www.netzathleten.de/Sportmagazin/Richtig-trainieren/Was-der-Nachbrenneffekt-wirklich-bringt/1571470498530604793/head

[338] Eine einfache und anpassbare solche Excel-Tabelle gibt es auf www.vibono.de/Downloads

Register

Kontakt, Kritik, Kommentare

Ich habe mich sehr bemüht, Fehler aller Art in diesem Buch zu vermeiden. Falls mir das nicht ganz gelungen ist, freue ich mich, wenn Sie mir mitteilen, wo ich mich inhaltlich oder bezüglich der Rechtschreibung vertan habe.

Sollten Sie bei manchen Themen anderer Meinung sein als ich, interessiert mich das ebenfalls. Insbesondere, wenn Sie fundierte Studien kennen, mit denen sich neue wissenschaftliche Erkenntnisse untermauern lassen.

Toll wäre, wenn Sie mich über Ihre Abnehmerfolge informieren würden. Auch über Tipps und Tricks, die Sie angewandt haben, um Ihr Wunschgewicht zu erreichen und zu halten. Dazu zählen auch Rezepte oder Sportaktivitäten.

Weil ich ein großer Freund von Bildern bin, machen Sie mir eine besondere Freude, wenn Sie mir Fotos schicken. Z.B. Vorher-nachher-Bilder, die Ihren Abnehmerfolg dokumentieren. Oder Aufnahmen, die andere Abnehmwillige durch Ihre Lebensfreude motivieren können. Am meisten jedoch würden mich Schnappschüsse begeistern, die zeigen, wie Ihre Hose zu rutschen droht!

Ich freue mich, wenn Sie mir eine eMail schicken an:

hose-rutscht@vibono.de

Vibono: Keine Diät, sondern ein Lebensstil!

In diesem Buch haben Sie gelesen, wieso Diäten meistens mit dem Jojo-Effekt enden und wie Sie Ihren Lebensstil ändern können, um genussvoll zu Ihrem Wunschgewicht zu finden.

Damit Ihnen das Abnehmen im Alltag leichter fällt, finden Sie auf der Vibono-Website kostenlos sehr viele weitere nützliche Informationen:

- leckere, abnehmtaugliche Rezepte,
- die Vibono Coaching-Briefe,
- praktische Tipps & Tricks,
- Hintergrundberichte im Blog,
- motivierende Erfolgsgeschichten,
- alle Infos zu unserem kostenlosen Abnehm-Coaching.

www.vibono.de

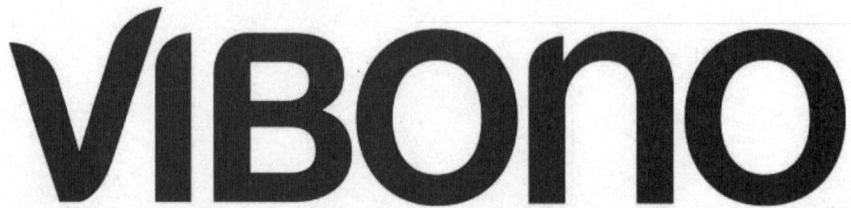

Ganz wichtig: dranbleiben!

Die Umstellung des Lebensstils ist ein Prozess mit Höhen und Tiefen, mit Erfolgen und Rückschlägen. Regelmäßige Unterstützung hilft da sehr dranzubleiben. Diese erhalten Sie kostenlos auf der Vibono Fan-Page bei facebook, in der Vibono-App oder im Vibono-Newsletter.

Weil abnehmen in der Gruppe sehr viel leichter fällt, haben wir zudem bei facebook eine geschlossene Gruppe eingerichtet, in der Sie sich mit anderen austauschen und gegenseitig motivieren können. Die Teilnahme ist kostenlos.

- Vibono Fan-Page bei facebook: www.facebook.com/vibono
- Vibono-App: www.vibono-app.info
- Vibono Newsletter: www.vibono.de/newsletter

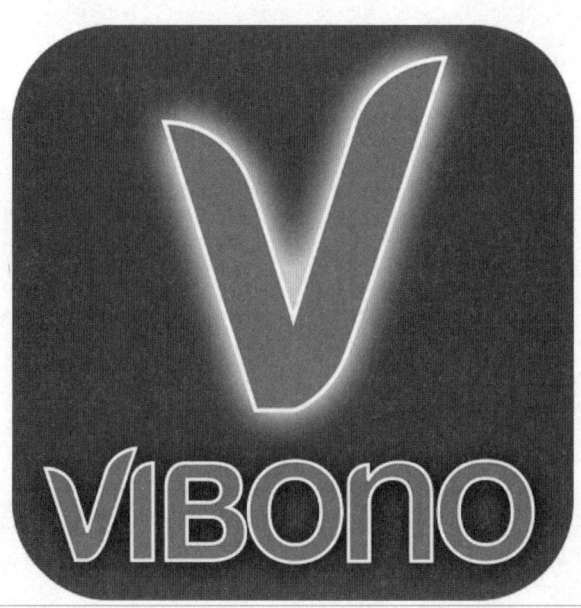

Der Autor

Dr. Andreas Schweinbenz ging es wie so vielen: Langsam, aber sicher schlichen sich die Pfunde auf seine Rippen. Kurz bevor er die 100 kg erreichte, beschloss er abzunehmen. Allerdings wollte er keine Diät machen und schon gar nicht auf Genuss verzichten. Ziel war daher ein Lebensstil, mit dem man sein Wunschgewicht erreichen und ein Leben lang halten konnte. Weil er dazu kein Buch gefunden hat, hat er es selbst geschrieben. Sie halten es in Ihren Händen.

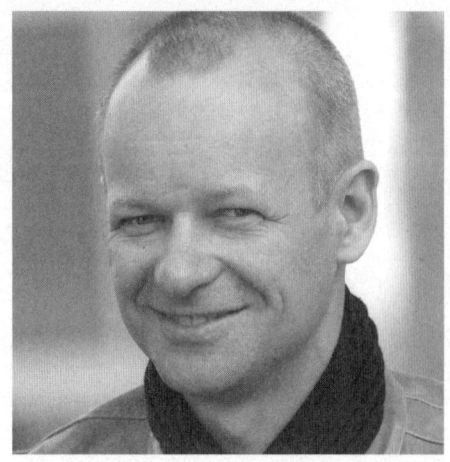

Alle Tipps, die der lebensfrohe Allgäuer in diesem Buch verrät, hat er selbst ausprobiert. Noch viel mehr vermeintliche Tricks hat er begutachtet und für untauglich befunden. Um herauszufinden, wie Abnehmen und Gewichthalten am besten funktioniert, hat er Hunderte von Büchern und Studien gelesen, sich mit Dutzenden Experten unterhalten und mit sehr vielen Menschen über deren Diät-Erfahrungen diskutiert.

Weil die Resonanz auf seinen Abnehmerfolg und sein Konzept so groß war, hat der mehrfache Unternehmer die Vibono GmbH gegründet (www.vibono.de). In kurzer Zeit ist Vibono für sehr viele Abnehmwillige zum Synonym für einen gesunden Lebensstil geworden, mit dem man genussvoll und effektiv abnimmt. Und zwar ohne Jojo-Effekt! Vibono bietet ein kostenloses Abnehm-Coaching an, in dessen Rahmen die Teilnehmer unterhaltsam illustrierte Coaching-Briefe und Zugang zur Vibono-Gruppe auf facebook erhalten. Unterstützung bieten zudem Produkte zum leichteren Abnehmen und für mehr Genuss und Lebensfreude.

Wenn Dr. Andreas Schweinbenz nicht gerade auf Sizilien weilt, lebt er mit seiner Familie in Bayern.